U0302629

新编养老护理师实务

XINBIAN YANGLAO HULISHI SHIWU

（第二版）

主　编　黄　琳　　梅超南

副主编　蔡山彤　　陈时奉　　陈　擎　　陈启花

西南财经大学出版社

中国·成都

图书在版编目(CIP)数据

新编养老护理师实务/黄琳,梅超南主编;蔡山彤
等副主编.--2版.--成都:西南财经大学出版社,
2024.7. --ISBN 978-7-5504-6318-9

Ⅰ. R473.59

中国国家版本馆 CIP 数据核字第 2024FD1816 号

新编养老护理师实务(第二版)

主　编　黄　琳　梅超南

副主编　蔡山彤　陈时奉　陈　擎　陈启花

策划编辑:李建蓉　李邓超

责任编辑:李特军

责任校对:李建蓉

封面设计:杨红鹰　张姗姗

责任印制:朱曼丽

出版发行	西南财经大学出版社(四川省成都市光华村街55号)
网　址	http://cbs.swufe.edu.cn
电子邮件	bookcj@swufe.edu.cn
邮政编码	610074
电　话	028-87353785
照　排	四川胜翔数码印务设计有限公司
印　刷	郫县犀浦印刷厂
成品尺寸	185 mm×260 mm
印　张	22.125
字　数	481 千字
版　次	2024 年 7 月第 2 版
印　次	2024 年 7 月第 1 次印刷
印　数	1— 5000 册
书　号	ISBN 978-7-5504-6318-9
定　价	45.00 元

新编养老护理师实务
编委会

序

近年来，国务院先后出台《国务院关于加快发展养老服务业的若干意见》《关于促进健康服务业发展的若干意见》，在《中共中央关于制定国民经济和社会发展第十四个五年规划和二〇三五年远景目标的建议》中提出，"推动养老事业和养老产业协同发展，健全基本养老服务体系，发展普惠型养老服务和互助性养老，支持家庭承担养老功能，培育养老新业态，构建居家社区机构相协调、医养康养相结合的养老服务体系，健全养老服务综合监管制度"。健康养老已经成为党和国家重要的战略发展领域。随着人口老龄化程度的加深，社会对老年照护服务的需求不断上升，对老年照护服务从业者的专业知识、技能、职业道德都有了更高要求，因此培养养老专业化、职业化的照护队伍势在必行。由黄琳同志主编的《新编养老护理师实务》教材，从实际出发，突出实用性，兼顾知识体系的完整性。本书分为上下两篇，总共二十三章，主要涵盖养老护理师初级及中级内容，内容包含：职业认知、营养与饮食照料、清洁照料、排泄照料、老人搬运、睡眠照料、冷热应用、沟通交流、观察与记录、老人常见的急救技术、康乐活动、安全防护与意外事故预防、给药、风险应对、护理技术、失智照护、皮肤护理、康复护理、心理护理、老人常见疾病的护理、感染防控、消防安全、安宁疗护。

本书在编写过程中，以案例导学，以养老护理岗位工作内容及技能要求为依据，参照国家职业标准，以职业活动为导向，以知识和职业技能的掌握为核心。

本书可作为养老服务行业从业者职业技能培训参考教材，也可供职业院校相关专业师生参考使用，助力中国养老专业照护质量的提升。

蔡山彤

2020 年 12 月于成都

第二版前言

随着全球人口老龄化的加剧，养老服务行业正面临着前所未有的挑战和机遇。养老护理师作为养老服务的重要力量，承担着为老人提供专业、细致、有爱心的照护服务的重要职责。本教材为应对日益增长的老年人口需求，提升养老服务质量，紧跟养老行业技术发展及护理（学）专业国家教学标准，同时结合《养老护理员国家职业技能标准》（2019年版）及2021年全国养老护理职业技能大赛理论知识和实操技能更新修订、完善而成。本教材主要适用于应用型本科高校护理学专业，也可作为养老护理师职业技能鉴定培训教材。

我们深知，养老护理不仅仅是日常起居的照料，更是对老人身心健康的全面关怀与尊重。因此，本教材包括理论篇和实训篇，从基础理论入手，涵盖了养老护理师的职业认知、沟通交流、安全防护、安宁疗护，再到具体的生活照护、基础照护、急救照护、康复服务、失智照护、感染防控等各个方面，力求理论与实践相结合，既注重科学性，又强调实用性和可操作性。

通过学习，我们期望每一位养老护理师都能成为老人生活的贴心伴侣、健康的守护者，以爱心、耐心和专业精神，为老人营造一个温馨、安全、有尊严的生活环境。同时，由于时间仓促，编者水平有限，本书内容难免有疏漏、不当之处，恳请读者批评指正。

编者

2024 年 4 月

前言
QIANYAN

　　《新编养老护理师实务》一书的编写是为了让老年照护者做到医养结合，使老年照护者不仅要有医护思维，还要有关注老人身心需求的能力，做到全方位照护长者。目前我国养老专业人才队伍短缺，总量亟待扩大。截至 2018 年年底，我国 60 岁老人口已达 2.5 亿，其中需要照护的失能半失能老人超过 4 000 万，需要的养老护理人员至少 1 000 万，然而我国养老护理人员极度缺乏，养老服务的质量有待提高。因此，本书编者旨在使老年照护者能给老人提供专业服务，使养老服务朝着专业化、职业化、人文化方向发展。

　　《新编养老护理师实务》从一线养老工作人员所需知识与技能，满足长者身体需求、心理精神需求、社会需求出发，使养老照护者通过理论和操作技能的学习，可以了解人体基本结构和系统的功能，熟悉人体各组织器官的衰老表现，掌握老人特有的身心特点、常见疾病以及适合老人的饮食营养、运动、安全、卫生与防护，具备生活照料、基础护理、心理护理、急救护理等相关知识与技能，熟悉养老服务行业相关政策、法规，养老机构服务标准及养老护理工作职业工作规范，达到为不同阶段的老人进行护理服务的职业要求。

　　本书的编写人员有长期从事一线临床养老服务工作的护理人员，也包含社会工作师、心理学教师、药学教师等人员。由于时间仓促，编者水平有限，本书目前只涵盖养老护理师初级及中级部分内容，关于养老护理师高级部分内容尚待完善，本书内容难免有疏漏不当之处，恳请读者批评指正。

编者

2020 年 8 月

M目录

理论篇

实训篇

理论篇

第一章　职业认知

【学习目标】

知识目标

1. 掌握养老护理师的职业道德规范。
2. 掌握养老护理师的职责要求。
3. 熟悉老人各系统的生理变化。
4. 熟悉不同老人的心理需求。
5. 了解我国人口老龄化的现状特点。
6. 了解我国人口老龄化的未来发展趋势。

能力目标

1. 能正确识别老人各系统衰老的表现。
2. 能正确识别老人生理变化的特点。
3. 能正确识别老人心理变化的特点。

素质目标

具备从事养老护理师所需的职业素养。

【案例导入与思考】

截至 2021 年年底，我国 60 岁及以上老年人口已达 2.67 亿人，占总人口的 18.9%。预计到 2035 年，我国 60 岁及以上老年人口数将突破 4 亿人，约占总人口的 30%，我国将进入重度老龄化阶段。

如此庞大的老年人口数量，对我国的社会保障体系和社会养老系统提出了严峻的挑战。基于我国目前的经济水平，国家做出了很多应对人口老龄化的政策调整和民生工程，但是人口老龄化带来的问题依然很严峻，需要社会各界共同参与，让老人老有所医、老有所养、晚年幸福。

请思考：

1. 哪些因素会影响老人的老年生活？
2. 你所在省市近几年针对老人的民生工程和福利措施有哪些？

第一节　人口老龄化现状

一、我国人口老龄化的现状

过去 30 年间，我国人口老龄化进程不断加速。1960—2022 年，我国老年人口数从 2 626 万增至 2 亿人口，占比从 4.0% 升至 13.7%。按照联合国预测，我国已分别于 2001 年、2023 年步入老龄化社会、深度老龄化社会，预计将于 2034 年步入超级老龄化社会。

人口老龄化是社会发展的重要趋势，是我国当前面临的严峻的社会问题，也是我国今后较长一个时期的基本国情。随着老年人口的持续增加，人口老龄化程度不断加深，超大规模的老年人口将会给我国经济、社会和自然资源带来沉重的压力。

老人的划分及个体老龄化如下：

（1）个体老龄化，是指人类的生理机能随时间推移而逐渐衰老的过程。

（2）群体老龄化（人口老龄化），是人类发展和社会进步的标志性表现。

（3）日历年龄：个体出生到现在按年月计算的时间而确定的年龄，是随着时间的推移而增加的。老年人口，发达国家通常以 65 岁作为标准，发展中国家（包括我国）通常以 60 岁作为标准。

（4）生理年龄，是指在一定时期内人的身体器官某种功能持续到达某一年龄，是以个体生理学上和解剖学上的发育状况为标准而确定的年龄。

（5）心理年龄：心理学上的衰老，包括一个人的感觉和知觉变化的过程以及智能（如记忆力、学习能力和智力情况）、个性、精力和活动力等方面的变化。

（6）社会年龄：社会学上的衰老，指一个人的社会结构——在家庭、朋友、工作领域以及在宗教团体和政治团体等组织中的角色和关系发生变化的情况。

二、我国人口老龄化的特点与趋势

（1）老年人口总量大。"十四五"规划时期是我国人口老龄化进入急速发展的高峰阶段，老年人口年均增加超过 1 000 万人，年均增长率约为 4%。"十四五"规划期末，60～70 岁的老年人口将占到老年人口总数的 28% 左右，独生子女的老年父母和自身就是独生子女的老年人口将快速增加，家庭空巢化、独居化、小型化、少子化的态势将更加明显，这些新生代老年人口大多面临上有高龄父母或祖父母需要照顾、下有孙辈需要照看的双重负担。

（2）人口老龄化开始晚、进程快。我国人口老龄化起点较主要发达国家晚了近半个世纪。欧美国家于 19 世纪 70 年代至 20 世纪中叶步入老龄化社会，我国于 2001 年才进入老龄化社会。但从老龄化社会发展至深度老龄化社会经历的时长，我国仅用时约 20 年，速度远超法国、美国。人口老龄化开始晚、进程快这一特征将导致未来我国人口老龄化仍将快速发展，由深度老龄化社会至超级老龄化社会预计耗时 11 年，显著快于法国、日本。

（3）未富先老。"未富先老"是指一个国家或地区在经济发展水平尚未达到一定发达程度时，人口已经先老龄化。这一现象在中国尤为突出，被视为一国步入老龄化社会的重要特征之一。"未富先老"不仅只是一种人口老龄化特征的表现，更是人口状况和经济与社会发展之间矛盾突出的体现。人口老龄化导致劳动力减少，资本积累降低，经济结构转变，从而对经济发展产生负面影响。

（4）地区发展不均衡。在我国，最早进入人口老年型地区行列的是上海，最晚进入人口老年型地区行列的是宁夏回族自治区，其时间差长达 33 年。由此可见，我国人口老龄化进程具有地理位置由东到西的区域特征，因为经济水平的差异，东部地区人口老龄化速度显著快于西部地区。

（5）城乡倒置显著。中国是农业大国，农村人口基数大，近年随着农村青壮年纷纷外出务工，农村出现了大量的"留守老人"或独居老人。由于农村经济欠发达，社会保障制度缺乏，农村的养老问题日趋严重。这是中国人口老龄化问题不同于发达国家的重要特征之一。

（6）高龄化、空巢化进度加速。有数据表明，到 2030 年，中国老年人口接近 3 亿人，空巢老人家庭比例或将达到 90%，届时将有超过 2 亿空巢老人，而相当部分的空巢老人分布在农村，农村空巢老人日益成为应重点关注的人群。当前我国有超过 5 000 万的农村留守老人，随着大量农村青壮年劳动力转移进城，农村人口老龄化速度加快，农村留守老人的养老矛盾较为突出。

三、我国老龄化社会现状

我国人口老龄化具有规模不断扩大、增长速度快、趋势明显、地区差异较大、失独和空巢老人比重高、人口老龄化与社会及经济发展水平不相适应等特点。同时，我国老人面临着贫困、疾病、失能、照料、心理关爱缺乏等诸多困难和问题。因此，"未富先老"是中国人口老龄化面临的最大问题和挑战。

面对人口老龄化带来的挑战，我国已经实施了一系列应对措施。例如，积极应对人口老龄化国家战略，坚持积极老龄观，促进健康老龄化，努力走出一条具有中国特色的应对人口老龄化的道路。我国要将重点放在提高老年人口的生活质量上，以应对人口老龄化问题。

因此，国家卫生健康委员会为 65 岁及以上的老人提供健康管理服务，包括基本公共卫生服务、老年健康与医养结合服务等。该规划全面启动了"健康中国行动·老年健康促进行动",建立了包括健康教育、预防保健、疾病诊治、康复护理、长期照护和安宁疗护在内的六个环节的老年健康服务体系,旨在全面加强老年健康服务工作,努力满足老人多层次、多样化的养老服务需求,深化医养结合,并通过健康教育、预防保健等措施促进健康老龄化,提升老人生活质量,保障老人的独立自主权利和社会参与能力。

第二节　养老护理师职业道德及职业须知

一、养老护理师

养老护理师是指对老人的生活进行照料、护理的服务人员。养老护理的基本任务是根据老人的生理和心理特点及社会需要,为老人提供日常生活照料、疾病护理、心理护理等常用护理技术。

2019 年 10 月 17 日,人力资源和社会保障部、民政部联合颁布《养老护理员国家职业技能标准(2019 年版)》,在放宽养老护理员入职条件、拓宽养老护理员职业发展空间、缩短职业技能等级晋升时间等方面做了重大修改,开展养老服务人才培训提升行动,确保到 2022 年年底前培养培训 200 万名养老护理员。2022 年,国务院印发《"十四五"国家老龄事业发展和养老服务体系规划》,将家庭照护者纳入养老护理员职业技能培训等范围。2024 年 1 月,民政部等 12 个部门制定出台了《关于加强养老服务人才队伍建设的意见》,在原本 5 个职业技能等级的基础上,增加了养老职业技能等级序列,进一步拓宽了养老护理员成长通道。

二、养老护理师职业规范

（一）养老护理师的职业守则

1. 尊老敬老,以人为本

养老护理师应始终尊敬和关爱老人,在实际行动中体现以老人为本的服务理念,关注老人的需求和感受。

2. 服务第一,爱岗敬业

养老护理师的工作对象是老人,其应将服务老人放在首位,全心全意地为老人服务;树立"服务第一"的职业观念,将其作为工作行为的指导并落到实处,这样才能赢得老年群体的信任和赞誉。

3. 积极进取，提高技能

养老护理师应不断学习和提升自己的专业知识和技能，明确不同阶段老人的不同需求，以更好地服务于老人。

（二）养老护理师的工作须知

1. 清洁卫生

（1）能完成老人的晨、晚间照料，及时更换高龄、患病卧床老人的床单，保持老人身体清洁。

（2）每日清洁口腔护理。早晚要帮助老人洗脸、刷牙；对于戴有活动假牙的老人，要注意假牙的护理；每晚睡前要为老人洗脚；天气热时及时为老人擦身或洗澡。

（3）每周护理。每周要为老人洗头、洗澡 1~2 次，内衣、床单换洗 1~2 次。衣服、被褥若被打湿或弄脏要及时更换，定时帮助老人修剪指甲，以保持皮肤的清洁卫生。

（4）对于自己不能活动或长期卧床的老人要预防褥疮，定时更换卧位，2 小时翻身一次并观察老人的皮肤有无褥疮发生的前兆，定期进行局部按摩油按摩；保持床铺平整、清洁。

（5）对肢体瘫痪、大小便失禁的老人，能为其洗头、洗澡，以及进行床上擦浴和整理仪表仪容，保持老人身体的清洁卫生。

（6）老人的衣着要合适保暖。外出时要戴帽子，冬季可避免受凉，夏季可遮挡阳光。

（7）老人鞋袜要舒适。夏天适宜穿轻便、宽松或软牛皮便鞋，冬季适宜穿保暖性能好、轻便、防滑的棉鞋，老人的袜子应为宽口的棉制品。

（8）能为老人清洁轮椅以及整理老人衣物、被服和鞋等个人物品。

2. 睡眠/饮食照料

（1）老人的睡眠时间要充足。健康的老人每天需要有 8 小时以上的睡眠，70~80 岁的老人每天睡眠应在 9 小时以上，80~90 岁的老人每天的睡眠时间应在 10 小时以上。

（2）保证睡眠环境安静、昏暗、卫生，选择舒适的床上用品；帮助老人养成规律的作息时间习惯，睡前不进食刺激性食品以及进行剧烈活动。

（3）掌握老人生理节奏的相关知识，能帮助老人正常睡眠，促进老人睡眠质量的提升。

（4）饮食照顾要周到。老人由于牙齿松动或缺失，对较硬的食物咀嚼困难，养老护理师需掌握饮食的相关知识，协助老人完成正常进食。对于吞咽功能存在障碍的老人，养老护理师应能协助老人完成正常饮水，保证老人的饮水需求。

（5）掌握各类食物的营养状况，制作健康食谱以满足老人营养需要，并增加老人的进食愉悦感；格外注意老人的进食安全，对不能自理的老人，养老护理师要帮助其进食。

3. 排泄照料

（1）掌握排尿排便活动的相关知识，熟悉老人二便的排泄特点，能协助老人正常如厕；个别老人因衰老、疾病或肛门、尿道括约肌的神经功能失调易造成大小便失禁等情况，养老护理师要熟悉便器与纸尿裤的使用方法，及时为老人清除掉污秽物。

（2）老人活动少，胃肠蠕动减慢，再加上平时进食、饮水摄入不足，食物过于精细化，极易发生便秘。因此养老护理师要熟悉缓泻剂的使用及灌肠的方法，及时为老人恢复正常胃肠功能。

（3）对于特殊排便（留置导尿管尿袋和肠瘘粪袋）的老人，须定期检查袋内容物，保证袋内容物未超过 2/3 的容积，并定期进行更换以保证排泄系统的清洁。

4. 安全护理

（1）掌握轮椅、拐杖等助行器的使用操作知识，能协助老人正确使用轮椅、拐杖等助行器。

（2）掌握扶抱搬移老人的方法，能对老人进行扶抱搬移；掌握相关保护器具的应用操作知识，能正确指导老人使用其他保护器具。

（3）掌握预防意外事故的相关知识，能预防老人发生走失、摔伤、烫伤、互伤、噎食、触电及火灾等意外事故。

5. 注意预防感染

老人免疫功能下降，感染性疾病的发生率明显高于年轻人，尤其是呼吸系统与泌尿系统感染性疾病，因此，养老护理师在对老人的照顾中要注意预防感染。

（1）注意老人的生活保暖，避免冷热刺激。

（2）适度运动增强身体的代谢率，促进身体内部的免疫反应。

（3）合理膳食，以清淡而富有营养的饮食为主；多样化蔬菜水果摄入，增强免疫力。

（4）定期接种疫苗以增强抵抗力。

（5）注意日常卫生，勤洗手和保持卫生，定期更换日常生活用品。

6. 观察老人的身体状况

（1）掌握常用体征观察方法，观察老人日常体温、呼吸、脉搏、心率、血压的变化，并能根据异常变化做出应对措施。

（2）掌握液体出入量的记录方法，能测量老人的液体出入量变化；观察老人的皮肤、头发、指甲的变化，定期进行清洁，若有不适，及时进行相应处理。

（3）掌握各类突发情况的处理措施。

第三节　老人的生理、心理特点

一、认识老人及其与社会的关联

增强老人的社会参与对于缓解人口老龄化问题具有重要意义。国家卫生健康委提出了建立老人社会参与体系、加强老人社会参与引导、激发老人社会参与潜能等举措，旨在构建老年友好型社会，培育银发经济。增强老人的社会参与不仅有助于开发老人力资源，还能提高老人的生活质量。实现广泛的老年社会参与需要全社会积极看待老年群体，创建良好的参与环境，提高老人的参与能力和自信，并加强相关教育和宣传。

二、衰老的概念及特征

衰老是指机体对环境的生理和心理适应能力进行性降低、逐渐趋向死亡的现象。衰老可分为两类：生理性衰老和病理性衰老。前者指成熟期后出现的生理性退化过程，后者是由各种外来因素（包括各种疾病）导致的老年性变化。总之，衰老是许多病理、生理和心理过程的综合作用的必然结果，是个体生长发育最后阶段的生物学、心理学过程。衰老是不可避免的，但可推迟，延缓衰老可延长寿命。衰老具有以下特征：

（1）普遍性：一切生物体都会发生衰老。

（2）内在性：衰老过程是生物体内自发的必然过程，即使生活在最适宜的环境中也会逐渐衰老。

（3）进行性：衰老是随着时间的推移而不断发展的过程。

（4）个体差异性：在同一类生物中，不同个体间衰老的进程是不同的，尤其在生命的后期，这种差异性更为明显。

（5）危害性：衰老一旦出现就不会再恢复和消失，只会伴随个体不断增进和明显。衰老使机体功能衰退甚至丧失，使机体难以维持基本功能，导致机体容易产生疾病，最终走向死亡。

（6）可干扰性：衰老虽然是内在的自发过程，但外界条件可以加速或延缓这种过程的进行。

三、老人的心理特点

老人的心理受多种因素的影响，包括生活满意度、性格、情绪、孤独感、焦虑程度、社会支持、健康状况和经济压力等。为了提高老人的心理保健效果，养老护理师有必要针对老人的心理特点的影响因素来实施具有针对性的心理保健措施。同时，积极的心理态度和良好的社会支持系统对于促进老人的心理健康具有重要意义。

（一）生活满意度与心理状态

老人的生活满意度与其心理状态有着密切关联。日常生活需求是否得到满足、退休后自我价值是否实现、晚年子女关系的相处是否融洽、夫妻关系是否和睦，是否满足老人群的安全感需求，有无让老人群产生恐惧、焦虑、不安的悲观心理情绪都会严重影响老人群的晚年生活满意度。

（二）性格、情绪、孤独感及焦虑程度

老人的性格、情绪、孤独感及焦虑程度等心理特征因素对其生活满意度自评具有一定的影响。随着衰老的进行性发生，老人的亲属、好友相继离世；部分老人对交友、子女婚姻、就业等感到担忧；不少老人离退休后自我价值的实现程度锐减，易出现老朽感、无价值感，容易表现出悲观心理以及烦躁不安等表现。

（三）态度对老龄化的影响

老人的衰老涉及全身的器官、组织以及细胞，其会出现手脚抖动、动作迟缓、视力减退、毛发稀疏变色、皮肤松弛等情况。因此，老人容易出现自己"人老珠黄"的感觉。老人的衰老易导致老人群出现对生命消逝、疾病的恐慌感。因此，对待老龄化的积极态度与更高的生活满意度、更好的身心健康状况以及较低的焦虑和抑郁水平相关。

（四）社会支持

老人办事固执刻板，容易兴奋，爱唠叨，情绪不稳定，还有部分老人过分强调自我，这易对其人际关系带来不良影响。同时丧偶老人缺乏来自配偶的支持，再伴随自理能力逐渐降低、丧失，对老年群体在心理上受到的打击要比躯体上的障碍更加严重。

（五）健康状况

健康状况是高龄老人最关心的问题。疾病的发生会引起老人的心理变化。老人多合并一种或多种基础疾病，其精神比较紧张，担心自己的疾病会对子女的工作以及家庭经济造成影响，担心增加家庭经济负担。对曾经发生过心肌梗死的老人而言，其发作后会时常有恐惧死亡、抑郁以及消沉、痛苦不安的情况出现。因此保持良好的健康状况和适宜的生活环境对于提高老人的心理健康水平至关重要。

（六）经济压力

老人群对于晚年疾病的治疗费用，常常产生一定的担忧。经济压力容易让老人产生心理压力，影响其健康，甚至会导致老人产生拒绝配合治疗的行为。

（七）老人格建立

人格指个体在适应社会生活的过程中，与环境交互作用下，形成的独特的、相对稳定的身心结构。老人的性格变化因人而异，一般有稳定、连续的特点，但又会因生理、环境、社会心理、认知和人生阅历等方面的影响而发生改变，使老人逐渐由外向变为内向，形成以自我为中心、保守、猜疑、爱发牢骚的人格。人格模式理论认为老人会根据其不同的人格模式，有着不同的社会适应状态。老人的人格类型可分为：

（1）整合良好型。大多数的老人属于这一类型。其特点为：以高度的生活满意感、成熟度正视新的晚年生活；具有良好的认知能力和自我评价能力。

（2）防御型。这类老人存在不服老的心态，自认为雄心不减当年，刻意追求目标，对衰老完全否认。

（3）被动依赖型。该类老人随着年龄的日渐增加，会过度强调自己的年龄，对周围亲人在生活上和心理上过度依赖。

（4）整合不良型。此类老人有明显的心理障碍，需要在家庭照料和社会帮助下才能正常生活，是适应老年期最差的一种人格模式。

四、老人心理变化的影响因素

（一）生理功能减退

随着年龄的增加，人的各种生理功能减退，出现一些老化的现象，如神经组织，尤其是脑细胞逐渐发生萎缩并减少，造成精神活动减弱、反应迟钝、记忆力衰退，尤其表现在近期记忆力上，视力及听力也逐渐衰退，感知觉也随之降低。

（二）社会地位的变化

离退休对老人来说是生活的重大转折点。老人因离退休而从以往的社会工作、社会生活的参与者转变为旁观者，从紧张有序的工作状态转变为自由赋闲的状态。由于社会地位的改变，老人会产生一些心理上的变化，如孤独、自卑、抑郁、消极等心理，从而加速了心理衰老的进程。特别是离、退休的老干部，从昔日工作中突然松懈下来，生活重心变成了家庭琐事，会使他们感到不习惯和不适应。

（三）疾病

一些疾病会影响老人的心理状态，如脑动脉硬化会使脑组织供血不足，脑功能减退会使记忆力减退加重；严重者甚至会发生脑卒中、老年性痴呆等急慢性疾病，使老人卧床不起，生活不能自理，导致老人产生悲观、孤独等心理。老人较多患有慢性疾病，需要长期服药治疗、定期检查，这易使老人产生沉重的心理负担，常导致过分依赖、恐惧、焦虑、抑郁等心理反应。

（四）家庭环境

老人家庭状况发生变化，如子女独立或结婚、老年丧偶、亲人死亡、家庭纠纷及老年夫妇之间的关系不和等，都会对老人的心理产生明显的影响。

（五）文化程度

老人的文化水平、精神素养、道德伦理观点等对其心理状态影响很大，老人容易产生空虚等负性心理。

（六）营养缺乏

人体缺乏某种物质时，可使组织细胞的功能失调，如当维生素 C 严重缺乏时，不仅会引起坏血病，还可引起精神淡漠、遗忘与抑郁、意识障碍等。这些都会给老人的心理带来一些不良影响。

第四节　老人各系统衰老表现

一、运动系统及其衰老表现

运动系统由骨、骨连结和骨骼肌三部分构成，具有支持、运动和保护等功能。骨借骨连结形成的整体称为骨骼，构成人体的支架，起支持作用。骨骼肌附于骨表面，并跨过关节，通过收缩与舒张，使骨以关节为支点发生位置的改变，产生运动。在运动中，骨起着杠杆作用，关节是运动的枢纽，骨骼肌是运动的动力器官。此外，运动系统还参与颅腔、胸腔、腹腔和骨盆的组成，对其内的器官起保护作用。

随着年龄的增长，运动系统的生理功能明显减退，从而影响老人的健康。

老人运动系统的生理变化如下：

（1）骨骼。进入中老年阶段后，由于性激素分泌减少，钙质、维生素 D、蛋白质、矿物质摄入减少，吸收不良，骨密度变低，骨骼逐渐发生退行性变化。主要表现为骨皮质变薄、骨小梁减少、变细，以致身高体重逐渐下降；骨质疏松，骨骼变脆，容易发生骨折；椎间盘萎缩变薄，脊柱变短弯曲出现身高降低。

（2）关节。老人关节软骨纤维化、弹性减弱、关节液减少、滑囊僵硬，导致关节僵化，有的关节周围发生骨质增生，形成骨刺，产生疼痛，使关节活动受限。

（3）肌肉。老年期肌纤维的体积变小，数量减少，肌肉的灵活性和弹性减弱。50 岁以后，肌肉衰退速度加快，细胞水分减少，影响骨骼和肌肉的能动性。其中腰腿部的变化较明显，出现肌肉收缩功能降低，容易产生疲劳，容易出现腰痛、腿痛等症状；胸部肌肉及软骨弹性减弱，导致肺扩张的容积和储存量变小，老人容易疲劳，容易发生肺部感染。

二、消化系统及其衰老表现

消化系统由消化管和消化腺两部分组成。主要功能是消化食物，吸收营养，排出食物残渣。

消化管包括口腔、咽、食管、胃、小肠（十二指肠、空肠、回肠）和大肠（盲肠、阑尾、结肠、直肠、肛管）。临床上通常把口腔到十二指肠的部分，称为上消化道；空肠及其以下的部分，称为下消化道。

消化腺包括大消化腺和小消化腺。大消化腺包括大唾液腺、肝和胰腺等；小消化腺散布于消化管壁内，如胃腺及肠腺等。

老人消化系统的生理变化如下：

（一）口腔

（1）牙齿。牙釉质和牙本质长期磨损，使牙本质内的神经末梢外露，对冷、热、酸等食物过敏从而酸痛；牙髓腔缩小，牙髓钙化，加之牙龈萎缩，导致牙齿松动、脱落，食物残渣易残留，使龋齿发生率增加，同时牙周膜变薄，牙龈退缩，牙根暴露，易患牙周病。

（2）唾液腺。唾液腺萎缩、唾液分泌量减少，可影响口腔的自洁和消化功能；口腔黏膜萎缩、角化，容易出现口干、口腔感染和损伤。

（二）食管

上段食管括约肌的压力会随着年龄增长而降低，从而导致吞咽功能减弱；食管肌肉萎缩，收缩力减弱，食管蠕动反应变慢，食物通过时间延长。部分老人食管下段括约肌松弛不完全和食管扩张能力减退，容易引发胃食管反流。

（三）胃肠道

随着年龄的增长，胃黏膜萎缩变薄，黏液分泌减少，容易发生胃黏膜损伤；老人胃酸及胃蛋白酶分泌减少，会影响蛋白质消化；老人胃壁肌肉萎缩，胃蠕动缓慢，会使食物排空延迟。老人肠道黏膜萎缩，肠蠕动减慢，容易发生各种类型的消化、吸收不良和便秘。

（四）肝脏

老人肝功能减退，合成蛋白、储存蛋白的功能下降，血浆白蛋白减少，肝脏解毒功能减弱，容易发生药物性肝损害，肝细胞损伤后恢复较慢。

（五）胆囊

老人胆囊充盈迟缓，胆汁分泌、排泄功能减弱，胆汁中无机盐减少，胆固醇含量增加，胆汁黏稠，容易发生胆囊炎、胆石症。

（六）胰腺

胰腺萎缩，重量减轻，胰酶和碳酸氢盐的分泌水平降低，影响脂肪的消化吸收，胰岛 β 细胞变性，胰岛素分泌减少，对葡萄糖的耐量减退，发生胰岛素依赖型糖尿病的风险增加。

三、呼吸系统及其衰老表现

呼吸系统由呼吸道和肺组成。呼吸道包括鼻、咽、喉、气管及支气管等。临床上通常将鼻、咽、喉合称为上呼吸道，气管和各级支气管称为下呼吸道。肺由肺泡及肺内的各级支气管构成，是气体交换的场所。呼吸系统的主要功能是进行气体交换，即吸入氧气，排出二氧化碳，此外还有发声、嗅觉、协助静脉血回流入心等功能。

呼吸系统的主要改变是呼吸器官的老化，肺功能减低及免疫系统平衡失调，呼吸道屏障减弱，支气管黏膜纤毛功能和保护性咳嗽反射减弱，咳嗽无力，气管分泌物不易排出，易患上呼吸道感染、气管炎、肺炎等呼吸道感染性疾病。

四、泌尿系统及其衰老表现

泌尿系统由肾、输尿管、膀胱和尿道组成。其主要功能是排出人体代谢过程中产生的废物、多余的水分等，从而维持人体内环境的相对稳定。肾生成尿液、输尿管输送尿液至膀胱暂时贮存，当膀胱中尿液贮存到一定程度时，经尿道排出体外。

老人泌尿系统的改变主要体现在肾体积逐渐缩小，重量减轻，肾血流量减少，肾脏浓缩和稀释功能下降，容易出现昼夜排尿规律紊乱、夜尿增多等情况。老人膀胱肌肉萎缩、纤维组织增生，使膀胱收缩无力，容量减少，出现尿频、夜尿增多等情况。老人尿道肌肉萎缩，括约肌松弛，尿流速度减慢、排尿无力、不畅，容易出现尿失禁等情况。

五、生殖系统及其衰老表现

生殖系统的功能是繁殖后代和形成并保持第二性征。男、女性生殖系统都分为内生殖器和外生殖器两部分。内生殖器主要位于盆腔内，外生殖器显露于体表。男性内生殖器由生殖腺（睾丸）、输精管道（附睾、输精管、射精管、尿道）和附属腺组成。外生殖器包括阴囊和阴茎。女性内生殖器由生殖腺（卵巢）、输卵管道（输卵管、子宫、阴道）和附属腺组成。外生殖器即外阴。

老人生殖系统的衰老表现主要体现为男性睾丸萎缩，供血量减少，精子数量减少，血清睾酮水平降低，性功能减退、阳痿等，也可能会出现前列腺增生等。女性主要表现为卵巢功能减退，阴道分泌物减少，乳酸菌减少，PH 值上升，阴道感染率增加。随着卵巢的老化，卵泡发育不良，黄体功能不全，出现无排卵月经至停经，雌激素水平下降，除性功能减退外，还可出现骨质疏松、动脉粥样硬化等。

六、脉管系统及其衰老表现

脉管系统又称循环系统，包括心血管系统和淋巴系统。心血管系统由心、动脉、静脉和毛细血管组成，是一个连续封闭的管道系统，血液充满其中，并循环流动。淋巴系统由淋巴管道、淋巴器官和淋巴组织构成。脉管系统的主要功能是：①把营养物质和氧输送到全身各器官、组织和细胞；同时将组织和细胞的代谢产物如二氧化碳、尿素和肌酐等运送到肺、肾、皮肤等器官排出体外。②将内分泌系统分泌的激素等活性物质运送到靶器官和靶细胞，参与人体的体液调节。③淋巴系统既是心血管系统的辅助系统，又是机体的防御系统。

随着年龄的增长，心脏功能减退，心肌收缩力降低，动脉管壁硬化，全身血液供应量减少，老人容易发生心肌缺氧。

七、感觉器及其衰老表现

感觉器由感受器及其附属结构共同组成，又称感官，主要包括视器、前庭蜗器。视器由眼球和眼副器组成，能接受可见光波的刺激。前庭蜗器又称位听器，包括前庭器和听器两部分。前庭蜗器包括外耳、中耳和内耳。

随着年龄的增长，部分老人晶体变浑浊，发生白内障，视野明显缩小，因而进入眼内的光线减少，老人视物不太明亮，严重者出现中心视力损害甚至失明；老人泪腺萎缩，眼泪减少，容易眼睛发干；老人对分辨远近物体的相对距离的能力下降，不能正确判断台阶的准确高度，上下楼梯时易摔倒。老人的听力随着年龄增长而减退，中耳的任何部位都可能变硬和萎缩，造成传音性耳聋。

八、神经系统及其衰老表现

神经系统是人体结构和功能最复杂的系统，由数以亿万计相互联系的神经细胞和神经胶质细胞组成，在人体生命活动中起着重要的调节作用。神经系统根据其分布可分为中枢神经系统和周围神经系统。中枢神经系统由脑和脊髓两部分构成。

随着年龄的增长，神经系统功能下降，老人容易出现运动肌肉障碍、动作缓慢与震颤麻痹、记忆力减退、睡眠不佳、情绪抑郁等情况。老人学习记忆功能下降，记忆减退以短程记忆为主，长程记忆也需要较长时间才能恢复。老人睡眠障碍表现为早睡、不易入睡、熟睡期减少、早醒、白天嗜睡等。

九、内分泌系统及其衰老表现

内分泌系统由内分泌腺和内分泌组织构成，是人体的一个重要调节系统，其功能是对机体的生长发育、新陈代谢和生殖活动等进行调节。内分泌系统包括：垂体、甲状腺、甲状旁腺、肾上腺、松果体、胰岛、胸腺和性腺等。

随着年龄的增长，老人容易出现腺体萎缩、内分泌器官功能减退、激素合成和分泌异常，从而导致内分泌疾病的发生，如糖尿病、骨质疏松、痛风等。

第五节　老年照护概述

一、老年照护的特点

老年照护是指为老人提供的一系列健康护理、个人照料和社会服务项目，旨在满足老人身体功能障碍或缺乏自我照护能力时的需求。这一概念不仅包括诊断、治疗、预防、康复、支持性及维护性的服务，而且具有连续性、专业性、规范性的特点，与传统的家庭照护有着本质的区别。老年照护服务主要针对高龄老人，不以治疗疾病或挽救患者生命为目的，而是提供保健和生活照料等方面的服务。老年照护服务的内容涵盖了生活照料、医疗护理、精神慰藉、社会交往和临终关怀等综合性、专业化的服务。这些服务旨在尽可能提高患者的生命质量，维护患者的自信与自尊。老年照护的特点有：

（1）专业性：一般的家庭照护已经不足以使患病或失能老人维持正常的生活状态，需要专业的医疗和护理知识。

（2）持续时间相对长：可能数月或数年，根据老人患病或失能程度需要持续的照护。

（3）连续性：根据老人患病或失能程度需要持续的照护。

二、老年照护的内容

（一）生理照护

（1）清洁卫生：辅助或帮助老人进行晨、晚间照料，及时更换床单与衣物，能给老人进行温水擦浴和湿热敷以维持老人日常卫生清洁以及仪容仪表；帮助特殊老人清洁口腔，灭头虱；能照料出现压力性损伤的老人。

（2）睡眠照料：培养老人养成正常睡眠规律，养成良好的睡眠习惯；能照料存在睡眠障碍的老人，并分析造成老人非正常睡眠的一般原因并予以解决。

（3）营养需求照护：掌握膳食知识，能根据老人营养需求制定营养食谱；能协助老人完成正常进食，保证老人所需营养；能帮助吞咽困难的老人进食，协助医护人员完成导管喂食。

（二）技术照护

（1）基础技术照护：能配合医护人员为老人日常给药并进行给药后观察；能为有压力性损伤的老人换药；能观察并测量老人的基础生命体征；能对老人日常使用物品选取合适的物理/化学消毒方法进行消毒，能进行传染病隔离。

（2）常见病照护：掌握老人常见病的相关知识，能配合医护人员完成对老人高血压、冠心病、中风、帕金森病、糖尿病、退行性关节炎、痛风、便秘、老年性痴呆症等常见病的护理。

（3）急救照护：掌握胸外心脏按压术和人工呼吸法；能对老人的烫伤、噎食、摔伤等意外及时报告并做出初步的应急处理，发生外伤意外后能进行止血、包扎、固定和搬运。

（4）危重病照护：掌握老人危重病护理的相关知识，能协助医护人员观察与护理危重病老人，能观察并记录濒临死亡老人的体征。

（5）健康指导照护：掌握老人常见病、多发病和传染病相关知识，能对老人常见病、多发病和传染病进行咨询与预防指导；能对老人的生活习惯进行健康指导。

（三）康复照护

（1）肢体康复：掌握老人康复训练的相关知识，能制定老人的个体康复训练计划；指导老人保持适当活动，并对老人的康复效果进行测评。

（2）闲暇活动：组织老人开展各类兴趣活动，拓展老人多样化的生活方式，丰富老人的生活，帮助老人保持积极的心态。

（四）心理护理

（1）心理保健：掌握与老人进行沟通的技巧，能向老人宣讲心理保健知识；能对老人的情绪变化进行观察，并能与老人进行情感交流并予以心理支持。

（2）情绪疏通：掌握老人心理咨询的相关知识以及临终关怀的相关知识，能对老人在人际交往中存在的不和谐现象与矛盾进行分析指导，对老人的忧虑、恐惧、焦虑等不良情绪进行疏导，协助解决临终老人的心理与社会需求。

三、老年照护的意义

（1）维护老人的尊严与权利

老年照护的实施可保障老人的基本权利和自由，尊重老人的生命价值；促进老人的社会参与和贡献，营造尊重和关爱老人的社会氛围。

（2）提高老人的生活质量

老年照护可提高老人的生活质量，包括饮食、居住、日常活动等多方面的提高，保持老人身体健康，减少老人疾病的发生；帮助老人保持心理健康，减少抑郁、焦虑等心理问题；帮助老人保持社会参与，减少孤独感，提高社交能力。

（3）促进家庭和睦和社会稳定

老年照护能增强老人与家庭成员之间的互动和沟通，促进家庭和睦；关注老人的健康和生活质量，还有助于减轻社会负担，提高社会福利水平，促进社会稳定。

思考题

1. 养老护理师的职业规范有哪些？
2. 老人运动系统衰老有哪些变化？

第二章　沟通交流

【学习目标】

知识目标

1. 掌握冲突发生的过程和沟通的注意事项。
2. 掌握沟通交流的方法和技巧。
3. 熟悉非语言沟通交流的常用方法。
4. 了解沟通交流的概念。

能力目标

1. 能与失明、失聪、失语等功能受损的老人进行沟通。
2. 具备给老人带来舒适就医体验和解决沟通不畅所带来的问题的能力。
3. 具备与老人及其家属沟通的能力。

素质目标

具有关心、爱护、尊重、体贴老人的职业素养。

【案例导入与思考】

小张是一名养老护理师，喜欢和老人聊天。其在给护理中心的王奶奶换被单的时候问道："哎，你几岁了？"王奶奶听了，没好气地回答："三岁！"小张听了十分尴尬。

请思考：

养老护理师小张为什么会陷入尴尬的境地？

第一节 与老人沟通交流的类型与方法

一、沟通交流

西方医学之父希波克拉底曾说过："医学里有两件东西可以治病，一是药物，二是语言。"老人是个特殊的群体，经历了人生几十年的变迁，阅历丰富。年龄的增长，生理上的疾病，或者丧偶、退休等社会及家庭原因，使得很多老人的性格发生了很大的变化。因此，沟通交流是保持老人心理健康的重要方式。人们可以通过沟通交流对老人进行信息收集、心理护理等。因此加强与老人的沟通交流是做好养老服务的关键。

二、概念

沟通交流是指在工作和生活中，人与人之间通过语言、文字、形态、眼神、手势等方式来进行的信息交流。沟通与交流的过程是指沟通主体与沟通客体进行有目的、有计划、有组织的思想、观念、信息交流，使沟通成为双向互动的过程。沟通不仅可以使双方相互理解、相互影响，还能建立起一定的关系。

三、沟通交流的类型

（一）按沟通符号分类，沟通交流分为语言沟通和非语言沟通

（1）语言沟通。语言沟通包括口头语言沟通和书面语言沟通。与老人通过语言沟通能够更好获得老人信息、传递信息以及建立良好关系。书面语言沟通的好处是不受时空条件的限制，便于信息的保留，且信息传递的准确性和持久性都较高，因此对于重要信息传递以及无法用语言表达的老人而言，书面沟通尤为重要。

（2）非语言沟通。非语言沟通主要指说和写（语言）之外的信息传递。非语言沟通包括面部表情、目光、身体姿势、触摸、倾听、沟通距离等方式，用于增强语言交流的表现力、吸引力和效果。非语言沟通对因认知障碍而逐渐无法表达言语和理解谈话内容的老人来说极其重要。

有效的沟通是语言沟通和非语言沟通的结合：信息的全部表达=面部表情和身体姿势（55%）+语调（38%）+语言（7%）。

（二）按沟通渠道分类，沟通交流分为正式沟通和非正式沟通

（1）正式沟通。正式沟通是指通过正式的组织程序和渠道，按组织规定的线路和渠道进行的信息传递和交流，如会议制度、汇报制度、文件的传达与呈送、组织间的公函来往等。

（2）非正式沟通。非正式沟通是指在正式沟通以外的信息传递过程，例如小道消息的传播、私下交谈、朋友聚会，采用非正式沟通方式与老人进行沟通交流能够更方便、更快捷，同时更能体现感情交流。

（三）按沟通反馈分类，沟通交流分为单向沟通和双向沟通

（1）单向沟通。单向沟通是指信息发出者发出信息，信息接收者只接收信息，不作反馈的沟通形式，如下指示、作报告、公众演讲、看电视等。通过此方式进行信息传递能够将信息快速地传播给老人。

（2）双向沟通。双向沟通是指信息发送者和信息接收者的角色不断变换，共同以讨论和协商的方式进行信息的交换。这种形式让双方能对信息进行充分的反馈，尤其对于老人，有助于增进其对信息的理解和促进和谐的人际关系。

四、与老人沟通的特点

（一）生理改变

由于衰老或疾病，老人的组织细胞及各功能脏器逐渐衰退，导致感觉功能和认知功能减退，尤其是听力与视力的减退，从而对老人的沟通能力产生较大影响。

（二）价值观的差别

老人有丰富阅历和时代印记，具有相对独立的价值观。在沟通的过程中，老人因固有价值观和生活经历的影响，容易与年轻人产生代沟或矛盾，这对老人的沟通交流带来不良影响。

（三）社会环境变化

随着信息技术的不断发展，现代化的沟通方式如手机、电脑等在日常沟通中发挥了举足轻重的作用，而老人学习新事物的能力退化，这在一定程度上也影响了老人的沟通交流。

（四）社会交往能力下降

老人由于衰老、疾病、退休、丧偶等原因从而导致社会支持网络的断裂，因此与其他人的沟通交流减少，社会交往能力下降。

五、与老人沟通的方法

（一）尊重老人

尊重是沟通的基础。老人由于衰老、疾病、退休、丧偶等容易出现自卑心理以及社会交往能力降低等问题，迫切希望能得到他人的尊重和认同，因此养老护理师在与老人沟通交流的过程中注意语言表达，避免因沟通交流导致老人的自卑。

（二）全面了解老人

不同的老人，其生活习惯、认知与判断及价值观存在个体差异，因此表达诉求及意见

的方式也不同。养老护理师对老人的全面了解尤为重要，若不了解老人的情况，可能会在沟通中造成一定的误解，导致沟通无法顺利进行。

（三）说话与倾听

有些老人年龄较大，反应速度相对较慢，养老护理师与老人说话要注意控制语速与语调。针对不同的患者采取不同的音量，同听力下降的老人沟通时，养老护理师须适当加大音量，但同时要注意老人的表情和反应，以采取合适的语速与音量。同时，养老护理师与老人沟通时，要学会倾听并给予适当的回应，包括在倾听的过程中适当地点头、微笑表示在认真听老人的讲话，以及注意老人的反馈。

（四）有耐心

养老护理师在与老人沟通时，切忌表现出不耐烦的情绪或找借口离开。有的老人因为记忆力下降会反复诉说同一个话题，与之沟通时也应耐心倾听，但同时也需要注意话题的引导，适时把老人正在谈论的话题引向另外一个话题。

（五）真诚赞赏

老人生活阅历丰富，渴望得到他人肯定。在与老人谈话时，养老护理师给予真诚、适当的赞美，能使老人心情愉悦并乐于继续交流，同时也可以活跃谈话气氛。

（六）选择合适的话题

老人喜欢缅怀往事，如果能引导他们谈论人生中的光辉时刻，会让老人在回忆中感受到快乐；也可谈论家乡、亲人、年轻时的事、电视节目等老人感兴趣的话题，避免提及老人不喜欢的话题。如需谈论死亡相关的话题，养老护理师需注意谨慎委婉，尽量避免使用老人忌讳的语言。

（七）沟通交流的科学性

老人因年龄的增长，对于身体健康尤为重视，因此养老护理师在交谈中引用的例证或资料都应有可靠的科学依据，不要把民间传闻或效果不确定的内容纳入健康指导。同时在交谈中不要歪曲事实，不能把治疗效果扩大，也不要为了引起老人重视而危言耸听。

典型案例：

在某医院的神经科，一位新入院的老人问养老护理师："神经科治的都是些什么病？"

护理员随口答道："多啦，都是些难治的病。"

患者又问："像我这样的病多久能治好？"

护理员不耐烦了，回答疲乏："你只管好好养病，问这么多干啥。没听说么，神经科、神经科，活的少死的多，剩下一个傻呵呵。"

这几句话对老人来说无疑是晴天霹雳，他感到求生无望，情绪异常低落。

第二节　与老人沟通交流的常用技巧

老人由于听力、视力功能的减退，接收信息的能力较差，因此养老护理师要运用适合老人特点的沟通技巧给予其必要的帮助，使老人感受到关心、关爱，这对促进老人心理健康、家庭和睦及社会稳定有重要作用。常用的沟通技巧包括非语言沟通与语言沟通。

一、非语言沟通

非语言沟通对因认知障碍而逐渐无法表达言语和理解谈话内容的老人来说至关重要。非语言沟通不但能够传递信息，还能增进语言表达的效果，实现情感共鸣。非语言沟通包括面部表情、目光接触、身体姿势、触摸、沟通距离、倾听等。

（一）面部表情

养老护理师的面部表情可以传递许多非语言暗示，如在倾听患者诉说时，微笑点头表示鼓励说下去；如频繁看表或向别处张望，则暗示患者停止说话。养老护理师在倾听老人的诉说时，可通过面部表情传达惊喜、关怀等。其中微笑是一种最常见、最自然、最容易为对方接受的一种面部表情，是人类所独有的微妙的体态语，它不分年龄、职业，为世界所通用。因此在与老人沟通交流的过程中合理使用微笑既可美化形象，也可以缓解老人的紧张、疑虑心理，使老人感受到尊重、理解、温馨和友爱，但切忌在老人面前放肆大笑、讥笑老年的缺陷。

（二）目光接触

目光是沟通中的一个重要载体，人的一切情绪和态度都能从眼睛中表现出来。目光语是对眼睛活动的统称，指用目光来传递信息的非语言行为。研究表明，客观世界信息的80%以上是通过视觉传输的。交谈时，听者视线接触对方脸部的时间，一般应占全部谈话时间的30%~60%，超过60%或低于30%可以明显反映对方是否对谈话感兴趣。若对方是异性，双目连续对视不宜超过10秒，否则是失礼的表现。尤其是与认知障碍的老人交流时，需要提供简要的引导和保持目光接触以提高老人的注意力，并且在沟通的过程中与老人的目光接触能给老人以安慰和鼓励，表示尊重对方并愿意去听对方的讲述、了解老人的满意度等，所以在沟通中合理使用目光会直接影响沟通的效果。

（三）身体姿势

养老护理师与老人沟通时，要注意手势的运用。手势运用需大方得体，切忌在老人面前手舞足蹈、指手画脚等。养老护理师风风火火、动作粗暴，会给老人带来烦恼和恐惧心理；对使用轮椅代步的老人注意不要俯身或利用轮椅支撑身体来进行沟通，而应蹲下与老人进行交流。与失语老人沟通时，可鼓励其用身体语言表达，如挥手表示再见；指向地点、人物、方向等；模仿动作表示日常功能活动，如洗手、刷牙、洗脸、吃饭、喝水等。

（四）触摸

触摸包括抚摸、握手、依偎、搀扶等。适宜的触摸可以传递温暖、关怀与鼓励。尤其当老人悲伤、孤独、沮丧时，此时的一个轻微触摸，如帮助老人梳理蓬松头发，握住老人的手等，比语言沟通效果更佳。

但在实施触摸时，养老护理师应注意以下几点：

（1）选择合适的部位触摸：触摸身体的不同部位有不同的含义。最易被接受的触摸部位是手，其他适宜触摸的部位有手臂、背部与肩膀，其他位置是老人不乐意被触摸的部位，养老护理师应注意。

（2）尊重老人的尊严及社会文化背景：在应用触摸技巧时，如确有必要须触碰老人的隐私部位，须征求老人同意并做好隐私保护，切勿因触摸不当而让老人感觉不被尊重。

（3）渐进性触摸并观察反应：在握老人的手时，可从单手握到双手合握；从远距离交谈逐渐至近距离；在触摸过程中观察老人的面部表情和触摸部位的松弛度，为选择下一步的沟通措施提供依据。

（4）避免突发性触摸：对于有听力障碍的老人，注意触摸前给予提示，避免突然触摸使其受到惊吓。对于有视力障碍老人，尽量选择功能良好的部位开始接触，避免突然从暗侧或背后给予不良刺激。

（5）接受老人的触摸：老人的触摸代表对下一代的肯定和鼓励，或者对他人表示谢意。因此养老护理师要善意和正确地理解老人的抚摸，如摸头、拍肩、搭肩、拉手等，避免错误或恶意地误解老人。

（五）沟通距离

不同的沟通距离会产生不同的沟通氛围。距离较近，沟通氛围比较融洽，而距离较远时，容易造成敌对或攻击的氛围。老人的沟通距离可根据老人不同情况而定。对于孤独的老人，沟通距离建议 $0 \sim 0.46$ m，这有利于情感沟通；但对于一些敏感、不喜亲近的老人，沟通距离以 $0.46 \sim 1.2$ m 为宜，否则老人会感受到不安全感、压迫感。

（六）倾听

养老护理师应耐心倾听，切忌注意力不集中或因不赞同与老人争辩，在倾听全部后再继续追问有没有其他问题，心平气和地给予解释或回答。在倾听时，养老护理师应适时对老人点头或说"嗯""是"表示赞同等。在运用倾听技巧时其应注意以下几点：

1. 做出恰当的反应

（1）鼓励：在倾听过程中，为了让老人知道你在认真地听他讲话，要恰当地运用一些点头、微笑或简短的词语来鼓励老人讲下去。

（2）重复：将老人的话，特别是关键内容重复一遍，但不加以评论，以表明完全听懂了老人所讲的内容，这有助于交谈顺利进行。

（3）总结：在交谈中，倾听者将对方所讲的内容给予综合分析并加以概括，可在交谈中进行，也可用于交谈结束时。

2. 进行适当的提问

对于不清楚的谈话内容，养老护理师可以向老人提出问题，以求得更具体、更明确的信息。如采用开放式问题提问时，要注意观察老人的反应，如偏离主题，可用提醒的方法来引导老人朝主题方向谈下去。

二、语言沟通

（一）口头沟通

（1）称呼适当：运用适当的称谓称呼老人，如"爷爷""奶奶"或职业性称呼；避免采用替代性称呼，如1床等；须经过允许方可称呼其名。

（2）语言通俗易懂：与老人交谈时应根据老人的认知水平和接受能力，用形象生动的语言、浅显贴切的比喻，循序渐进地向老人传授健康保健知识。沟通时语言简洁，避免使用专业、抽象术语。

（3）经常做自我介绍：针对记忆力差的老人，养老护理师经常做自我介绍能增强老人对养老护理师的印象，拉近彼此距离。

（4）注意音量、语气、语调及语速：与老人沟通时，一次给一个口令或提示，尽量把动作分解为数个步骤；可根据情况使用方言以增加亲切感。音量适当，与有听力障碍的老人沟通时，可适度提高音量；沟通时语速适中，语调以平调和降调为主。

（5）保护老人的隐私：注意保护老人及其家庭的秘密，切忌随意谈论。

（二）书面沟通

书面沟通对于无法采用语言沟通的老人尤为重要。使用书写方式与老人沟通时要注意以下几点：应使用较大字体，便于老人阅读；注意文字颜色应与背景色形成高对比度；对关键词应加以强调和重点说明；切忌使用专业词汇，可使用图片或简易图表进行辅助解释；合理使用标签，贴于老人日常活动区域以示提醒，以防记错或遗忘。

第三节　冲突发生过程和沟通交流注意事项

【案例导入与思考】

在某养老院，张奶奶是一位八十多岁的高龄老人，因患有轻度阿尔茨海默病，她的记忆力和理解能力都有所下降。养老护理师小王负责照料张奶奶的日常生活。一天，小王在为张奶奶洗澡时，张奶奶突然变得情绪激动，坚持认为自己已经洗过澡了，拒绝再次洗澡。小王试图解释和劝说，但张奶奶情绪愈发激动，两人因此产生了冲突。

小王耐心地告诉张奶奶："张奶奶，您今天还没有洗澡呢，我现在帮您洗一下，洗完您就舒服了。"然而，张奶奶却坚持说："我已经洗过了，你记错了！"她开始大声嚷嚷，并试图推开小王。小王试图保持冷静，但张奶奶的情绪越来越激动，最终两人发生了争执。

小王感到委屈和困惑，她觉得自己是为了张奶奶的健康着想，而张奶奶却不听劝解。张奶奶则感到被误解和不被尊重，她觉得自己明明已经洗过澡了，却被迫再次洗澡。

一、冲突的概念

冲突指群体内部个体与个体之间、个体与群体之间存在的互不相容、互相排斥的一种矛盾的表现形式。记忆、智力、思维等生理性或病理性变化，离退休后的角色改变，导致老人在心理上出现一系列情绪反应，容易在日常生活中出现人际关系紧张的问题。若处理不当易出现冲突事件，而有效沟通能降低老人与养老护理师的冲突。

二、冲突的特点

冲突有以下特点：①冲突是双方都能感知的；②是否存在冲突是一个知觉问题，如果人们没有意识到冲突，那么常常认为冲突不存在；③冲突是一个潜在的或公开的确定性行为过程，是客观的，不可避免的。

三、冲突处理策略

（一）保持冷静

在冲突发生时，养老护理师首先要保持冷静，不要让情绪控制自己的行为，以免做出过激的反应。

（二）尊重与倾听

尊重老人的意见和感受，倾听他们的需求和诉求，理解他们的立场和观点。

（三）沟通解决

（1）坦诚交流：与老人坦诚地交流，表达自己的观点和想法，同时也要尊重老人的意见。

（2）共同寻找解决方案：与老人共同寻找解决问题的方法，达成共识，并确保解决方案符合老人的实际需求。

（四）寻求帮助

上级或专业人士介入：如果冲突无法通过沟通解决，养老护理师可以寻求上级或专业人士的帮助，他们可以提供中立的意见和建议，帮助解决冲突。

（五）避免指责

不指责老人：在冲突中，养老护理师应避免指责老人或攻击老人的人格，这只会加剧矛盾，不利于解决问题。

（六）提高服务技巧

（1）学习沟通技巧：养老护理师应学习并掌握多种服务技巧，包括与老人沟通、应对老人情绪等，以更好地满足老人的需求。

（2）提供个性化服务：根据老人的生理和心理特点，提供个性化的服务，满足他们的特殊需求。

第四节　与有听力障碍、言语障碍的老人沟通交流

【案例导入与思考】

在某养老院中，有一位名叫李奶奶的老人，她因年纪增长而出现了听力下降和言语表达不清的情况。与此同时，护理员小王是一位新入职的员工，虽然她对工作充满热情，但在与有听力、言语障碍的老人沟通方面经验不足。小王在与李奶奶沟通时，经常因为语速过快或声音不够大，导致李奶奶无法听清她的话语。同时，李奶奶因为言语表达不清，常常无法准确传达自己的需求和感受，这使得小王难以理解她的真实意图。

由于沟通不畅，小王有时会误解李奶奶的需求，例如，李奶奶可能只是想要一个拥抱，但小王却误以为她需要喝水。这种误解导致李奶奶感到不满和失望，她认为小王不够关心她，进而加剧了双方的矛盾。李奶奶因为沟通困难，常常感到沮丧和焦虑，这种情绪影响了她的整体精神状态。同时，小王在面对李奶奶的负面情绪时，也感到困惑和无助，不知道如何有效应对。

请思考：

导致双方出现问题的原因是什么？该如何解决？

一、与有听力障碍的老人沟通

（一）有听力障碍老人的特点

随着年龄的增长，老人因听觉系统逐渐衰老退变而出现的双耳对称性的缓慢进行的感音神经性听力减退称为老年性耳聋。老年性耳聋会给老人的日常生活和社会交往活动造成不便。

老人的内耳功能改变首先从高频听力开始，然后逐渐向低频听力扩张。随着听力的敏

感度下降，说话者需要提高音量，但老人又会感到刺耳、不适并有耳鸣，所以其听力障碍在日常生活中主要表现为小声音说话听不到，放大声音又感到吵闹。高频听力的下降对语言的分辨能力有所影响，此时老人会出现听得见声音、听不清内容的情况，需要别人重复。老人有喜欢安静、喜欢听人慢语速讲话的特点。

（二）存在沟通障碍的原因

（1）沟通不畅。由于老人的听力下降，他们可能无法完全理解或表达自己的想法，导致沟通不畅。双方可能因为无法准确理解对方的意图而产生误解，进而引发矛盾。

（2）情绪变化。听力障碍可能使老人感到沮丧、焦虑或孤独，这些情绪问题可能影响他们的沟通能力和意愿。当感到被误解或忽视时，他们可能会产生抵触情绪，加剧矛盾。

（3）信息缺失。由于沟通不畅，老人可能无法获取足够的信息，导致他们对自己的健康状况、生活安排等方面缺乏了解。信息缺失可能使他们对养老护理师或家人的决策产生疑虑或不满。

（三）环境准备

对于有听力障碍的患者，养老护理师应选择安静的环境，保证隐私性，避免电话干扰；尽量减少环境中容易影响患者注意力的因素，如关掉电视或停止其手中正在进行的工作。老年性耳聋患者希望与养老护理师单独交谈时，养老护理师应把交谈安排在单人房间进行，便于患者能够放心诉说某些不愿意被他人知道的信息。

（四）与老年性耳聋患者交谈的技巧

（1）确认。老年性耳聋患者常常感觉不到旁人的到来，因此，养老护理师进入患者房间时可轻轻触摸或拍拍其肩膀或上臂，让其知道养老护理师的到来；沟通时应先判断并确认两侧耳朵的听力情况，选择听力较好的一侧与之讲话。

（2）书写。对有文化的老年性耳聋患者可以用书写的方式进行交流，使沟通内容更加直观、有条理，弥补由于听力损失引起的沟通障碍。

（3）说话方式。与老年性耳聋患者沟通时，尽量放慢语速，讲话时应抑扬顿挫、保持均衡的语速和语调；若老人不能理解养老护理师所使用的词汇，养老护理师在重复时可用不同的词语来表达相同的意思，并注意观察老人的反应。

（4）非语言沟通。使用非语言沟通方式如面部表情、身体姿势、眼神，或者应用书面语言沟通方式如书写卡片、绘制图片等与老人沟通。

（5）读口型。面对面沟通时，老人通过识别养老护理师的口型，能准确理解养老护理师传达的意思，从而实现沟通的便捷性。

（6）一对一沟通。一对一沟通使养老护理师能够更加从容地向老年性耳聋患者传递信息以及耐心倾听其想法，促进沟通的有效开展。

（7）面对面沟通。沟通时养老护理师应面向老人，让其看到养老护理师的面部表情和口型等；不要喊叫，要耐心地对待老人；应当与老人保持近距离，必要时贴近老人的外耳，使其能听清所表达的内容。

（8）音量。老年性耳聋患者由于听力受损，交流时音量要适当高于年轻人。但是高音量会让人感受到不满的情绪，此时应将柔和的表情、关心的语气等加以配合，不致使声音变得生硬而让人误解。

二、与有言语障碍的老人沟通

（一）有言语障碍老人的特点

语言是人类日常交流和沟通中的重要工具。使用语言则是人类最基本和最重要的一种生存能力和社会行为。但由于老人受器质性病理因素的影响，如脑血栓、全喉切除术或安置人工呼吸机等，易出现言语性功能损伤，影响人际沟通。有言语沟通障碍的老人表达自己的想法主要通过记笔记、笔谈、打字等方式。

（二）与有言语障碍的老人沟通的技巧

养老护理师在与有言语障碍的老人沟通时，可采用写字板、文字、卡片、图画、描绘的符号或标识等方式传递信息，并辅以适当的手势、面部表情等身体语言进行交流。对于能缓慢表达的老人，养老护理师应鼓励其缓慢、清晰地讲话，并注意倾听。养老护理师向其表达"我可能听错你的话"时，可在交谈的过程中原封不动地重复老人的表达；同时注意使用简短、易理解的语句与老人沟通；语速放缓，适当停顿，让老人有足够的时间理解。

思考题

1. 与老人沟通的常用技巧有哪些？
2. 如何与有听力障碍的老人进行有效沟通？

第三章 安全防护

【学习目标】

知识目标

1. 掌握火警电话、扑救初起火灾、自救互救和逃生疏散的知识。
2. 掌握基本的防火知识。
3. 掌握老人意外事故的预防知识。
4. 了解老人、养老机构的安全防护基本规范。

能力目标

1. 具备预防火灾的能力以及对初起火灾的处置能力。
2. 具备为老人提供安全防护的能力。

素质目标

具有意外发生时从容不迫的职业素养。

【案例导入与思考】

2024 年 4 月 4 日 4 时 21 分，某护理院发生火灾，4 时 48 分明火被扑灭。该建筑为一栋 11 层楼房，起火部位为第三层 303 房，过火面积约 20 平方米。事故致 3 人死亡、10 人受伤，其中危重 1 人、轻伤 9 人（生命体征平稳）。

请思考：

1. 安全用火用电的重要性。
2. 如何做好养老院及老人的安全防护？

第一节　消防安全

一、火灾的隐患及预防

（一）常见火灾隐患

1. 消防安全意识淡薄

部分老人缺乏足够的消防安全防范意识，喜欢卧床抽烟，烟灰飘落极易点燃可燃物，引发火灾。部分从业人员也对火灾的危险性认识不足，逃生知识缺乏，一旦发生火灾，易形成混乱的局面。

2. 老人自救能力弱

老人行动迟缓、体力有限，加上大多身体状况不佳，甚至无法自主行动，对环境的感知较弱，难以发现火灾和及时逃生，一旦发生火灾，极易出现伤亡。

3. 电气线路设施不规范

部分养老机构因维护不到位，存在电线未穿管保护、电线老化、线路损坏、插座破损、私拉乱接电线等问题，极易导致线路短路、过载从而引发火灾。

4. 疏散通道不规范

养老院发生火灾本就难以逃生，加之消防通道杂物堵塞、窗户安装防盗网窗时没有开设逃生窗口，一旦发生火灾，极易影响疏散逃生和消防救援。

5. 消防设施未保持完好有效

部分养老院的消防器材及设施没有按照规范要求进行配置，加上维护保养不到位，存在灭火器数量不够、压力不足，应急照明灯和疏散指示标志设置不规范等现象。

（二）火灾的预防措施

（1）养老院要落实消防安全责任，加强日常消防安全管理，开展防火巡查，定期组织员工进行培训，具备扑救初起火灾和组织人员疏散逃生的能力；同时要向老人告知正确的用火、用电方法，告知其不要卧床吸烟；定期组织开展疏散演练，有自理能力的老人应掌握必要逃生自救知识。

（2）养老院一旦发生火灾事故，在拨打"119"报警电话的同时，有关工作人员要设法引导疏散，为逃生人员指明各种疏散通道，同时要用镇定的语气呼喊，尽力让大家消除恐慌心理，有条不紊地疏散。一旦发生火灾，要对行动不便的患者，如年老体弱、卧病在床、没有自理能力的老人进行重点援救，并及时清点人数。养老院应设立微型消防站，一旦发生紧急情况，可以第一时间组成小型战斗组进行初起火灾的扑救及人员疏散撤离。

（3）夏季炎热，是用电高峰期，养老院尤其要注意加大对电线线路、电器的检查维修力度，防止线路老化和超负荷用电，同时清理易燃物品、严格火源管理，以免造成火灾。

（4）确保消防通道畅通无阻，不在消防通道上堆放杂物、停放车辆等。定期对消防通道进行检查和维护，确保其照明设施、疏散指示标志等正常工作。疏散过程中要注意尽可能分散人流，避免大量人员涌向一个出口，造成人员踩踏。通道被烟雾封阻时，疏散人员要及时给被困人员传递湿毛巾、湿布条等物品，供他们捂口、捂鼻用，养老院应为行动不便的老人设计专门的疏散逃生路线，制定专门的应急疏散预案。

二、逃生方法

（一）迅速撤离

逃生行动是争分夺秒的行动。一旦听到火灾警报或意识到自己可能被烟火包围，千万不要迟疑，立即跑出房间，设法脱险，切不可延误逃生良机。

（二）毛巾保护

逃生时常用的防烟措施是用干、湿毛巾捂住口鼻。用湿毛巾捂住口鼻，减少吸入有毒烟雾；如无水时，也可选择干毛巾；身边如没有毛巾，用餐巾布、口罩、衣服也可以替代，多叠几层，使滤烟面积增大，将口鼻捂严。穿越烟雾区时，即使感到呼吸困难，也不能将毛巾从口鼻上拿开。

（三）通道疏散

楼房着火时，应根据火势情况，优先选用最便捷、最安全的通道和疏散设施，如疏散楼梯、消防电梯、室外疏散楼梯等。火灾时，电梯可能会因为断电或变形而无法运行，因此不要乘坐电梯逃生。从浓烟弥漫的建筑物通道向外逃生，可向头部、身上浇凉水，用湿衣服、湿床单、湿毛毯等将身体裹好，要低势行进或爬行，穿过险区，同时可考虑利用建筑物的窗户、阳台、屋顶、落水管等脱险。

（四）卫生间避难法

当实在无路可逃时，可利用卫生间进行避难，用毛巾紧塞门缝，把水泼在地上降温，也可躺在放满水的浴缸里躲避。但千万不要钻到床底、阁楼、大橱等处避难，因为这些地方可燃物多，且容易聚集烟气。

（五）火场求救法

发生火灾时，可在窗口、阳台或屋顶处向外大声呼叫、敲击金属物品或投掷软物品，白天应挥动鲜艳布条发出求救信号，晚上可挥动手电筒或白布条引起救援人员的注意。

（六）暂时避难

在无路逃生的情况下，应积极寻找暂时的避难处所，以保护自己，择机而逃。

三、灭火器的使用方法

使用灭火器的五个步骤：看、提、拔、瞄、压。

看：检查灭火器是否完好，压力表指针是否在绿色区域。

提：用双手提起灭火器，确保灭火器稳定。

拔：拔掉灭火器上的安全销（或称为保险销）。

瞄：将灭火器喷嘴对准火源根部，保持一定距离（通常在1.5~2米左右）。

压：用力按下灭火器上的压把（或称为压杆），同时用另一只手握住喷嘴，进行喷射。

灭火器及灭火器使用方法如图3-1和图3-2所示。

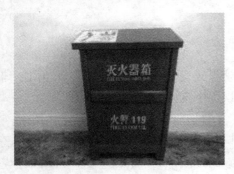

图3-1　灭火器图

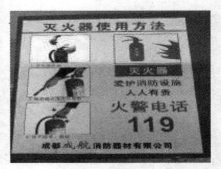

图3-2　灭火器使用方法

第二节　居家安全

　　目前，我国老人的养老方式主要呈现为"9073"格局，即约90%的老人选择居家养老，约7%的老人依托社区支持养老，约3%的老人入住机构养老。这显示出居家养老是我国老人主要的养老方式。那就意味着老人主要的生活场所是家庭。家庭环境的舒适与安全是保证老人生活质量的重要因素，因此保证老人居家环境的安全，让他们感受到便利和舒适是居家环境建设的重要内容。

一、老人居室安全防护

（一）老人居室设计基本原则

（1）方便老人与家人或者养老护理师交流。

（2）光线设计要自然明亮，整体照明应均匀全面，不留死角。

（3）厨房设计要安全明亮，使用操作简单化。

（4）卫生间设计重在安全，还要采光佳和通风好。

（5）无障碍设计要考虑方便老人活动和使用助行器、轮椅。

（二）老人居室设计的注意事项

1. 居住地面注意防滑

为老人装修卧室，应采用硬木地板或有弹性的塑胶地板；公共场所使用反光度低、花色素净、易于清洁的防滑地砖。

2. 加强隔音，避免嘈杂

老人一般体质较差或患有某些老年性疾病，其共同特点是好静。所以老人的居室设计，最基本的要求是门窗、墙壁的隔音效果要好，不要让老人受到外界噪声的影响。

3. 居室光线要明亮

要让老人能看清楚家具和物品，同时也应当注意不要让表面光滑的物品受到一定角度的光线照射而产生眩光，避免刺眼或引起眩晕等不适。

4. 家具要灵活，便于移动

为老人准备的家具能随季节而变换位置，可以方便老人冬季取暖保暖，夏季散热通风。

5. 床的两侧都可供上下

老人的睡床最好左右均不靠墙，这样既方便老人上下床，也方便养老护理师照顾老人和整理床铺（见图3-3）。床的两侧要设置床栏，避免行动不方便或躁动不安的老人坠床。

6. 常用物品方便使用

在老人经常活动的区域，适当设置储物柜，并根据老人的习惯摆放常用物品，如图书、报纸、零食、水果、水杯、电视遥控器等，以方便老人取用。

7. 床边设置移动餐桌

床边设置可以灵活移动的餐桌，便于行动不方便的老人在床边就餐。

8. 床头附近设置插座及呼叫器

在老人的床头设置电器插座（见图3-4），以便必要时增强照明。呼叫器设在老人触手可及的地方，以方便老人求助时呼叫。

9. 厨房设置应便于操作

厨房台面要便于操作及放置必备物品（见图3-5）。物品分类储藏，便于老人随手取用。

10. 卫生间设浴凳和扶手

浴凳方便老人坐着沐浴。坐便器旁边设置水平和竖直的扶手，便于老人撑扶（见图3-6）。

11. 公共区域设扶手和休息座椅

为了方便老人在走廊活动，公共区域的两侧要设置扶手。扶手高度以80~90 cm为好。同时，每隔20~30 m设置休息座椅供老人休息使用。

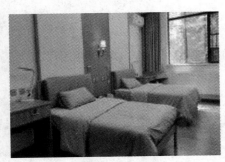

图 3-3　床的摆放

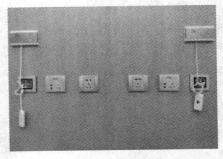

图 3-4　床头设置

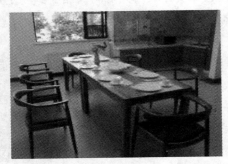

图 3-5　厨房及餐厅设置

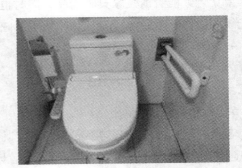

图 3-6　卫生间设置

二、老人的人身安全防护

（一）用电安全

触电是电击伤的俗称，通常指人体直接触及电源或高压电，经过空气或其他导电介质传递，电流通过人体引起的组织损伤和功能障碍。轻者出现惊慌呆滞、面色苍白、接触部位肌肉收缩，严重者出现昏迷、持续抽搐、心室颤动、心搏骤停，超过 1 000 伏的高压电还可以引起灼伤。

1. 触电的常见原因

（1）老人因老化或疾病原因引起动作迟缓、视觉障碍而不慎触电。

（2）老人缺乏安全用电知识，安装、维修电器时不遵守操作规程，或者在电线上晾衣服。

（3）高温、高湿、出汗使皮肤表面电阻降低，容易引起触电。

（4）意外事故造成触电，如折断的电线落到人身上，或者人们在雷雨天气里到大树下躲雨或使用铁柄伞被闪电击中。

2. 触电的预防

（1）不要使用湿手、湿布触摸、擦拭电器的外壳，不要在电线上晾衣服。

（2）发现绝缘层损坏的电线、灯头、开关、插座要及时报告，请专人维修。

（3）有视力障碍的老人要由专人照护。

（4）切忌在雷雨天气到大树下躲雨或使用铁柄伞。

3．触电后的处理

（1）切断电源。无法切断电源时，可以使用木棒、木板等将电线挑离触电老人的身体。救援者最好戴橡胶手套、穿橡胶鞋，不要用手去接触触电老人。

（2）如果触电的老人神志不清，呼吸、心跳均正常，可将其抬到安全的地方平躺，不可让其到处走动，同时拨打救援电话。

（3）如果触电老人出现心搏骤停，应立即进行人工胸外按压。抢救过程中，不要随意移动伤者，在医务人员到来之前不能停止抢救。

（4）将烧伤或起泡的皮肤表面保护好，用干净布料包扎伤口，防止伤口感染。

（二）用气安全

燃气具有易燃、易爆的特点，一旦泄漏很容易引发事故。

1．引起用气隐患的常见原因

（1）老人因老化或疾病原因引起记忆力下降而遗忘正在使用燃气。

（2）缺乏安全用气知识，使用燃气灶具不按正规流程操作。

2．用气注意事项

（1）燃气灶应安置在空气流通的厨房。使用燃气灶时要打开门窗。如果使用燃气灶的房间内有空调或风扇，送风时不得直接对着燃气灶吹，防止火焰熄灭。同时，人不宜远离燃气灶，防止食物或水溢出扑灭火焰而导致燃气泄出，引起意外伤害。

（2）检查燃气灶周围有无纸、塑料、油等易燃物品，同时检查燃气管是否接触燃气灶的高温发热部位，防止火灾。

（3）在使用燃气灶具时，必须保持通风并有人照看。

3．燃气泄漏的处理

（1）当发现燃气泄漏时，立即关闭燃气总阀门，打开房间门窗，使新鲜空气入内，加强通风。

（2）禁止携带一切火种，进入房间前解除随身携带的钥匙等金属物品，以免产生火星从而引起爆炸。

（3）迅速把中毒昏迷的老人从厨房移动到空气新鲜的地方，解开老人的衣物，使其保持呼吸畅通。

（4）拨打"120"急救电话。

（5）做好老人、家属的安抚工作。

（6）做好事情发生、经过、处理的记录。

第三节　养老机构安全防护

一、加强领导，落实安全防范措施

（1）建章立制，规范管理。

（2）加强院长负责制和工作人员责任制。

（3）坚持安全第一、预防为主的方针。

（4）坚决落实养老机构安全防范措施。

二、加强隐患排查，预防安全事故发生

（1）做好个人安全防护。

（2）防范用电、用火隐患。

（3）注重食品卫生安全。

（4）排查居室隐患。

（5）注意防暑降温。

（6）完善请销假制度。

（7）完善值班制度。

三、加强安全设施建设和人员培训，保证生命安全

（1）配置消防器材。

（2）定期进行消防、安全培训，如灭火器的使用、逃生自救、应急演练等。

思考题

1. 老人有哪些常见的人身安全风险？

2. 如何协助老人做好人身安全防护措施？

第四章 安宁疗护

【学习目标】

知识目标

1. 掌握安宁疗护的概念、临终患者终末期常见症状的护理要点。

2. 熟悉舒适照护、心理照护等安宁疗护的照护内容。

3. 了解生命教育的内容、方法。

能力目标

1. 能正确判断老人的终末期症状并给予护理。

2. 能正确识别老人的心理变化特点并给予必要干预。

素质目标

具备尊重生命、敬畏生命、关爱生命的职业素养。

【案例导入与思考】

杨奶奶，女，86 岁，1 年前被诊断为肺癌晚期，预计生存期为 5 个月，其与家人沟通后，入住安宁疗护病房。杨奶奶身体素质较差，伴有多种并发症，有时感觉到疼痛、呼吸不畅，每日也吃不下多少饭，目前呈现营养不良的状态。因身体疾病，杨奶奶时常感到沮丧，不愿意和医生、护士、病友交谈，一听到死亡的相关话题就泪流满面。

请思考：

1. 针对杨奶奶疼痛、呼吸不畅、营养不良等情况，养老护理师应该如何给予护理？

2. 针对杨奶奶消极沮丧、不愿谈论死亡的情况，养老护理师又应如何应对？

3. 针对长期卧床的临终患者，养老护理师应该给予哪些舒适照护？

第一节　安宁疗护概述

一、安宁疗护的概念

关于安宁疗护的概念与命名，在中国，惯用名称有临终关怀、善终照护、姑息治疗、安宁疗护、缓和医疗、宁养服务、善终服务等。安宁疗护关注患者及家属的生活质量和尊严，重视其生理和心理需求，帮助患者安详、舒适、有尊严地离世。

我国卫生健康委（原国家卫生计生委）在 2017 年发布的《安宁疗护中心基本标准和管理规范（试行）》中对安宁疗护机构做出了定义，依其定义，目前我国正在推行和试点的安宁疗护应是指为疾病终末期患者在临终前通过控制痛苦和不适症状，提供身体、心理、精神等方面的照护和人文关怀等服务，以提高患者生命质量，帮助患者舒适、安详、有尊严离世的医疗服务。

二、安宁疗护的内涵和理念

（一）内涵

安宁疗护的内涵包括：缓解疼痛及其他痛苦症状；肯定生命；既不加速也不延迟死亡；整合心理和精神层面的患者照护；提供支持系统，协助患者尽可能以积极的态度生活，直到死亡的来临；协助家属面对患者的疾病过程及其哀伤历程；提高患者及家属的生活质量，同时对整个疾病过程产生积极的影响；安宁疗护在疾病的早期即可实施；以整个医疗团队的合作来处理患者及家属的需求。

（二）理念

安宁疗护的"五全"照护理念包括：全人、全家、全程、全队、全社区。

（1）全人。对临终患者的护理不应只停留在了解疾病或减轻身体的痛苦的层面上，还要综合考虑其所处的环境、心理情绪、信仰等问题。全人照顾就是指对患者身体、心灵的整体照顾，以提高患者的生命质量与减轻其痛苦为首要目标，而不是继续进行无效医疗来增加患者的痛苦。

（2）全家。患者生病死亡，其家属也必将经历一场磨难，因此安宁疗护提供全家照顾，帮助家属学习照顾技巧，缓解患者痛苦，并与家属一起面对亲人即将离去的悲伤，对患者家属进行有效的心理辅导。

（3）全程。安宁疗护的范围包括从患者接受住院治疗、居家照护到患者死亡，还包括家属的哀伤辅导，让家属的创伤减至最低，最大限度减小或避免后遗症。

（4）全队。安宁疗护由一支训练有素的工作团队完成，成员包括医生、护理人员、营养师、心理师、药师、宗教师、养老护理师、社工及志愿者等。团队成员分工合作，共同照顾患者及家属。

（5）全社区。建立社会化的安宁疗护体制，使老人不仅在医疗机构可获得安宁疗护，而且在社区和家里也可得到不间断的持续照护。

三、安宁治疗计划的制订与实施

（一）制订计划

养老护理师应首先明确临终老人病情、心理状况及临终护理问题的先后顺序。常用方法包括：①将生理需求排于首位。②在与治疗方案无冲突的情况下，同时兼顾个性化服务，优先解决临终老人认为最重要的问题、现存的问题。

（二）实施

在实施安宁治疗计划前，养老护理师应考虑与实施有关的6个问题，即为什么做？做什么？谁去做？怎么做？何时做？在何地做？

实施安宁治疗计划常用的方法有操作、咨询、沟通、指导等。

实施安宁治疗计划后，养老护理师需要做好记录，其意义在于：有利于医护人员了解患者情况；为以后的安宁治疗提供资料和经验；是养老护理师协助临终老人完成临终护理和老人及其家属接受临终关怀服务的证明。

第二节　生命教育

一、生命教育的意义

1968年，美国学者杰·唐纳·华特士提出生命教育的思想，在美国加州建立了第一所生命教育学校——阿南达智慧生活学校，开展珍爱生命、爱护生命的主题教育。著名教育家蒙特梭利曾说："只有正确认识了死亡，才能更好地理解生命的意义，更加尊重生命、热爱生活。"生命教育以生命关怀为中心，在遵循个体生命、生理和心理规律和原则的基础上，引导生命走向完善，追求生命的意义，实现生命的价值。因此，开展生命教育意义重大。

（一）有利于树立正确的生死观

生命教育不仅强调生命的神圣性，更加强调生命的长度和质量的统一。对老人开展生命教育，能够让老人学习生命与死亡的相关科学知识，懂得生死必然的规律，从而能够树立正确的生死观，积极面对生活，珍惜当下生命，探寻生命价值。

（二）有利于正确理解死亡、接纳死亡

受中国传统文化的影响，"重生轻死"是中国人面对死亡所秉持的态度，死亡是老人

不愿谈及的话题，死亡恐惧更加会让老人回避与死亡相关事物。但是生命总会走到尽头，因此对老人开展生命教育，普及死亡相关知识，能够让老人正确认识死亡、看待死亡，学习面对死亡的知识，从而降低内心对死亡的恐惧和焦虑，逐渐接纳死亡。

（三）有利于安宁疗护工作的开展和普及

（1）生命教育能够帮助临终患者正确面对死亡，学习死亡相关知识，有效降低面对死亡的恐惧感和焦虑感，最终能够平静地接受死亡；同时还可以帮助临终患者表达自己的临终意愿，维护临终患者的尊严，提高患者的生命质量。

（2）生命教育能够帮助患者家属正视和接受亲人的离世，帮助家属度过悲伤期，尽早恢复正常生活；也能帮助患者家属在临终患者临终期时给予亲情陪伴和关怀，陪伴临终患者走过生命的最后一程。

（3）生命教育能够帮助安宁疗护工作人员树立正确的生死观和死亡态度，工作人员在开展生命教育的过程中，本身也在接受生命及死亡教育，因此提高了自身对于生命和死亡的科学认识，能够领悟到安宁疗护工作的真谛，更好地开展并普及推广安宁疗护工作。

二、生命教育的内容

（一）死亡教育

1. 认识死亡

生物学死亡是指血液循环全部停止及由此导致的呼吸、心跳等身体重要生命活动的终止，即个体生命活动和功能的永久性终止。当前我国死亡判定标准已从心肺死亡转变为脑死亡。脑死亡是指包括脑干在内的全脑功能不可逆转地丧失。脑死亡由美国哈佛医学院首次提出，其判定标准有四条，分别为：无感受性和反应性、无运动和呼吸、无反射、脑电图平直。

我国脑死亡的判定标准为：

（1）判定的先决条件：昏迷原因明确；排除各种可能的可逆性昏迷。

（2）临床诊断标准：深昏迷；脑干反射全部消失；无自主呼吸。以上三项必须全部具备。

2. 死亡教育内容

死亡教育是针对如何认识和对待死亡而开展的教育，其主旨是使人们正确地认识和对待死亡，建立正确的死亡态度和死亡观，以正确的心理反应情绪和行为对待死亡。对老人展开死亡教育还能够帮助其降低对死亡的焦虑和恐惧，正确看待和接纳死亡，意义重大。

死亡教育的相关内容有：探讨生命与死亡的关系；加强对死亡的认识和对生命的欣赏；探讨死亡、濒死和哀恸现象本质；传递死亡相关知识和技能；培养应对死亡事件的能力；思考人与世界、人与人之间的关系等。

（二）正确认识衰老与疾病

（1）衰老。衰老是一种不可抗拒的自然规律，指机体对环境的生理和心理适应能力进行性降低、逐渐趋向死亡的现象。老人随着年龄的增加，机体逐渐出现退行性变化，死亡率上升。衰老的普遍性、内因性、进行性、有害性作为衰老的标准被普遍接受。衰老通常与机能退化、年老多病联系在一起，衰老也意味着个体生命即将结束和走向死亡。因此对于老人来说，衰老是一种正常的生命过渡，老人应该正确看待衰老，不必太过抗拒衰老。

（2）疾病。疾病是在一定病因作用下自稳调节紊乱而发生的异常生命活动过程，并引发一系列代谢、功能、结构的变化，表现为症状、体征和行为的异常。老人由于机能退化，自身免疫系统的下降，疾病的发生率随之增加。疾病的本质就是死亡的实现形式，因此对于死亡的学习，就是从学习疾病开始。对于老人而言，患病是比较常见的现象，老人需要用正确的心态对待疾病，树立科学的疾病观，恰当与疾病相处。

（三）生命教育的形式

（1）以知识传授为主导的教育形式。侧重于生命教育相关知识的讲授，主要通过主题教育、课本教材、音频视频等形式由主讲人向听众讲授知识、解答问题。

（2）以活动开展为主导的教育形式。侧重于体验式教学，主要包括以情景剧、模拟场景、生命体验等方法开展生命教育，让患者以体验和分享的方式来感知生命、探寻死亡和濒死的各种情绪和感情。

第三节　安宁疗护的主要内容

一、症状控制

（一）临终患者终末期症状评估

终末期症状是指患者在生命末期出现的机体内一系列功能、代谢和形态结构异常变化，以及由此引起的患者主观上的异常感觉或客观病态改变。终末期症状具有多种症状并存、表现形式多样、症状困扰较重等特点。终末期症状评估多采用的工具是量表。常见的量表有：

（1）症状困扰量表。该表开发时间最早，用来测量患者由于疾病本身和治疗引起的症状而产生的主观性困扰，能够评估患者恶心、失眠、疼痛、疲劳、呼吸、心境等13项症状的严重性，使用频率较高。

（2）埃德蒙顿症状评估量表。该表是公认的以患者为中心的评估晚期癌症患者症状控制情况的量表，用于评估姑息照护或临终关怀机构的晚期癌症患者，可由患者独立完成，也可由安宁疗护护理人员协助完成。此量表主要包括对9种症状和1个额外症状严重程度的评估，9 种症状包括 6 项机体症状如疼痛、厌食、呼吸困难等和 3 种心理症状，如抑郁、焦虑和幸福感。每个条目采用 0~10 分计分法，0 分表示无症状、10 分表示可以想象的最严重的程度。此量表相对简洁，是安宁疗护症状评估的有效工具之一。

（3）安德森症状评估量表。该表主要用于癌症相关症状的评估，包括症状和困扰两个分量表。症状分量表包括 13 个条目，主要用于评估最近 24 小时内症状的存在和严重程度；困扰分量表包括 6 个方面，用于评价过去 24 小时症状对日常生活的干扰和妨碍程度。

（二）临终患者终末期常见症状及护理要点

1. 疼痛

疼痛是临终患者常见的症状，也是患者终末期最为恐惧的感觉。疼痛是一种主观体验，照护人员需要运用量表准确评估患者疼痛情况。疼痛的护理要点有：

（1）根据疼痛的部位协助患者采取舒适的体位。

（2）给予患者安静、舒适的环境。

（3）遵医嘱给予止痛药，缓解疼痛症状时应当注意观察药物疗效和不良反应。止痛治疗是安宁疗护治疗的重要部分，患者应在医务人员指导下进行止痛治疗，规律用药，不宜自行调整剂量和方案。

（4）有针对性地开展多种形式的疼痛教育，鼓励患者主动讲述疼痛，教会患者疼痛自评方法，告知患者及家属疼痛的原因或诱因及减轻和避免疼痛的其他方法，包括音乐疗法、注意力分散法、自我暗示法等放松技巧。

2. 呼吸困难

呼吸困难是主观感觉和客观征象的综合表现，是终末期患者常见的症状。患者主观上感觉吸气不足、呼吸费力，客观上表现为呼吸频率、节律和深度的改变；严重时还会出现张口呼吸、鼻翼扇动等现象。呼吸困难的护理要点有：

（1）提供安静、舒适、洁净、温湿度适宜的环境。

（2）每日摄入适度的热量，根据营养支持方式做好口腔和穿刺部位护理。

（3）保持患者的呼吸道通畅，对痰液不易咳出者采用辅助排痰法，协助患者有效排痰。

（4）根据病情取坐位或半卧位，改善通气，以患者自觉舒适为原则。

（5）根据病情的严重程度及患者实际情况选择合理的氧疗。

（6）指导患者进行正确、有效的呼吸肌功能训练。

（7）指导患者有计划地进行休息和活动。

3. 恶心、呕吐

恶心、呕吐是临终患者常见的消化道症状，恶心是上腹部不适和紧迫欲吐的感觉，呕吐使膈、腹部肌肉收缩，胃内容物被压迫经食管、口腔而排出体外，常伴有皮肤苍白、出汗、血压降低等情况。恶心、呕吐的护理要点有：

（1）出现前驱症状时协助患者取坐位或侧卧位，预防误吸、呕血。

（2）清理呕吐物，更换清洁床单。

（3）必要时监测生命体征。

（4）记录每日液体出入量、尿比重、体重及电解质平衡情况等。

（5）剧烈呕吐时暂禁饮食，遵医嘱补充水分和电解质。

4. 厌食、恶病质

厌食通常是由于各种原因而在体内产生一系列代谢产物，如酮体、乳酸、炎症因子等物质，造成患者食欲缺乏。恶病质是一种多因素作用的综合征，表现为临终患者进行性发展的骨骼肌量减少，常规营养支持治疗无法完全逆转，并出现进行性功能障碍。厌食、恶病质的护理要点有：

（1）每天或每餐提供不同的食物，增加食欲，在进餐时减少任何可能导致情绪紧张的因素。

（2）少量多餐，在患者需要时提供食物，将食物放在患者易拿到的位置。

（3）提供患者喜爱的食物，提供一些不需太过咀嚼的食物。

（4）遵医嘱予以营养支持。

5. 腹胀

腹胀主要由于各种原因而导致的腹内压增高，通常表现为胃肠胀气、嗳气、肠鸣音亢进，伴或不伴腹围增大。腹胀常见的护理要点有：

（1）根据病情协助患者采取舒适体位或采取腹部按摩、肛管排气、补充电解质等方法减轻腹胀。

（2）遵医嘱给予相应治疗措施，观察疗效和副作用。

（3）合理饮食，适当活动。

6. 水肿

水肿是过多液体积聚在组织间隙致使终末期患者全身或局部皮肤紧张发亮，原有皮肤皱纹变浅或消失，甚至有液体渗出的现象。水肿常见的护理要点有：

（1）轻度水肿患者限制活动，严重水肿患者取适宜体位卧床休息。

（2）监测体重和病情变化，必要时记录每日液体出入量。

（3）限制钠盐和水分的摄入，根据病情摄入适当蛋白质。

（4）遵医嘱使用利尿药或其他药物，观察药物疗效和副作用。

（5）预防水肿部位出现压疮，保持皮肤完整性。

7. 吞咽困难

吞咽困难是临终患者参与吞咽活动的神经、肌肉等功能障碍，使食物从口运送到胃的过程出现异常，轻者仅感吞咽不畅，重者滴水难进。吞咽困难的护理要点有：

（1）进食前评估患者的意识状况、吞咽困难的程度、痰量、口水量、咳嗽能力、体力、配合与接受程度，保持环境安静，避免进食分心。

（2）采取半坐卧位或坐位降低误吸的风险。

（3）饮食注意均质顺滑、硬食软化、稀食增稠。

（4）一口量不宜超过正常人的一口量，先以 2~3 ml 少量尝试，为避免患者疲惫，摄食时间应控制在 30 分钟内。

（5）吞咽方式可采用空吞咽、交互吞咽、点头吞咽、转头吞咽、仰头吞咽等。

8. 谵妄

谵妄是一种急性的、可逆的意识混乱状态，是一种急性脑功能障碍的临床综合征。谵妄常见的护理要点有：

（1）保持环境安静，避免刺激。尽可能提供单独的房间，降低说话的声音，降低照明，应用夜视灯，使用日历和熟悉的物品，尽量少改变房间摆设，以免引起不必要的注意力转移。

（2）安抚患者，对患者的诉说作出反应，帮助患者适应环境，减少恐惧。

二、舒适护理

（一）环境管理

环境是指人类生活的空间中能够直接或间接影响人类生存和发展的各种自然因素和社会因素的总称。环境因素不仅可以引起机体的不适，也可以影响人的精神状态，能够缓解或加重疾病，甚至影响死亡的过程。临终患者需要安全、舒适、安静、整洁、温馨的环境，以提高其生活质量和尊严。

对于物理环境的设置，照护人员需要注意空间、温度、湿度、声音、光线等因素。病区设施需完善，病房每床净使用面积不少于 5 平方米，床间距不少于 1.5 米，使用可调节的病床，提供硬度合适的床垫，安装离床报警系统；每个病房应该设置独立的无障碍卫生间和浴室，加装防滑垫，配备紧急呼叫装置；病房应配备书桌、衣柜、储物柜等家具。整个安宁疗护病房还应注意颜色、装饰等人文环境的布置，如设立文化墙，栽种心愿树，张贴祝福语、设置照片墙等，营造舒适、温馨和放松的氛围。

（二）活动与体位照护

1. 协助活动护理要点

（1）主动活动：对于一部分尚有活动能力的患者，协助患者床边活动，或者陪伴患者到室外散步等，主动功能锻炼有利于患者功能恢复。

（2）关节活动度训练：终末期的患者更需要被动性关节活动度练习，照护人员可在为患者进行清洁护理、翻身和更换卧位时完成，既节省时间，又可观察患者的病情变化。

（3）床上运动：主要包括床上撑起运动、床上横向运动、床上坐位向前后移动。

2. 体位转换护理要点

（1）协助患者移向床头：多功能床摇至平坦，去枕。照护人员托起患者肩膀、头靠于照护人员手臂，手扶患者起身，把枕头放置于患者肩胛骨下。托起双足，膝下放置枕头，使患者的两膝尽可能地保持屈曲状态。双手跨过患者腋下，拉住两侧枕头，平行上移。

（2）仰卧位—侧卧位转换：两名照护人员站于床的一侧并拉起床挡，一人托住患者颈肩部和腰部，另一人托住患者臀部和膝部，同时将患者抬起移向近侧。两人分别托住患者的颈肩部、腰部和臀、膝部，轻推，使患者转向对侧。在患者背部、胸前及两膝间放置软枕，使患者安全新适。

（3）仰卧位—坐位转换：照护人员将患者上肢放于腹部，双足呈交叉状。双手扶于患者双肩，协助患者坐起，背后可垫软枕。助其侧卧躺下，使头部、躯干和下肢位于一条直线上。

（三）清洁护理

1. 口腔护理要点

（1）意识清醒的患者可使用漱口水漱口，照护人员指导患者将漱口水吐在杯子内，必要时采用吸唾器抽吸患者口腔内残余漱口液。漱口后可润滑唇部，防止口唇干裂。

（2）用海绵棒蘸取漱口液清洁口腔，清洁牙齿颊面、舌面、咬合面、口腔颊黏膜及舌部，清洁干净为止。

（3）对于痰多患者，在口腔护理前给予吸痰。

2. 头发清洁护理要点

（1）操作前：协助患者取舒适卧位，于患者颈后垫一条毛巾，以防溅湿衣物与床单。用防水塑料薄膜包裹的小枕头放置于患者颈后作支撑。嘱患者闭眼，清洗前可佩戴防水眼罩、耳塞，避免患者眼部及耳部进水。

（2）操作中：打湿头发，水温以不超过 40℃ 为宜。可根据患者个人习惯和发质特点选择温和、无刺激的洗发液。头部有伤口或接受头部放疗患者，可用中性肥皂和清水冲洗。用少许洗发液在手掌打出泡沫后，均匀地涂抹在头皮和发根上，轻柔地揉搓头发和头皮，用指腹按摩百会穴、风池穴等穴位。

（3）操作后：取下眼罩和耳塞，用吹风机吹干头发。

3. 皮肤护理要点

皮肤护理主要涉及床上擦浴：

（1）操作前：关闭门窗，准备热水、洗浴用品，协助患者取舒适卧位，盖上浴毯。

（2）操作中：擦洗顺序为面、颈部→双上肢→胸、腹部→双下肢。毛巾擦一遍后可翻转擦洗第二遍，清水洗净毛巾，再将毛巾放入温水中，继续使用。擦浴过程中，注意保护伤口和引流管，避免伤口受压、引流管打折或扭曲。

（3）操作后：及时用柔软棉质毛巾擦干身体，更换干净衣物，涂抹乳液，协助患者取舒适体位。

（四）营养支持

1. 肠内营养护理要点

（1）肠内营养途径的选择：包括口服和管饲两种。口服途径包括口服营养补充、部分肠内营养、全肠内营养。管饲通过置入营养管道进行肠内营养输送，包括鼻管、胃管等。

（2）根据患者的疾病特征合理选择肠内营养制剂。

（3）输注过程注意正确粘贴管路标识、妥善固定、保持管路通畅。观察患者鼻管、胃管外露情况，观察局部皮肤及黏膜情况，防止非计划性拔管。

2. 肠外营养护理要点

（1）输注时建议使用输液泵，在规定时间内匀速输完。

（2）固定管道，避免过度牵拉。

（3）巡视、观察患者在输液过程中的反应。

（4）记录营养液使用的时间、量、滴速及患者在输注过程中的反应。

（5）告知患者及照护者输液过程中如有不适及时通知护士。

（6）告知患者翻身、活动时保护管路及穿刺点局部清洁干燥的方法。

（7）营养液配制后若暂时不输注，应密闭后放入冰箱冷藏，输注前在室温下复温后再输，保存时间不得超过 24 小时。

（8）等渗或稍高渗溶液可经周围静脉输入，高渗溶液应从中心静脉输入，明确标识。

三、心理支持和人文关怀

（一）临终患者心理特点

心理学博士库伯勒·罗斯基于临床研究提出临终患者心理发展五阶段理论，即患者从得知自己身患绝症至临终死亡，心理历程分为五个阶段，分别是：否认期、愤怒期、协议期、抑郁期、接受期。这五个阶段并非完全按顺序发生和发展，经历的过程也有较大的个体差异性。总体而言，临终患者的心理特点有焦虑、抑郁、恐惧。

1. 焦虑

焦虑是人们感受到威胁和预期将要发生不良后果时产生的情绪体验，是患者最常见的情绪反应。焦虑是一种患者不能自控的，没有明确对象或内容的情绪反应，患者常伴有提心吊胆、惶恐不安的痛苦体验。老人出现焦虑的原因主要有：对未来病情变化的不确定性，对疼痛、呼吸困难等症状的担忧，对衰老带来机体老化的抵触以及服用药物控制病情带来副作用的担忧等。焦虑带来的常见生理反应有：肌肉颤动、坐立不安、心神不宁、胸闷、呼吸急促、面色苍白、出汗心悸等。

2. 抑郁

抑郁是一种由现实或预期丧失而引起的消极情绪，是伴随负性生活事件的心理体验，核心症状是心境低落、丧失兴趣、思维迟缓，如个体不能良好应对，会出现情绪消沉、心态悲观、自我评价降低、自我感觉不良，甚至出现消极厌世情绪、萌生自杀念头、出现自杀行为。老年患者在临终时出现抑郁情绪的原因有：自我尊严感下降、社会隔离感增加、缺乏应对知识、疾病困扰加重。

3. 恐惧

恐惧是人们在感受到外部威胁和危险情境，企图摆脱又无能为力时产生的一种被惊吓、惧怕的负性情绪反应，常以情绪低落为特征。死亡恐惧是老年患者临终时常见的一种情绪反应，其恐惧感主要来自疼痛、孤独无助、生活无价值感、自我尊严的丧失和将与亲人天人永隔。

（二）心理支持及人文关怀常见方法

1. 尊严疗法

尊严疗法起源于加拿大，是一种通过患者回忆自身生命历程，以达到寻找自己生命目的、意义和价值的一种方法，旨在缓解临终患者的心理困扰，降低患者的悲伤，提高患者的尊严水平和生命质量，增强患者生命的意义感和价值感。该疗法通过访谈的形式，让患者在人生最后有限的时间里回顾自己的一生，包括患者一生中认为最重要、记忆最深、最值得骄傲的事情以及最想留给他人的记忆或者留给后人的建议等。尊严疗法的实施过程即是被访者治疗的过程，让患者找回曾经的感觉，转移他们对疾病的关注，同时也给予患者力量和勇气，让他们减少对死亡的恐惧，坦然面对疾病和死亡。尊严疗法的实施过程包括给患者提供敞开心扉、表达内心感受的机会，感受来自家庭和社会的关爱及支持，增强生存意愿，尊严度过余生等。尊严疗法具有简便易行、注重过程而非结果的特点。

2. 叙事疗法

叙事疗法起源于澳大利亚，是一种通过倾听患者讲述自己的生命故事，帮助患者澄清生命的意义和价值，并通过发现其生活故事中遗漏的部分，引导患者重建具有正向意义的生命故事，唤起患者内在生命力量的疗法。叙事疗法认为人本身不是问题，问题本身才是问题，从而将问题外化，帮助患者看清自己的生命历程，找到生命的意义。

思考题

1. 安宁疗护的概念是什么？
2. 生命教育的内容和开展的形式有哪些？
3. 终末期患者常见的症状有哪些？对其护理的要点是什么？
4. 舒适护理的内容有哪些？

实训篇

第五章　生活照护

任务一　为卧床老人更换被罩

【教学目标】

知识目标

1. 掌握更换被罩的基本流程和步骤以及注意事项。

2. 熟悉老人的皮肤情况。

3. 了解定期更换被罩对老人健康的重要性。

能力目标

1. 能够熟练、准确地完成更换被罩的操作，确保操作过程安全、舒适。

2. 能够与老人进行有效沟通，解释更换被罩的目的和方法，争取老人的配合。

素质目标

培养尊重老人、关爱老人的职业素养，始终保持亲切、和蔼的态度。

【案例导入】

沈奶奶，现入住某养老机构。

照护评估中的基本信息：

出生年月：1951 年 8 月，身高：158 cm。体重：60 kg。文化程度：高中。婚姻状况：丧偶。

经济情况：退休金 5 500 元/月。

性格特点：性格温和，爱干净。

家庭情况：两个女儿，都在家带孙辈。

既往病史：高血压 20 余年。

目前状况：脑梗塞后遗症多年，长期卧床，能交流。左侧肢体活动不便，下肢膝关节僵硬，无法下床。右侧肢体无力。养老护理师在协助奶奶进食早餐时不小心弄脏了被罩。

为了保持沈奶奶被罩的整洁，预防感染，现在请养老护理师为沈奶奶更换被罩。

请思考：如何为沈奶奶更换被罩呢？

【知识要点】

为老人更换被罩可以有效去除污渍、皮屑和细菌，减少感染的风险，保持老人的身体卫生和舒适。干净的被罩可以提供一个舒适的睡眠环境，有助于改善老人的睡眠质量，增强他们的舒适感。

【准备】

（1）养老护理师准备：衣帽整洁，修剪指甲，洗手，戴口罩。

（2）老人准备：评估老人的身体状况，确保适合进行被罩更换。老人应平卧在床上，盖好被子，支起床挡。

（3）环境准备：保持环境安静安全，宽敞明亮，温度适宜。减少人员流动，减少床上及周围杂物。

（4）用物准备：护理车、被套、速干洗手液、污物垃圾袋、笔、记录单。

【操作步骤】

1. 沟通、解释、评估

（1）核对老人基本信息，向老人解释操作的目的、方法及注意事项，取得老人的配合。

（2）对老人进行综合评估。

2. 松开盖被

（1）将原盖被的两侧及被尾分别展开，平盖于老人身体上。

（2）操作中注意保暖。

3. 解开被罩系带

（1）打开被罩被尾开口端。

（2）操作中应有保护意识（包括但不限于随时拉好床挡）。

（3）注意观察老人情况。

4. 折叠被胎

（1）分别将两侧被胎向中间对折在被罩内的中间位置，在不违背原则的情况下，折叠方式不限。

（2）要求动作轻柔，注意保暖。

5. 撤出被胎

（1）"S"形或其他形式，将被胎从被罩中撤出。

（2）动作轻柔，被胎整齐，注意保暖。

6. 放置被胎

（1）将被胎折叠于床尾的被罩下面，在不违背原则的情况下，被胎可放于其他位置。

（2）原被罩仍覆盖在老人身体上，注意保暖及观察老人情况。

7. 取清洁被罩平铺于用过的被罩上，被罩中线对准床中线位置

8. 清洁被罩的被头部分置于老人颈部

（1）打开清洁被罩被尾开口端，尽量将上层向床头方向上推。

（2）操作中要有安全意识（包括但不限于注意被罩不要捂住老人口鼻）。

（3）操作中动作轻柔、注意保暖以及人文关怀。

9. 将棉胎装入清洁被罩内

（1）在被罩内将棉胎向两侧展开铺平，在不违背原则的情况下，方式不限。

（2）系好被尾系带。

（3）操作中动作轻柔、注意保暖以及人文关怀。

10. 撤出被罩

（1）轻微提起被头中线，在盖被内从床头向床尾方向反卷撤出用过的被罩，在不违背原则的情况下，方式不限。

（2）将换下的被罩摆放在护理车下层或污衣袋内。

（3）动作轻柔、美观，有保护意识，注意沟通及人文关怀。

11. 整理床铺

（1）将两侧盖被分别纵向向内折，支起床挡并检查床挡安全。

（2）将被尾向内反折，使被筒平整、舒适。

【注意事项】

（1）避免过度用力：在更换过程中，老人应尽量避免过度用力，以免造成身体不适。

（2）注意老人状态：随时观察老人的反应和状态，如有任何不适或困难，应立即停止操作并寻求帮助。

（3）保持清洁：在更换过程中，注意保持床上环境的清洁卫生，避免污染。

为卧床老人更换被罩操作流程及考核评分标准见表5-1。

表 5-1　为卧床老人更换被罩操作流程及考核评分标准

项目	内容	分值	得分	备注
工作准备	口头汇报：简述情境、老人照护问题和任务等	2		
	1. 物品准备齐全：操作过程不缺用物、能满足完成整个操作，性能完好（每遗漏一项关键物品扣 0.5 分，直至扣完）（2分） 2. 操作过程中关注环境准备情况，包括温湿度适宜，光线明亮，空气清新（以检查动作指向行为或沟通交流方式进行）（2分） 3. 操作过程中注意老人准备——老人状态良好，可以配合操作（2分） 4. 以沟通交流方式进行（1分） 5. 做好个人准备：操作过程中着装、装饰等，符合规范（1分）	8		
沟通解释	问好、自我介绍、友好微笑、称呼恰当、举止得体、礼貌用语，选择合适话题，自然开启话题等	2		
评估	采用有效方法核对照护对象基本信息	2		
	对老人进行综合评估： 1. 全身情况：精神状态、饮食、二便、睡眠等（2分） 2. 局部情况：肌力、肢体活动度、皮肤情况等（2分） 3. 特殊情况：针对本情境可能存在的情况（2分）	6		
	1. 为老人介绍照护任务、任务目的、操作时间、关键步骤（1分） 2. 介绍需要老人注意和（或）配合的内容（1分） 3. 询问老人对沟通解释过程是否存在疑问，是否愿意配合（1分）	3		
	询问老人有无其他需求，环境和体位等是否舒适，是否可以开始操作	2		
操作步骤	松开盖被： 1. 将原盖被的两侧及被尾分别展开，平盖于老人身体上（2分） 2. 操作中注意保暖（2分）	4		
	解开被罩系带： 1. 打开被罩被尾开口端（2分） 2. 操作中应有保护意识（包括但不限于随时拉好床挡）（2分） 3. 注意观察老人情况（2分）	6		
	折叠被胎： 1. 分别将两侧被胎向中间对折在被罩内的中间位置，不违背原则的情况下，折叠方式不限（2分） 2. 要求动作轻柔，注意保暖（2分）	4		
	撤出被胎： 1. "S" 形或其他形式，将被胎从被罩中撤出（2分） 2. 动作轻柔，被胎整齐，注意保暖（2分）	4		

表5-1(续)

项目	内容	分值	得分	备注
	放置被胎: 1. 将被胎折叠于床尾的被罩下面,不违背原则的情况下,被胎可放于其他位置(2分) 2. 原被罩仍覆盖在老人身体上,注意保暖及观察老人情况(2分)	4		
	取清洁被罩平铺于用过的被罩上,被罩中线对准床中线位置	3		
	清洁被罩的被头部分置于老人颈部: 1. 打开清洁被罩被尾开口端,尽量将上层向床头方向上推(2分) 2. 操作中要有安全意识(包括但不限于注意被罩不要捂住老人口鼻)(2分) 3. 操作中动作轻柔、注意保暖以及人文关怀(2分)	6		
	将棉胎装入清洁被罩内: 1. 在被罩内将棉胎向两侧展开铺平,在不违背原则的情况下,方式不限(4分) 2. 系好被尾系带(2分) 3. 操作中动作轻柔、注意保暖以及人文关怀(2分)	8		
	撤出被罩: 1. 轻微提起被头中线,在盖被内从床头向床尾方向反卷撤出用过的被罩,在不违背原则的情况下,方式不限(3分) 2. 将换下的被罩摆放护理车下层或污衣袋内(2分) 3. 动作轻柔、美观,有保护意识,注意沟通及人文关怀(2分)	7		
	整理床铺: 1. 将两侧盖被分别纵向内折,支起床挡并检查床挡安全(2分) 2. 将被尾向内反折,使被筒平整、舒适(2分)	4		
健康教育	针对本次照护任务,在照护过程中进行注意事项的教育: 1. 教育方式恰当,如讲解与示范相结合(1分) 2. 语言简单易懂,尽量使用生活化语言(1分) 3. 表达准确、逻辑清晰、重点突出(1分)	3		
	在照护过程中结合老人情况开展健康教育,如疾病预防和康复、健康生活方式等,要求如下: 1. 主题和数量合适(1分) 2. 表达方式突出重点,逻辑清晰(1分) 3. 结合主题提出的措施或建议:每个主题不少于3条(1分) 4. 语言简单易懂,适合老人的理解能力(1分) 5. 结合老人的具体情况(如职业、性格、爱好、家庭等)(1分)	5		

表5-1(续)

项目	内容	分值	得分	备注
评价照护效果	询问老人有无其他需求、是否满意（反馈），整理各项物品	1		
	记录（不漏项，包括评估阳性结果、主要措施及异常情况等）	2		
	遵守感染控制和管理要求，包括废弃物处理、个人防护及手卫生等	2		
综合评判	操作过程中的安全性：操作流畅、安全、规范，避免老人害怕、疼痛等伤害，过程中未出现致老人于危险环境的操作动作或行为	3		
	沟通力：顺畅自然、有效沟通，表达信息方式符合老人社会文化背景，能正确理解老人反馈的信息，避免盲目否定或其他语言暴力	2		
	创新性：能综合应用传统技艺、先进技术等为老人提供所需的照护措施，解决老人问题，促进老人的健康，提升老人的幸福感	1		
	职业防护：做好自身职业防护，能运用节力原则，妥善利用力的杠杆作用，调整重心，减少摩擦力，利用惯性等方法	1		
	人文关怀：能及时关注到老人各方面的变化，能针对老人的心理和情绪做出恰当的反应，给予支持，例如不可急躁等；言行举止有尊老、敬老、爱老、护老的意识	2		
	鼓励：利用语言和非语言方式鼓励老人参与照护，加强自我管理，发挥残存功能，提升自理能力	2		
	灵活性：对临场突发状况能快速应变，能根据老人及现场条件灵活机动实施照护，具有很强的解决问题的能力	1		
得分		100		

任务二　为卧床老人更换床单

【教学目标】

知识目标

1. 掌握更换床单的基本流程和步骤以及注意事项。
2. 熟悉老人皮肤情况。
3. 了解定期更换床单对老人健康的重要性。

能力目标

1. 能够熟练、准确地完成更换床单的操作，确保操作过程安全、舒适。
2. 能够与老人进行有效沟通，解释更换床单的目的和方法，争取老人的配合。

素质目标

培养尊重老人、关爱老人的职业素养，始终保持亲切、和蔼的态度。

【案例导入】

沈奶奶，现入住某养老机构。

照护评估中的基本信息：

出生年月：1951 年 8 月，身高：158 cm。体重：60 kg。文化程度：高中。婚姻状况：丧偶。

经济情况：退休金 5 500 元/月。

性格特点：性格温和，爱干净。

家庭情况：两个女儿，都在家带孙辈。

既往病史：高血压 20 余年。

目前状况：脑梗塞后遗症多年，长期卧床，能交流。左侧肢体活动不灵，下肢膝关节僵硬，无法下床。右侧肢体无力。养老护理师在协助奶奶床上大小便时不小心弄脏了床单。为了保持沈奶奶床单的整洁，预防感染，现在请养老护理师为沈奶奶更换床单。

请思考：如何为沈奶奶更换床单呢？

【知识要点】

为老人更换床单可以有效去除床单上的污渍、皮屑和细菌，减少感染的风险，保持老人的身体卫生和舒适。干净的床单位可以提供一个舒适的睡眠环境，有助于改善老人的睡眠质量，增强他们的舒适感。

【准备】

（1）养老护理师准备：衣帽整洁，修剪指甲，洗手，戴口罩。

（2）老人准备：评估老人的身体状况，确保适合进行床单更换。

（3）环境准备：保持环境安静安全，宽敞明亮，温度适宜。减少人员流动，减少床上及周围杂物。

（4）用物准备：护理车、床单、速干洗手液、扫床刷、刷套、污物垃圾袋、笔、记录单。

【操作步骤】

1. 沟通、解释、评估

（1）核对老人基本信息，向老人解释操作的目的、方法及注意事项，取得老人的配合。

（2）对老人进行综合评估。

2. 体位转移

（1）协助老人体位转换，方法正确（安全、科学、规范、有效、节力、尊重）。

（2）转移中注意观察老人反应，并注意沟通与交流。

3. 移床旁椅、床头柜，方法正确（安全、科学、规范、有效、节力、尊重）

4. 更换床单

（1）撤一侧床单：松开近侧床体床单，方法正确。

（2）扫一侧床面：取刷套套在床刷上，清扫褥垫渣屑，床刷放置正确。

（3）铺一侧床单：清洁床单从内向外铺平，方法正确。

（4）协助老人转换体位：方法正确。

（5）撤床单：护理员撤出左侧床单，放在污物袋内，操作方法正确。

（6）扫床面：清扫褥垫渣屑，方法正确，床刷及刷套放于合适位置。

（7）铺床单：清洁床单平整铺于床褥上，操作方法正确。

（8）协助老人取舒适体位：保持体位舒适、安全；软垫应用合理。

（9）操作中注意观察老人反应，并注意沟通与交流。

5. 整理环境

（1）开窗通风，根据情景拖地，保持床周围地面清洁。

（2）操作中注意老人感受，并注意沟通交流。

【注意事项】

（1）替多管道老人更换床单时，应注意维持各管道的效能。操作时动作轻稳，防止导管折叠、脱出。保持各管道通畅。

（2）避免交叉感染，铺床前应洗手，污染用物应放入污染袋内。

（3）注意节力，铺床前用物准备齐全，按使用先后顺序依次放置。铺床时身体靠近床边，上身保持直立，两腿前后分开稍屈膝，以扩大支撑面，且身体重心随之降低，增加稳定性。运用人体力学原理，省力省时，提高工作效率。

（4）动作敏捷轻稳，不宜过多翻动和暴露老人，防止老人疲劳及受凉。注意观察病情及老人的皮肤有无异常改变，导管和输液管应安置好，防止管子扭曲受压或脱落，同时应满足老人身心需要。

为卧床老人更换床单操作流程及考核评分标准见表 5-2。

表 5-2　为卧床老人更换床单操作流程及考核评分标准

项目	内容	分值	得分	备注
工作准备	口头汇报：简述情境、老人照护问题和任务等	2		
	1. 物品准备齐全：操作过程不缺用物、能满足完成整个操作，性能完好（每遗漏一项关键物品扣 0.5 分，直至扣完）（2 分） 2. 操作过程中关注环境准备情况，包括温湿度适宜，光线明亮，空气清新（以检查动作指向行为或沟通交流方式进行）（2 分） 3. 操作过程中注意老人准备——老人状态良好，可以配合操作（以沟通交流方式进行）（2 分） 4. 做好个人准备：操作过程中着装、装饰等，符合规范（2 分）	8		
沟通解释	问好、自我介绍、友好微笑、称呼恰当、举止得体、礼貌用语，选择合适话题，自然开启话题等	2		
评估	采用有效方法核对照护对象基本信息	2		
	对老人进行综合评估： 1. 全身情况：精神状态、饮食、二便、睡眠等（2 分） 2. 局部情况：肌力、肢体活动度、皮肤情况等（2 分） 3. 特殊情况：针对本情境可能存在的情况（2 分）	6		
	1. 为老人介绍照护任务、任务目的、操作时间、关键步骤（1 分） 2. 介绍需要老人注意和（或）配合的内容（1 分） 3. 询问老人对沟通解释过程是否存在疑问，是否愿意配合（1 分）	3		
	询问老人有无其他需求，环境和体位等是否舒适，是否可以开始操作	2		

表5-2(续)

项目	内容	分值	得分	备注
操作步骤	体位转移： 1. 协助老人体位转换，方法正确（安全、科学、规范、有效、节力、尊重）（3分） 2. 转移中注意观察老人反应，并注意沟通与交流（2分）	5		
	移床旁椅、床头柜，方法正确（安全、科学、规范、有效、节力、尊重）	2		
	更换床单： 1. 撤一侧床单：松开近侧床体床单，方法正确（安全、科学、规范、有效、节力、尊重）（4分） 2. 扫一侧床面：取刷套套在床刷上，清扫褥垫渣屑，床刷放置正确（4分） 3. 铺一侧床单：清洁床单从内向外铺平，方法正确（安全、科学、规范、有效、节力、尊重）（5分） 4. 协助老人转换体位：方法正确（安全、科学、规范、有效、节力、尊重）（5分） 5. 撤床单：护理员撤出左侧床单，放在污物袋内，操作方法正确（安全、科学、规范、有效、节力、尊重）（4分） 6. 扫床面：清扫褥垫渣屑，方法正确（安全、科学、规范、有效、节力、尊重），床刷及刷套放于合适位置（4分） 7. 铺床单：清洁床单平整铺于床褥上，操作方法正确（安全、科学、规范、有效、节力、尊重）（5分） 8. 协助老人取舒适体位：保持体位舒适、安全；软垫应用合理（4分） 9. 操作中注意观察老人反应，并注意沟通与交流（4分）	39		
	整理环境： 1. 开窗通风，根据情景拖地，保持床周围地面清洁（2分） 2. 操作中注意老人感受，并注意沟通交流（2分）	4		
健康教育	针对本次照护任务，在照护过程中进行注意事项的教育： 1. 教育方式恰当，如讲解与示范相结合（1分） 2. 语言简单易懂，尽量使用生活化语言（1分） 3. 表达准确、逻辑清晰、重点突出（1分）	3		
	在照护过程中结合老人情况开展健康教育，如疾病预防和康复、健康生活方式等，要求如下： 1. 主题和数量合适（1分） 2. 表达方式突出重点，逻辑清晰（1分） 3. 结合主题提出的措施或建议：每个主题不少于3条（1分） 4. 语言简单易懂，适合老人的理解能力（1分） 5. 结合老人的具体情况（如职业、性格、爱好、家庭等）（1分）	5		

表5-2（续）

项目		内容	分值	得分	备注
评价照护效果		询问老人有无其他需求、是否满意（反馈），整理各项物品	1		
		记录（不漏项，包括评估阳性结果、主要措施及异常情况等）	2		
		遵守感染控制和管理要求，包括废弃物处理、个人防护及手卫生等	2		
综合评判		操作过程中的安全性：操作流畅、安全、规范，避免老人害怕、疼痛等伤害，过程中未出现致老人于危险环境的操作动作或行为	3		
		沟通力：顺畅自然、有效沟通，表达信息方式符合老人社会文化背景，能正确理解老人反馈的信息，避免盲目否定或其他语言暴力	2		
		创新性：能综合应用传统技艺、先进技术等为老人提供所需的照护措施，解决老人问题，促进老人的健康，提升老人的幸福感	1		
		职业防护：做好自身职业防护，能运用节力原则，妥善利用力的杠杆作用，调整重心，减少摩擦力，利用惯性等方法	1		
		人文关怀：能及时关注到老人各方面的变化，能针对老人的心理和情绪做出恰当的反应，给予支持，例如不可急躁等；言行举止有尊老、敬老、爱老、护老的意识	2		
		鼓励：利用语言和非语言方式鼓励老人参与照护，加强自我管理，发挥残存功能，提升自理能力	2		
		灵活性：对临场突发状况能快速应变，能根据老人及现场条件灵活机动实施照护，具有很强的解决问题的能力	1		
得分			100		

任务三　为老人卧位洗头

【教学目标】

知识目标

1. 掌握床上洗头的操作流程和注意事项。

2. 了解与老人有效沟通的方法：在洗头过程中，与老人的沟通至关重要。需要学习如何与老人有效沟通，以确保洗头过程的顺利进行。

能力目标

1. 能够独立完成老人卧位洗头的全过程：通过实践操作，能够熟练掌握洗头的各项技能，独立完成洗头工作。

2. 能够应对洗头过程中的突发情况：需要具备应对突发情况的能力，如洗发液过敏、水温不合适等，确保老人的安全。

3. 能够与老人建立良好关系：需要具备良好的沟通能力和同理心，与老人建立信任关系，使老人感受到关怀和尊重。

素质目标

1. 培养关心爱护老人的品质：需要深刻认识到老人的需求和感受，将关心爱护老人的品质融入洗头过程中。

2. 提升服务意识和职业素养：需要树立正确的服务意识和职业素养，为老人提供优质的服务。

3. 强调安全意识和卫生习惯：在洗头过程中，需要严格遵守安全规定和卫生要求，确保老人和自身的安全。

【案例导入】

王奶奶，现入住某医养结合中心。

照护评估中的基本信息：

出生年月：1942年6月。身高：168 cm。体重：70 kg。文化程度：高中。婚姻状况：丧偶。

经济情况：退休金3 500元/月。

性格特点：性格倔强，希望能够自己完成一些简单的动作。

家庭情况：两个儿子和一个女儿，他们都非常孝顺，但因为各自的工作和生活原因，不能时刻陪伴在王奶奶身边。

　　既往病史：高血压和冠心病。

　　目前状况：曾因为中风导致右侧肢体偏瘫，无法自主行走。经过治疗和康复锻炼，她现在能够借助轮椅进行简单的活动，但大部分时间还是需要卧床休息。由于长期卧床，王奶奶的头发容易出油和打结，需要定期清洗。

　　请思考：如何为王奶奶卧位洗头呢？

【知识要点】

　　为老人卧位洗头可以保持其头发清洁，促进老人舒适，促进头部的血液循环，增加其头部皮肤的排泄功能。观察患者病情，建立良好的护患关系。

【准备】

　　（1）养老护理师准备：衣帽整洁，修剪指甲，洗手，戴口罩。

　　（2）老人准备：评估老人的身体状况，确保适合进行卧位洗头。

　　（3）环境准备：关好门窗，调节好室温。

　　（4）用物准备：毛巾1条，别针1个，橡胶单1条，浴巾1条，盆1个，小毛巾2条，杯子2个，纱布1张，胶布1卷，棉球至少2个，热水壶1个，水桶2个（污水、清水桶），洗发液，电吹风1个，梳子1把，纸巾1包，免洗手消毒液，生活垃圾桶，医疗垃圾桶。

【操作步骤】

　　1. 沟通、解释、评估

　　（1）核对老人基本信息，向老人解释操作的目的、方法及注意事项，取得老人的配合。

　　（2）对老人进行综合评估。

　　2. 围毛巾

　　（1）在老人颈肩下铺上毛巾，围住老人颈部。

　　（2）操作中注意避免拖、拉、拽，注意应用老人自身力量。

　　3. 放置洗头器

　　（1）托起老人头部，撤去枕头。

　　（2）在头部下的床面平铺护理垫。

　　（3）放置洗头器在护理垫上。

（4）帮助老人颈部枕于凹槽上，洗头器排水管下接污水桶。

（5）动作轻柔、顺序正确，让老人舒适。

4. 塞棉球

（1）分别在老人双耳道内塞入无脱脂棉球，以防止耳道进水动作轻柔，注意解释及沟通。

（2）注意应用老人自身力量。

5. 淋湿头发

（1）取暖水瓶将温水倒入水杯，测试水温为 38℃~40℃。

（2）持水杯缓慢倒水于老人头发上，揉搓头发至全部淋湿。

（3）注意水温适合老人。

6. 涂擦洗发液

（1）取洗发液涂擦于双手，揉出泡沫。

（2）用指腹由发际向头顶、枕部涂抹泡沫。

（3）揉搓老人头发，按摩头皮。

（4）操作中应询问老人感受，注意沟通及交流。

（5）操作轻柔、稳妥，注意泡沫不要进入老人眼睛。

7. 冲洗泡沫

（1）观察老人表情，询问水温及手法是否合适。

（2）持水杯缓慢倾倒温水，揉搓头发，将泡沫冲洗干净。

（3）操作轻柔、稳妥，注意泡沫不要进入老人眼睛。

8. 擦净面部水渍

（1）用围在老人两侧颈部的毛巾擦干老人面部水渍，不违背原则的情况下，可使用其他毛巾。

（2）操作顺序流畅、快捷，符合节力原则。

（3）操作中动作轻柔，观察泡沫是否清洗干净，注意沟通。

9. 撤去洗发器

（1）反折毛巾包裹老人头部，不违背原则的情况下，可使用其他方式。

（2）托住头部，撤去洗发器。

（3）垫好枕头，枕头另铺干毛巾一条。

（4）操作应轻柔、流畅、美观，符合节力原则。

10. 擦干头发、撤去棉球

（1）摆放头部在干毛巾上，用包裹头部的毛巾擦干头发。

（2）撤掉毛巾，从两耳中取出无脱脂棉球。

（3）注意应用老人个人能力。

11. 吹干头发、整理床单位

（1）将头发梳理整齐，必要时用电吹风吹干后再梳理。

（2）撤掉覆盖于枕头上的毛巾。

【注意事项】

（1）整个过程中，要密切关注老人的反应，如有异常应立即停止洗头。

（2）在冬季洗头时，要特别注意保暖，防止老人着凉。

（3）洗头时间不宜过长，以免老人感到疲劳。

为老人卧位洗头操作流程及考核评分标准见表5-3。

表5-3 为老人卧位洗头操作流程及考核评分标准

项目	内容	分值	得分	备注
工作准备	口头汇报：简述情境、老人照护问题和任务等	2		
	1. 物品准备齐全：操作过程不缺用物、能满足完成整个操作，性能完好（每遗漏一项关键物品扣0.5分，直至扣完）（2分） 2. 操作过程中关注环境准备情况，包括温湿度适宜，光线明亮，空气清新（以检查动作指向行为或沟通交流方式进行）（2分） 3. 操作过程中注意老人准备——老人状态良好，可以配合操作（以沟通交流方式进行）（2分） 4. 做好个人准备：操作过程中着装、装饰等，符合规范（2分）	8		
沟通解释	问好、自我介绍、友好微笑、称呼恰当、举止得体、礼貌用语，选择合适话题，自然开启话题等	2		
评估	采用有效方法核对照护对象基本信息	2		
	对老人进行综合评估： 1. 全身情况：精神状态、饮食、二便、睡眠等（2分） 2. 局部情况：肌力、肢体活动度、皮肤情况等（2分） 3. 特殊情况：针对本情境可能存在的情况（2分）	6		
	1. 为老人介绍照护任务、任务目的、操作时间、关键步骤（1分） 2. 介绍需要老人注意和（或）配合的内容（1分） 3. 询问老人对沟通解释过程是否存在疑问，是否愿意配合（1分）	3		
	询问老人有无其他需求，环境和体位等是否舒适，是否可以开始操作	2		
操作步骤	围毛巾： 1. 在老人颈肩下铺上毛巾，围住老人颈部（1分） 2. 操作中注意避免拖、拉、拽，注意应用老人自身力量（1分）	2		

表5-3（续）

项目	内容	分值	得分	备注
	放置洗头器： 1. 托起老人头部，撤去枕头（1分） 2. 在头部下的床面平铺护理垫（1分） 3. 放置洗头器在护理垫上（1分） 4. 帮助老人颈部枕于凹槽上，洗头器排水管下接污水桶（1分） 5. 动作轻柔、顺序正确，老人舒适（1分）	5		
	塞棉球： 1. 分别在老人双耳道内塞入无脱脂棉球，以防止耳道进水（2分） 2. 动作轻柔，注意解释及沟通（1分） 3. 注意应用老人自身力量（1分）	4		
	淋湿头发： 1. 取暖水瓶将温水倒入水杯，测试水温为38℃~40℃（2分） 2. 持水杯缓慢倒水于老人头发上，揉搓头发至全部淋湿（2分） 3. 注意水温适合老人（1分）	5		
	涂擦洗发液： 1. 取洗发液涂擦于双手，揉出泡沫（2分） 2. 用指腹由发际向头顶、枕部涂抹泡沫（2分） 3. 揉搓老人头发，按摩头皮（2分） 4. 操作中应询问老人感受，注意沟通及交流（1分） 5. 操作轻柔、稳妥，注意泡沫不要进入老人眼睛（1分）	8		
	冲洗泡沫： 1. 观察老人表情，询问水温及手法是否合适（2分） 2. 持水杯缓慢倾倒温水，揉搓头发，将泡沫冲洗干净（2分） 3. 操作轻柔、稳妥，注意泡沫不要进入老人眼睛（2分）	6		
	擦净面部水渍： 1. 用围在老人两侧颈部的毛巾擦干老人面部水渍，不违背原则的情况下，可使用其他毛巾（1分） 2. 操作顺序流畅、快捷，符合节力原则（1分） 3. 操作中动作轻柔，观察泡沫是否清洗干净，注意沟通（2分）	4		
	撤去洗发器： 1. 反折毛巾包裹老人头部，不违背原则的情况下，可使用其他方式（2分） 2. 托住头部，撤去洗发器（1分） 3. 垫好枕头，枕头另铺干毛巾一条（1分） 4. 操作应轻柔、流畅、美观，符合节力原则（2分）	6		
	擦干头发、撤去棉球： 1. 摆放头部在干毛巾上，用包裹头部的毛巾擦干头发（2分） 2. 撤掉毛巾，从两耳中取出无脱脂棉球（2分） 3. 注意应用老人个人能力（1分）	5		
	吹干头发、整理床单位： 1. 将头发梳理整齐，必要时用电吹风吹干后再梳理（2分） 2. 撤掉覆盖于枕头上的毛巾（1分） 3. 整理枕头舒适、床单位平整（2分）	5		

表5-3（续）

项目	内容	分值	得分	备注
健康教育	针对本次照护任务，在照护过程中进行注意事项的教育： 1. 教育方式恰当，如讲解与示范相结合（1分） 2. 语言简单易懂，尽量使用生活化语言（1分） 3. 表达准确、逻辑清晰、重点突出（1分）	3		
	在照护过程中结合老人情况开展健康教育，如疾病预防和康复、健康生活方式等，要求如下： 1. 主题和数量合适（1分） 2. 表达方式突出重点，逻辑清晰（1分） 3. 结合主题提出的措施或建议：每个主题不少于3条（1分） 4. 语言简单易懂，适合老人的理解能力（1分） 5. 结合老人的具体情况（如职业、性格、爱好、家庭等）（1分）	5		
评价照护效果	询问老人有无其他需求、是否满意（反馈），整理各项物品	1		
	记录（不漏项，包括评估阳性结果、主要措施及异常情况等）	2		
	遵守感染控制和管理要求，包括废弃物处理、个人防护及手卫生等	2		
综合评判	操作过程中的安全性：操作流畅、安全、规范，避免老人害怕、疼痛等伤害，过程中未出现致老人于危险环境的操作动作或行为	3		
	沟通力：顺畅自然、有效沟通，表达信息方式符合老人社会文化背景，能正确理解老人反馈的信息，避免盲目否定或其他语言暴力	2		
	创新性：能综合应用传统技艺、先进技术等为老人提供所需的照护措施，解决老人问题，促进老人的健康，提升老人的幸福感	1		
	职业防护：做好自身职业防护，能运用节力原则，妥善利用力的杠杆作用，调整重心，减少摩擦力，利用惯性等方法	1		
	人文关怀：能及时关注到老人各方面的变化，能针对老人的心理和情绪做出恰当的反应，给予支持，例如不可急躁等；言行举止有尊老、敬老、爱老、护老的意识	2		
	鼓励：利用语言和非语言方式鼓励老人参与照护，加强自我管理，发挥残存功能，提升自理能力	2		
	灵活性：对临场突发状况能快速应变，能根据老人及现场条件灵活机动实施照护，具有很强的解决问题的能力	1		
得分		100		

任务四　为老人更换套头衣服

【教学目标】

知识目标

1. 掌握根据老人的身体状况、气候条件和个性喜好选择合适的套头衣服的知识。

2. 熟悉在更换衣物过程中保持手部和衣物清洁的方法，避免交叉感染。

3. 了解为老人更换套头衣服的重要性，包括维持身体洁净、降低感染风险、改善心理状态和延长寿命等方面。

能力目标

1. 能够熟练掌握为老人更换套头衣服的正确步骤和技巧，确保操作过程轻柔、稳定，避免给老人带来不适。

2. 能够评估老人的身体状况和自理能力，从而确定是否需要协助老人更换衣物以及协助的程度。

3. 能够用简单易懂的语言解释更换衣物的必要性和步骤，尊重老人的意愿和感受，确保他们了解并配合整个过程。

素质目标

1. 培养尊重老人隐私和尊严的职业素养，避免在更换衣物的过程中造成不必要的暴露和尴尬。

2. 培养在协助老人更换衣物时，保持足够的耐心和细心，确保操作过程安全、舒适。

【案例导入】

李爷爷，现入住某养老机构。

照护评估中的基本信息：

出生年月：1947 年 5 月。身高：160 cm。体重：70 kg。文化程度：小学。婚姻状况：丧偶。

经济情况：退休金 3 000 元/月。

性格特点：本来一向性格开朗、脾气好，近期有所改变，变得不爱与人交往、经常发脾气。

家庭情况：一个儿子，经济条件一般，无法给予过多的经济支持。

既往病史：高脂血症病史 20 余年、高血压病史 20 余年、慢性支气管炎病史 10 余年、脑梗死后1个月。

目前状况：老人左侧肢体活动良好，右侧肢体活动不灵，右上肢稍屈曲，长期卧床，意识清醒，能正常交流。目前老人穿脱衣服、吃饭、大小便、洗脸、刷牙等均需帮助。近日天气燥热，李爷爷因身体肥胖，晚上睡觉总是爱出汗。今天早上养老护理师查房时发现李爷爷睡衣被汗液打湿了。李爷爷生病后觉得自己老了，没有用了，连衣服都无法自己穿脱，总是闷闷不乐，不愿意与人交流。养老护理师需要为李爷爷进行心理疏导并为其更换套头衣服。

请思考：如何为李爷爷更换套头衣服呢？

【知识要点】

为老人更换套头衣服可以有效去除污垢和细菌，保持老人身体的清洁，从而降低感染的风险。特别是对于那些行动不便或自理能力较弱的老人来说，定期更换衣物更是至关重要。

【准备】

（1）养老护理师准备：衣帽整洁，修剪指甲，洗手，戴口罩。

（2）老人准备：评估老人的身体状况，确保适合进行更换套头衣服。

（3）环境准备：温湿度适宜，光线明亮，空气清新，关闭门窗，清洁，整齐，安全。根据不同季节，调节室温——冬季不低于18℃，夏季不高于30℃，以避免受凉和中暑。

（4）用物准备：清洁套头衣服、大毛巾、笔、洗手液、记录单。

【操作步骤】

1. 沟通、解释、评估

（1）核对老人基本信息，向老人解释操作的目的、方法及注意事项，取得老人的配合。

（2）对老人进行综合评估。

2. 取舒适体位

（1）摇高床头至老人感觉舒适和便于操作的位置。

（2）操作中注意观察老人反应。

3. 打开盖被

（1）从床头向床尾方向打开盖被，暴露上身，盖住下身保暖，在不违背原则的情况下，可采取其他方式保暖（包括但不限于调节室温、毛巾保暖等）。

（2）操作中注意与老人交流解释。

4. 脱套头衫

（1）将老人原套头上衣的前下端向上拉至胸部，后下端拉至后侧颈部，嘱老人低头，从背后向前从头部脱下领口，脱下健侧衣袖，再脱下患侧衣袖，不违背原则的情况下，可采取其他顺序。

（2）操作中应注意保护老人患侧肢。

（3）操作中注意动作轻柔，避免拖、拉、拽。

（4）操作中注意应用老人自身力量。

（5）脱患侧衣袖时，顺应老人患侧上肢屈曲位置，按肩部、上臂、肘部、前臂和手部功能位置依次脱下。

（6）操作中注意观察老人反应及沟通交流。

5. 放置套头衫

（1）换下的套头衫，摆放在护理车下层或放入污衣袋。

（2）操作中注意保暖，不违背原则的情况下，形式不限。

6. 穿套头衫衣袖

（1）辨别套头衫前后面，先穿患侧再穿健侧。

（2）从患侧袖口处伸入至衣袖上端，握住老人患侧手套入。

（3）按前臂、肘部、上臂、肩部依次穿好患侧衣袖。

（4）指导老人将健侧手从衣领下伸入衣袖，穿好健侧衣袖。

（5）嘱老人低头，一手握住衣身背部的下开口至领口部分，从前面套入老人头部。

（6）向下拉平，整理衣服平整无皱褶。

（7）操作中应注意保护老人患侧肢。

（8）操作中应遵循先脱患侧再脱健侧的原则。

（9）操作中注意动作轻柔，避免拖、拉、拽。

（10）操作中注意应用老人自身力量。

（11）操作中注意与老人沟通交流。

（12）操作中注意观察老人反应。

【注意事项】

（1）不要过多暴露老人身体，注意观察老人表情，及时发现不适并及时处理。

（2）顺应屈曲的功能位置进行脱穿。

（3）操作过程中未出现致老人于危险环境的操作动作和行为。禁止拖、拉、拽，避免造成损伤，操作过程体现对老人的尊重和关怀。

（4）顺畅自然、有效沟通，表达信息的方式符合老人社会文化背景，能正确理解老人反馈的信息。做到态度和蔼；言语通俗易懂、礼貌亲切；语调、语速适中。

为老人更换套头衣服操作流程及考核评分标准见表5-4。

表5-4 为老人更换套头衣服操作流程及考核评分标准

项目	内容	分值	得分	备注
工作准备	口头汇报：简述情境、老人照护问题和任务等	2		
	物品准备齐全：操作过程不缺用物、能满足完成整个操作，性能完好（每遗漏一项关键物品扣0.5分，直至扣完）（2分） 操作过程中关注环境准备情况，包括温湿度适宜，光线明亮，空气清新（以检查动作指向行为或沟通交流方式进行）（2分） 操作过程中注意老人准备——老人状态良好，可以配合操作（以沟通交流方式进行）（2分） 做好个人准备：操作过程中着装、装饰等，符合规范（2分）	8		
沟通解释	问好、自我介绍、友好微笑、称呼恰当、举止得体、礼貌用语，选择合适话题，自然开启话题等	2		
评估	采用有效方法核对照护对象基本信息	2		
	对老人进行综合评估： 1. 全身情况：精神状态、饮食、二便、睡眠等（2分） 2. 局部情况：肌力、肢体活动度、皮肤情况等（2分） 3. 特殊情况：针对本情境可能存在的情况（2分）	6		
	1. 为老人介绍照护任务、任务目的、操作时间、关键步骤（1分） 2. 介绍需要老人注意和（或）配合的内容（1分） 3. 询问老人对沟通解释过程是否存在疑问，愿意配合（1分）	3		
	询问老人有无其他需求，环境和体位等是否舒适，是否可以开始操作	2		
操作步骤	取舒适体位： 1. 摇高床头至老人感觉舒适和便于操作的位置（1分） 2. 操作中注意观察老人反应（1分）	2		
	打开盖被： 1. 从床头向床尾方向打开盖被，暴露上身，盖住下身保暖，在不违背原则的情况下，可采取其他方式保暖（包括但不限于调节室温、毛巾保暖等）（2分） 2. 操作中注意与老人交流解释（1分）	3		
	脱套头衫： 1. 将老人原套头上衣的前下端向上拉至胸部，后下端拉至后侧颈部，嘱老人低头，从背后向前从头部脱下领口，脱下健侧衣袖，再依次脱下患侧衣袖，不违背原则的情况下，可采取其他顺序（5分） 2. 操作中应注意保护老人患侧肢（2分） 3. 操作中应遵循先脱患侧再脱健侧的原则（2分） 4. 操作中注意动作轻柔，避免拖、拉、拽（2分）	18		

表5-4(续)

项目	内容	分值	得分	备注
	5. 操作中注意应用老人自身力量（2分） 6. 脱患侧衣袖时，顺应老人患侧上肢屈曲位置，按肩部、上臂、肘部、前臂和手部功能位置依次脱下（3分） 7. 操作中注意观察老人反应及沟通交流（2分）			
	放置套头衫： 1. 换下的套头衫，摆放在护理车下层或放入污衣袋（1分） 2. 操作中注意保暖，不违背原则的情况下，形式不限（2分）	3		
	穿套头衫衣袖： 1. 辨别套头衫前后面，先穿患侧再穿健侧（2分） 2. 从患侧袖口处伸入至衣袖上端，握住老人患侧手套入（2分） 3. 按前臂、肘部、上臂、肩部依次穿好患侧衣袖（2分） 4. 指导老人将健侧手从衣领下伸入衣袖，穿好健侧衣袖（2分） 5. 嘱老人低头，一手握住衣身背部的下开口至领口部分，从前面套入老人头部（2分） 6. 向下拉平，整理衣服平整无皱褶（2分） 7. 操作中应注意保护老人患侧肢（2分） 8. 操作中应遵循先脱患侧再脱健侧的原则（2分） 9. 操作中注意动作轻柔，避免拖、拉、拽（2分） 10. 操作中注意应用老人自身力量（2分） 11. 操作中注意与老人沟通交流（2分） 12. 操作中注意观察老人反应（2分）	24		
健康教育	针对本次照护任务，在照护过程中进行注意事项的教育： 1. 教育方式恰当，如讲解与示范相结合（1分） 2. 语言简单易懂，尽量使用生活化语言（1分） 3. 表达准确、逻辑清晰、重点突出（1分）	3		
	在照护过程中结合老人情况开展健康教育，如疾病预防和康复、健康生活方式等，要求如下： 1. 主题和数量合适（1分） 2. 表达方式突出重点，逻辑清晰（1分） 3. 结合主题提出的措施或建议：每个主题不少于3条（1分） 4. 语言简单易懂，适合老人的理解能力（1分） 5. 结合老人的具体情况（如职业、性格、爱好、家庭等）（1分）	5		
评价照护效果	询问老人有无其他需求、是否满意（反馈），整理各项物品	1		
	记录（不漏项，包括评估阳性结果、主要措施及异常情况等）	2		
	遵守感染控制和管理要求，包括废弃物处理、个人防护及手卫生等	2		

表5-4(续)

项目	内容	分值	得分	备注
综合评判	操作过程中的安全性：操作流畅、安全、规范，避免老人害怕、疼痛等伤害，过程中未出现致老人于危险环境的操作动作或行为	3		
	沟通力：顺畅自然、有效沟通，表达信息方式符合老人社会文化背景，能正确理解老人反馈的信息，避免盲目否定或其他语言暴力	2		
	创新性：能综合应用传统技艺、先进技术等为老人提供所需的照护措施，解决老人问题，促进老人的健康，提升老人的幸福感	1		
	职业防护：做好自身职业防护，能运用节力原则，妥善利用力的杠杆作用，调整重心，减少摩擦力，利用惯性等方法	1		
	人文关怀：能及时关注到老人各方面的变化，能针对老人的心理和情绪做出恰当的反应，给予支持，例如不可急躁等；言行举止有尊老、敬老、爱老、护老的意识	2		
	鼓励：利用语言和非语言方式鼓励老人参与照护，加强自我管理，发挥残存功能，提升自理能力	2		
	灵活性：对临场突发状况能快速应变，能根据老人及现场条件灵活机动实施照护，具有很强的解决问题的能力	1		
得分		100		

任务五　为老人更换开襟衣服

【教学目标】

知识目标

1. 掌握根据老人的身体状况、气候条件和个性喜好选择合适的开襟衣服的知识。

2. 熟悉在更换衣物过程中保持手部和衣物清洁的方法，避免交叉感染。

3. 了解为老人更换开襟衣服的重要性，包括维持身体洁净、降低感染风险、改善心理状态和延长寿命等方面。

能力目标

1. 能够熟练掌握为老人更换开襟衣服的正确步骤和技巧，确保操作过程轻柔、稳定，避免给老人带来不适。

2. 能够评估老人的身体状况和自理能力，从而确定是否需要协助老人更换衣物以及协助的程度。

3. 能够用简单易懂的语言解释更换衣物的必要性和步骤，尊重老人的意愿和感受，确保他们了解并配合整个过程。

素质目标

1. 培养尊重老人隐私和尊严的职业素养，避免在更换衣物过程中造成不必要的暴露和尴尬。

2. 培养在协助老人更换衣物时，保持足够的耐心和细心，确保操作过程安全、舒适。

【案例导入】

李爷爷，现入住某养老机构。

照护评估中的基本信息：

出生年月：1947 年 5 月。身高：160 cm。体重：70 kg。文化程度：小学。婚姻状况：丧偶。

经济情况：退休金 3000 元/月。

性格特点：本来一向性格开朗、脾气好，近期有所改变，变得不爱与人交往、经常发脾气。

家庭情况：一个儿子，经济条件一般，无法给予过多的经济支持。

既往病史：高脂血症病史 20 余年、高血压病史 20 余年、慢性支气管炎病史 10 余年、脑梗死后 1 个月。

　　目前状况：老人左侧肢体活动良好，右侧肢体活动不灵，右上肢稍屈曲，长期卧床，意识清醒，能正常交流。目前老人穿脱衣服、吃饭、大小便、洗脸、刷牙等均须帮助。近日天气燥热，李爷爷因身体肥胖，晚上睡觉总是爱出汗。今天早上养老护理师查房时发现李爷爷睡衣被汗液打湿了。李爷爷生病后觉得自己老了，没有用了，连衣服都无法自己穿脱，总是闷闷不乐，不愿意与人交流。养老护理师需要为李爷爷进行心理疏导并为其更换开襟衣服。

　　请思考： 如何为李爷爷更换开襟衣服呢？

【知识要点】

　　为老人更换开襟衣服可以有效地去除污垢和细菌，保持老人身体的清洁，从而降低感染的风险。特别是对于那些行动不便或自理能力较弱的老人来说，定期更换衣物更是至关重要。

【准备】

　　（1）养老护理师准备：衣帽整洁，修剪指甲，洗手，戴口罩。
　　（2）老人准备：评估老人的身体状况，确保适合进行更换套头衣服。
　　（3）环境准备：温湿度适宜，光线明亮，空气清新，关闭门窗，清洁，整齐，安全。根据不同季节，调节室温——冬季不低于 18℃，夏季不高于 30℃，以避免受凉和中暑。
　　（4）用物准备：清洁开襟衣服、大毛巾、笔、洗手液、记录单。

【操作步骤】

　　1. 沟通、解释、评估
　　（1）核对老人基本信息，向老人解释操作的目的、方法及注意事项，取得老人的配合。
　　（2）对老人进行综合评估。
　　2. 取舒适体位
　　（1）摇高床头至老人感觉舒适和便于操作的位置。
　　（2）操作中注意观察老人的反应。
　　3. 打开盖被
　　（1）从床头向床尾方向打开盖被，暴露上身，盖住下身保暖，在不违背原则的情况下，可采取其他方式保暖（包括但不限于调节室温、毛巾保暖等）。

（2）操作中注意与老人交流解释。

4. 脱开衫

（1）脱开衫时应先脱健侧开衫，操作手法正确。

（2）脱患侧开衫时应按老人肩部、上臂、肘关节、前臂、手屈曲位置，依次脱下患侧衣袖，且操作手法正确。

（3）操作中应注意保护老人患侧肢。

（4）操作中应遵循先脱患侧再脱健侧的原则。

（5）操作中注意应用老人自身力量。

（6）操作中注意与老人沟通交流。

（7）操作中注意观察老人的反应。

5. 放置开衫

（1）换下的开衫，摆放护理车下层或放入污衣袋。

（2）操作中注意保暖，不违背原则的情况下，形式不限。

6. 穿开衫

（1）穿开衫时应遵循先穿患侧再穿健侧的原则，穿衣前分清左右侧，且操作手法正确。

（2）穿患侧时，将手伸入患侧衣袖，握住老人患侧手套入手部。

（3）双手配合顺应患侧上肢屈曲位置，按手部、前臂、肘部、上臂依次穿上患侧衣袖。

（4）拉平衣领。

（5）穿健侧时，协助老人向健侧轻轻翻身，将衣服翻卷塞向健侧身下，且手法正确。

（6）协助老人仰卧位，从健侧身下拉出衣服。

（7）为老人穿好健侧袖口，或者指导老人穿好健侧袖口，操作方法正确（安全、科学、规范、有效、节力、尊重）。

（8）为老人拉平开衫，系好衣扣/指导老人健侧手带动患侧手系好衣扣。

（9）整理衣服平整无皱褶。

（10）操作中应注意保护老人患侧肢。

（11）操作中注意动作轻柔，避免拖、拉、拽。

（12）操作中注意应用老人自身力量。

（13）操作中注意与老人沟通交流。

（14）操作中注意观察老人反应。

【注意事项】

（1）不要过多暴露老人身体，注意观察老人表情，及时发现不适并及时处理。

（2）顺应屈曲的功能位置进行脱穿。

（3）操作过程中未出现致老人于危险环境的操作动作和行为。禁止拖、拉、拽，避免造成损伤，操作过程体现对老人的尊重和关怀。

（4）顺畅自然、有效沟通，表达信息的方式符合老人社会文化背景，能正确理解老人反馈的信息。做到态度和蔼；言语通俗易懂、礼貌亲切；语调、语速适中。

为老人更换开襟衣服操作流程及考核评分标准见表5-5。

表5-5　为老人更换开襟衣服操作流程及考核评分标准

项目	内容	分值	得分	备注
工作准备	口头汇报：简述情境、老人照护问题和任务等	2		
	1. 物品准备齐全：操作过程不缺用物、能满足完成整个操作，性能完好（每遗漏一项关键物品扣0.5分，直至扣完）（2分） 2. 操作过程中关注环境准备情况，包括温湿度适宜，光线明亮，空气清新（以检查动作指向行为或沟通交流方式进行）（2分） 3. 操作过程中注意老人准备——老人状态良好，可以配合操作（以沟通交流方式进行）（2分） 4. 做好个人准备：操作过程中着装、装饰等，符合规范（2分）	8		
沟通解释	问好、自我介绍、友好微笑、称呼恰当、举止得体、礼貌用语，选择合适话题，自然开启话题等	2		
评估	采用有效方法核对照护对象基本信息	2		
	对老人进行综合评估： 1. 全身情况：精神状态、饮食、二便、睡眠等（2分） 2. 局部情况：肌力、肢体活动度、皮肤情况等（2分） 3. 特殊情况：针对本情境可能存在的情况（2分）	6		
	1. 为老人介绍照护任务、任务目的、操作时间、关键步骤（1分） 2. 介绍需要老人注意和（或）配合的内容（1分） 3. 询问老人对沟通解释过程是否存在疑问，是否愿意配合（1分）	3		
	询问老人有无其他需求，环境和体位等是否舒适，是否可以开始操作	2		
操作步骤	取舒适体位： 1. 摇高床头至老人感觉舒适和便于操作的位置（1分） 2. 操作中注意观察老人的反应（1分）	2		
	打开盖被： 1. 从床头向床尾方向打开盖被，暴露上身，盖住下身保暖，在不违背原则的情况下，可采取其他方式保暖（包括但不限于调节室温、毛巾保暖等）（2分） 2. 操作中注意与老人交流解释（1分）	3		

表5-5(续)

项目	内容	分值	得分	备注
	脱开衫： 1. 脱开衫时应先脱健侧开衫，操作手法正确。（2分） 2. 脱患侧开衫时应按老人肩部、上臂、肘关节、前臂、手屈曲位置，依次脱下患侧衣袖，且操作手法正确。（6分） 3. 操作中应注意保护老人患侧肢（2分） 4. 操作中应遵循先脱患侧再脱健侧的原则（2分） 5. 操作中注意动作轻柔，避免拖、拉、拽（2分） 6. 操作中注意应用老人自身力量（2分） 7. 操作中注意与老人沟通交流（2分） 8. 操作中注意观察老人的反应（2分）	20		
	放置开衫： 1. 换下的开衫，摆放护理车下层或放入污衣袋（1分） 2. 操作中注意保暖，不违背原则的情况下，形式不限（2分）	3		
	穿开衫： 1. 穿开衫时应符遵循先穿患侧再穿健侧的原则，穿衣前分清左右侧，且操作手法正确（3分） 2. 穿患侧时，将手伸入患侧衣袖，握住老人患侧手套入手部（2分） 3. 双手配合顺应患侧上肢屈曲位置，按手部、前臂、肘部、上臂依次穿上患侧衣袖（3分） 4. 拉平衣领（1分） 5. 穿健侧时，协助老人向健侧轻轻翻身，将衣服翻卷塞向健侧身下，且手法正确（2分） 6. 协助老人仰卧位，从健侧身下拉出衣服（1分） 7. 为老人穿好健侧袖口，或者指导老人穿好健侧袖口，操作方法正确（安全、科学、规范、有效、节力、尊重）（2分） 8. 为老人拉平开衫，系好衣扣/指导老人健侧手带动患侧手系好衣扣（2分） 9. 整理衣服平整无皱褶（1分） 10. 操作中应注意保护老人患侧肢（1分） 11. 操作中注意动作轻柔，避免拖、拉、拽（1分） 12. 操作中注意应用老人自身力量（1分） 13. 操作中注意与老人沟通交流（1分） 14. 操作中注意观察老人反应（1分）	22		

表5-5（续）

项目	内容	分值	得分	备注
健康教育	针对本次照护任务，在照护过程中进行注意事项的教育： 1. 教育方式恰当，如讲解与示范相结合（1分） 2. 语言简单易懂，尽量使用生活化语言（1分） 3. 表达准确、逻辑清晰、重点突出（1分）	3		
	在照护过程中结合老人情况开展健康教育，如疾病预防和康复、健康生活方式等，要求如下： 1. 主题和数量合适（1分） 2. 表达方式突出重点，逻辑清晰（1分） 3. 结合主题提出的措施或建议：每个主题不少于3条（1分） 4. 语言简单易懂，适合老人的理解能力（1分） 5. 结合老人的具体情况（如职业、性格、爱好、家庭等）（1分）	5		
评价照护效果	询问老人有无其他需求、是否满意（反馈），整理各项物品	1		
	记录（不漏项，包括评估阳性结果、主要措施及异常情况等）	2		
	遵守感染控制和管理要求，包括废弃物处理、个人防护及手卫生等	2		
综合评判	操作过程中的安全性：操作流畅、安全、规范，避免老人害怕、疼痛等伤害，过程中未出现致老人于危险环境的操作动作或行为	3		
	沟通力：顺畅自然、有效沟通，表达信息方式符合老人社会文化背景，能正确理解老人反馈的信息，避免盲目否定或其他语言暴力	2		
	创新性：能综合应用传统技艺、先进技术等为老人提供所需的照护措施，解决老人问题，促进老人的健康，提升老人的幸福感	1		
	职业防护：做好自身职业防护，能运用节力原则，妥善利用力的杠杆作用，调整重心，减少摩擦力，利用惯性等方法	1		
	人文关怀：能及时关注到老人各方面的变化，能针对老人的心理和情绪做出恰当的反应，给予支持，例如不可急躁等；言行举止有尊老、敬老、爱老、护老的意识	2		
	鼓励：利用语言和非语言方式鼓励老人参与照护，加强自我管理，发挥残存功能，提升自理能力	2		
	灵活性：对临场突发状况能快速应变，能根据老人及现场条件灵活机动实施照护，具有很强的解决问题的能力	1		
得分		100		

任务六　为老人穿、脱裤子

【教学目标】

知识目标

1. 掌握根据老人的身体状况、气候条件和个性喜好选择合适的裤子的知识。

2. 熟悉在更换裤子过程中保持手部和衣物清洁的方法，避免交叉感染。

3. 了解老人的身体特点和需求，特别是关于他们的骨骼、肌肉、皮肤等方面的特性，以及这些特性如何影响穿脱裤子的过程。

4. 了解相关的卫生和安全知识，比如如何保持老人的隐私和尊严，以及预防在穿脱过程中可能出现的滑倒、摔倒等风险。

能力目标

1. 具备灵活的操作能力，能够根据不同老人的身体情况和裤子类型，选择最合适的穿脱方法。

2. 具备良好的沟通和理解能力，能够与老人建立有效的沟通，了解他们的需求和感受，并给予适当的安慰和鼓励。

3. 具备快速应对和解决问题的能力，在穿脱过程中遇到问题时能够迅速找到解决方案，确保老人的安全和舒适。

素质目标

1. 具备高度的责任感和职业道德，始终将老人的安全和舒适放在首位，尊重他们的隐私和尊严。

2. 具备耐心和细心的工作态度，能够在穿脱过程中保持冷静和专注，确保每一个步骤都准确无误。

【案例导入】

王奶奶，现入住某养老机构。

照护评估中的基本信息：

出生年月：1942 年 5 月。身高：150 cm。体重：67 kg。文化程度：初中。婚姻状况：丧偶。

经济情况：退休金 3 500 元/月。

性格特点：性格开朗、喜欢交朋友。

家庭情况：两个儿子，经济条件一般，均在本地。

既往病史：高血压病史20余年、糖尿病病史10年；2个月前顾奶奶在跳广场舞时不慎跌倒。

目前状况：老人意识清醒，能正常交流，双上肢活动自如，左侧下肢活动正常，右侧下肢活动不灵，以轮椅活动为主，穿脱裤子、大小便需要养老护理师帮助。老人因病痛折磨及经济压力而情绪不好，对照护有抵触，且经常失眠。养老护理师为老人疏导不良情绪后为老人更换裤子。

请思考： 如何为王奶奶更换裤子呢？

【知识要点】

为老人更换裤子可以有效地去除污垢和细菌，保持老人身体的清洁，从而降低感染的风险。特别是对于那些行动不便或自理能力较弱的老人来说，定期更换衣物更是至关重要。

【准备】

（1）养老护理师准备：衣帽整洁，修剪指甲，洗手，戴口罩。

（2）老人准备：评估老人的身体状况，确保适合进行穿脱裤子。

（3）环境准备：温湿度适宜，光线明亮，空气清新，关闭门窗，清洁，整齐，安全。根据不同季节，调节室温——冬季不低于18℃，夏季不高于30℃，以避免受凉和中暑。

（4）用物准备：清洁裤子、大毛巾、笔、洗手液、记录单。

【操作步骤】

1. 沟通、解释、评估

（1）核对老人基本信息，向老人解释操作的目的、方法及注意事项，取得老人的配合。

（2）对老人进行综合评估。

2. 打开盖被

（1）放下床挡，打开盖被。

（2）暴露下身，遮盖上身保暖。

（3）操作中注意动作轻柔稳妥，观察老人反应。

（4）操作中注意尊重老人。

3. 脱下裤子

（1）协助老人身体左倾，将右侧裤腰向下拉至臀下，方法正确（安全、科学、规范、有效、节力、尊重）。

（2）协助身体右倾，将左侧裤腰向下拉至臀下，方法正确。

（3）协助老人屈膝，拉住老人两侧裤腰部分向下褪至膝部。

（4）嘱老人尽力抬起右侧下肢，帮助褪去右侧裤腿，帮助老人抬起左侧下肢，脱去左侧小腿部裤腿。

（5）将脱下的裤子放入收纳袋中或治疗车下层，注意保暖。

（6）操作中注意尊重老人。

（7）操作中注意保护老人隐私。

（8）操作中观察老人反应，注意沟通交流。

（9）操作中注意避免拖、拉、拽。

（10）脱裤子应遵循先脱健侧再脱患侧的原则。

4. 穿上裤子

（1）取清洁裤子，辨别正反面。

（2）将手从裤管口套入至裤腰开口处，轻握老人左侧脚踝套入左脚，再将裤管向老人大腿方向提拉。

（3）用同样方法穿上右侧裤管。

（4）两手分别拉住两侧裤腰部分向上提拉至老人臀部。

（5）协助老人身体右倾，将左侧裤腰部分向上拉至腰部。

（6）协助老人身体左倾，将右侧裤腰部分向上拉至腰部。

（7）整理平整、舒适。

（8）操作中注意尊重老人。

（9）操作中注意保护老人隐私。

（10）操作中观察老人反应，注意沟通交流。

（11）操作中注意避免拖、拉、拽。

（12）穿裤子应遵循先穿患侧再穿健侧的原则。

【注意事项】

（1）不要过多暴露老人身体，注意观察老人表情，及时发现不适并及时处理。

（2）顺应屈曲的功能位置进行脱穿。

（3）操作过程中未出现致老人于危险环境的操作动作和行为。禁止拖、拉、拽，避免造成损伤，操作过程体现对老人的尊重和关怀。

（4）顺畅自然、有效沟通，表达信息方式符合老人社会文化背景，能正确理解老人反馈的信息。做到态度和蔼；言语通俗易懂、礼貌亲切；语调、语速适中。

为老人穿、脱裤子操作流程及考核评分标准见表5-6。

表5-6　为老人穿、脱裤子操作流程及考核评分标准

项目	内容	分值	得分	备注
工作准备	口头汇报：简述情境、老人照护问题和任务等	2		
	1. 物品准备齐全：操作过程不缺用物、能满足完成整个操作，性能完好（每遗漏一项关键物品扣0.5分，直至扣完）（2分） 2. 操作过程中关注环境准备情况，包括温湿度适宜，光线明亮，空气清新（以检查动作指向行为或沟通交流方式进行）（2分） 3. 操作过程中注意老人准备——老人状态良好，可以配合操作（以沟通交流方式进行）（2分） 4. 做好个人准备：操作过程中着装、装饰等，符合规范（2分）	8		
沟通解释	问好、自我介绍、友好微笑、称呼恰当、举止得体、礼貌用语，选择合适话题，自然开启话题等	2		
评估	采用有效方法核对照护对象基本信息	2		
	对老人进行综合评估： 1. 全身情况：精神状态、饮食、二便、睡眠等（2分） 2. 局部情况：肌力、肢体活动度、皮肤情况等（2分） 3. 特殊情况：针对本情境可能存在的情况（2分）	6		
	1. 为老人介绍照护任务、任务目的、操作时间、关键步骤（1分） 2. 介绍需要老人注意和（或）配合的内容（1分） 3. 询问老人对沟通解释过程是否存在疑问，是否愿意配合（1分）	3		
	询问老人有无其他需求，环境和体位等是否舒适，是否可以开始操作	2		
操作步骤	打开盖被： 1. 放下床挡，打开盖被（1分） 2. 暴露下身，遮盖上身保暖（1分） 3. 操作中注意动作轻柔稳妥，观察老人反应（1分） 4. 操作中注意尊重老人（1分）	4		
	脱下裤子： 1. 协助老人身体左倾，将右侧裤腰向下拉至臀下，方法正确（安全、科学、规范、有效、节力、尊重）（2分） 2. 协助身体右倾，将左侧裤腰向下拉至臀下，方法正确（2分） 3. 协助老人屈膝，拉住老人两侧裤腰部分向下褪至膝部（2分） 4. 嘱老人尽力抬起右侧下肢，帮助褪去右侧裤腿（2分） 5. 帮助老人抬起左侧下肢，脱去左侧小腿部裤腿（2分） 6. 将脱下的裤子放入收纳袋中或治疗车下层，注意保暖（2分） 7. 操作中注意尊重老人（2分） 8. 操作中注意保护老人隐私（2分） 9. 操作中观察老人反应，注意沟通交流（2分） 10. 操作中注意避免拖、拉、拽（2分） 11. 脱裤子应遵循先脱健侧再脱患侧的原则（2分）	22		

表5-6(续)

项目	内容	分值	得分	备注
	穿上裤子: 1. 取清洁裤子,辨别正反面(2分) 2. 将手从裤管口套入至裤腰开口处,轻握老人左侧脚踝套入左脚,再将裤管向老人大腿方向提拉(2分) 3. 用同样方法穿上右侧裤管(2分) 4. 两手分别拉住两侧裤腰部分向上提拉至老人臀部(2分) 5. 协助老人身体右倾,将左侧裤腰部分向上拉至腰部(2分) 6. 协助老人身体左倾,将右侧裤腰部分向上拉至腰部(2分) 7. 整理平整、舒适(2分) 8. 操作中注意尊重老人(2分) 9. 操作中注意保护老人隐私(2分) 10. 操作中观察老人反应,注意沟通交流(2分) 11. 操作中注意避免拖、拉、拽(2分) 12. 穿裤子应遵循先穿患侧再穿健侧的原则(2分)	24		
健康教育	针对本次照护任务,在照护过程中进行注意事项的教育: 1. 教育方式恰当,如讲解与示范相结合(1分) 2. 语言简单易懂,尽量使用生活化语言(1分) 3. 表达准确、逻辑清晰、重点突出(1分)	3		
	在照护过程中结合老人情况开展健康教育,如疾病预防和康复、健康生活方式等,要求如下: 1. 主题和数量合适(1分) 2. 表达方式突出重点,逻辑清晰(1分) 3. 结合主题提出的措施或建议:每个主题不少于3条(1分) 4. 语言简单易懂,适合老人的理解能力(1分) 5. 结合老人的具体情况(如职业、性格、爱好、家庭等)(1分)	5		
评价照护效果	询问老人有无其他需求、是否满意(反馈),整理各项物品	1		
	记录(不漏项,包括评估阳性结果、主要措施及异常情况等)	2		
	遵守感染控制和管理要求,包括废弃物处理、个人防护及手卫生等	2		

表5-6（续）

项目	内容	分值	得分	备注
综合评判	操作过程中的安全性：操作流畅、安全、规范，避免老人害怕、疼痛等伤害，过程中未出现致老人于危险环境的操作动作或行为	3		
	沟通力：顺畅自然、有效沟通，表达信息方式符合老人社会文化背景，能正确理解老人反馈的信息，避免盲目否定或其他语言暴力	2		
	创新性：能综合应用传统技艺、先进技术等为老人提供所需的照护措施，解决老人问题，促进老人的健康，提升老人的幸福感	1		
	职业防护：做好自身职业防护，能运用节力原则，妥善利用力的杠杆作用，调整重心，减少摩擦力，利用惯性等方法	1		
	人文关怀：能及时关注到老人各方面的变化，能针对老人的心理和情绪做出恰当的反应，给予支持，例如不可急躁等；言行举止有尊老、敬老、爱老、护老的意识	2		
	鼓励：利用语言和非语言方式鼓励老人参与照护，加强自我管理，发挥残存功能，提升自理能力	2		
	灵活性：对临场突发状况能快速应变，能根据老人及现场条件灵活机动实施照护，具有很强的解决问题的能力	1		
得分		100		

任务七　为老人摆放轮椅座位并协助进餐

【教学目标】

知识目标

1. 掌握偏瘫老人、四肢瘫老人、截瘫老人以及普通老人等不同类型患者轮椅摆放的最佳位置。

2. 熟悉进餐的注意事项。

3. 了解轮椅的性能。

能力目标

1. 具备轮椅摆放的实际操作能力：能够根据老人的具体情况（如身体状况、房间布局等）快速、准确地摆放轮椅。确保轮椅的稳固性和无障碍性，减少老人在转移过程中的风险。

2. 具备协助进餐的技能：能够根据老人的吞咽能力和食物偏好，选择合适的食物。熟练地帮助老人调整进餐姿势，确保进食的舒适性和安全性。在老人进餐过程中，能够及时处理突发情况，如咳嗽、窒息等。

素质目标

1. 培养关心老人的需求和感受，以温柔、耐心的态度与老人交流。尊重老人的生活习惯和意愿，提供个性化的服务。

2. 培养在摆放轮椅和协助进餐的过程中，关注每一个细节，确保服务的周到性和安全性。

【案例导入】

覃奶奶，现入住某养老机构。

照护评估中的基本信息：

出生年月：1950 年 10 月。身高：150 cm。体重：62 kg。文化程度：小学。婚姻状况：已婚。

经济情况：没有退休金，仅靠老伴的退休金和子女的补贴生活。

性格特点：开朗热情、幽默，喜欢与人交流沟通。

家庭情况：1 个儿子（在外地）、1 个女儿、1 个孙女、2 个外孙。

既往病史：糖尿病病史 10 年、高脂血症病史 10 年、高血压病史 10 年、脑出血后 1 年。

目前状况：老人左侧肢体活动欠灵活，右侧肢体能活动但是活动无力，大小便失禁，平时需穿纸尿裤，目前以轮椅活动为主。老人因糖尿病、高脂血症、高血压等慢性病均需进行饮食治疗，但老人执行情况较差。今天是端午节，儿子、女儿均来院陪老人过节，老人心情愉悦。中午老人想下床和子女共进午餐。养老护理师需要协助老人摆放轮椅座位就餐，并纠正其不良饮食习惯。

请思考：如何为覃奶奶摆放轮椅座位并协助进餐呢？

【知识要点】

养老护理师在为老人摆放轮椅座位并协助进餐时，需要关注老人的舒适度、安全性和自理能力。养老护理师通过合理摆放轮椅、准备合适的餐具和食物以及提供适当的协助和观察记录，可以确保老人能够享受安全、舒适和愉快的进餐体验。

【准备】

（1）养老护理师准备：衣帽整洁，修剪指甲，洗手，戴口罩。

（2）老人准备：评估老人的身体状况，确保适合进行操作。

（3）环境准备：温湿度适宜，光线明亮，空气清新，避免异味和潮湿。地面平整无障碍物。

（4）用物准备：轮椅、餐具与辅助器具、食物与饮品、温度计、毛巾、笔、洗手液、记录单。

【操作步骤】

1. 沟通、解释、评估

（1）核对老人基本信息，向老人解释操作的目的、方法及注意事项，取得老人的配合。

（2）对老人进行综合评估。

2. 检查轮椅

（1）检查轮椅把手、椅背、坐垫、扶手、手刹、胎压、踏板、安全带。

（2）轮椅与床呈 30~45 度夹角，固定轮子，抬起脚踏板。

3. 协助坐立

（1）养老护理师站在右侧床边，放下床挡，打开盖被，注意保暖。

（2）协助老人向近侧翻身，双腿垂于床下，穿鞋。

（3）协助老人坐立在床边。

4. 协助站立

（1）养老护理师面对老人，保护好老人患侧手。

（2）协助老人站立，询问老人有无不适。

（3）协助老人旋转坐到轮椅上。

（4）取舒适坐位，后背贴紧椅背坐稳。

（5）将轮椅上的安全带系在老人腰间。

（6）放好脚踏板，后背及患侧垫好软垫。

（7）将老人推至餐桌旁。

（8）调整到合适位置，固定轮子。

（9）操作中注意节力原则。

（10）操作中注意应用老人自身力量。

（11）操作中有安全意识。

（12）操作中注意观察老人反应。

（13）操作中注意动作轻柔稳妥，注意与老人沟通交流。

（14）操作中注意保护患者肢体。

5. 餐前准备

（1）养老护理师七步洗手法洗净双手，合理摆放食物。

（2）为老人颌下及胸前垫好毛巾，准备进餐。

（3）为老人洗手。

（4）测试食物和水的温度。

6. 进餐

（1）鼓励能够自己进餐的老人自行进餐。

（2）协助老人先喝一口水，指导老人取合适体位咽下。

（3）护理员将餐碗放入老人的手边，再将汤匙递到老人手中，告知食物的种类。

（4）协助老人进餐，叮嘱老人进餐时细嚼慢咽，以免发生呛咳。

（5）用餐结束，协助老人漱口。

（6）擦净老人双手，将餐具收拾完毕，擦净餐桌，放回原处。

（7）叮嘱老人保持体位 30 分钟，后取舒适体位。

【注意事项】

（1）检查老人的口腔健康状况，确保其适合正常进食。

（2）根据老人的具体情况（如偏瘫、截瘫等），调整轮椅与床或餐桌之间的角度，以便于老人的转移和进餐。

（3）根据老人的需要，协助其使用餐具或喂食。注意食物的温度和软硬度，避免烫伤或噎食。鼓励老人自己进食，以锻炼其自理能力和手眼协调能力。

（4）在进餐过程中，注意观察老人的进食情况，如有无吞咽困难、呛咳等异常情况。

为老人摆放轮椅座位并协助进餐操作流程及考核评分标准见表5-7。

表5-7　为老人摆放轮椅座位并协助进餐操作流程及考核评分标准

项目	内容	分值	得分	备注
工作准备	口头汇报：简述情境、老人照护问题和任务等	2		
	1. 物品准备齐全：操作过程不缺用物、能满足完成整个操作，性能完好（每遗漏一项关键物品扣0.5分，直至扣完）（2分） 2. 操作过程中关注环境准备情况，包括温湿度适宜，光线明亮，空气清新（以检查动作指向行为或沟通交流方式进行）（2分） 3. 操作过程中注意老人准备——老人状态良好，可以配合操作（以沟通交流方式进行）（2分） 4. 做好个人准备：操作过程中着装、装饰等，符合规范（2分）	8		
沟通解释	问好、自我介绍、友好微笑、称呼恰当、举止得体、礼貌用语，选择合适话题，自然开启话题等	2		
评估	采用有效方法核对照护对象基本信息	2		
	对老人进行综合评估： 1. 全身情况：精神状态、饮食、二便、睡眠等（2分） 2. 局部情况：肌力、肢体活动度、皮肤情况等（2分） 3. 特殊情况：针对本情境可能存在的情况（2分）	6		
	为老人介绍照护任务、任务目的、操作时间、关键步骤（1分） 1. 介绍需要老人注意和（或）配合的内容（1分） 2. 询问老人对沟通解释过程是否存在疑问，是否愿意配合（1分）	3		
	询问老人有无其他需求，环境和体位等是否舒适，是否可以开始操作	2		
操作步骤	检查轮椅： 1. 检查轮椅把手、椅背、坐垫、扶手、手刹、胎压、踏板、安全带（2分） 2. 轮椅与床呈30~45度夹角，固定轮子，抬起脚踏板（2分）	4		
	协助坐立： 1. 养老护理师站在右侧床边，放下床挡，打开盖被，注意保暖（2分） 2. 协助老人向近侧翻身，双腿垂于床下，穿鞋（2分） 3. 协助老人坐立在床边（2分）	6		

表5-7（续）

项目	内容	分值	得分	备注
	协助站立： 1. 护理员面对老人，保护好老人患侧手（2分） 2. 协助老人站立，询问老人有无不适（2分） 3. 协助老人旋转坐到轮椅上（2分） 4. 取舒适坐位，后背贴紧椅背坐稳（2分） 5. 将轮椅上的安全带系在老人腰间（2分） 6. 放好脚踏板，后背及患侧垫好软垫（2分） 7. 将老人推至餐桌旁（1分） 8. 调整到合适位置，固定轮子（2分） 9. 操作中注意节力原则（1分） 10. 操作中注意应用老人自身力量（1分） 11. 操作中有安全意识（1分） 12. 操作中注意观察老人反应（1分） 13. 操作中注意动作轻柔稳妥，注意与老人沟通交流（1分） 14. 操作中注意保护患者肢体（1分）	21		
	餐前准备： 1. 养老护理师七步洗手法洗净双手，合理摆放食物（2分） 2. 为老人颌下及胸前垫好毛巾，准备进餐（2分） 3. 为老人洗手（1分） 4. 测试食物和水的温度（2分）	7		
	进餐： 1. 鼓励能够自己进餐的老人自行进餐（2分） 2. 协助老人先喝一口水，指导老人取合适体位咽下（1分） 3. 护理员将餐碗放入老人的手边，再将汤匙递到老人手中，告知食物的种类（2分） 4. 协助老人进餐，叮嘱老人进餐时细嚼慢咽，以免发生呛咳（2分） 5. 用餐结束，协助老人漱口（1分） 6. 擦净老人双手，将餐具收拾完毕，擦净餐桌，放回原处（2分） 7. 叮嘱老人保持体位30分钟，后取舒适体位（2分）	12		

表5-7(续)

项目	内容	分值	得分	备注
健康教育	针对本次照护任务，在照护过程中进行注意事项的教育： 1. 教育方式恰当，如讲解与示范相结合（1分） 2. 语言简单易懂，尽量使用生活化语言（1分） 3. 表达准确、逻辑清晰、重点突出（1分）	3		
	在照护过程中结合老人情况开展健康教育，如疾病预防和康复、健康生活方式等，要求如下： 1. 主题和数量合适（1分） 2. 表达方式突出重点，逻辑清晰（1分） 3. 结合主题提出的措施或建议：每个主题不少于3条（1分） 4. 语言简单易懂，适合老人的理解能力（1分） 5. 结合老人的具体情况（如职业、性格、爱好、家庭等）（1分）	5		
评价照护效果	询问老人有无其他需求、是否满意（反馈），整理各项物品	1		
	记录（不漏项，包括评估阳性结果、主要措施及异常情况等）	2		
	遵守感染控制和管理要求，包括废弃物处理、个人防护及手卫生等	2		
综合评判	操作过程中的安全性：操作流畅、安全、规范，避免老人害怕、疼痛等伤害，过程中未出现致老人于危险环境的操作动作或行为	3		
	沟通力：顺畅自然、有效沟通，表达信息方式符合老人社会文化背景，能正确理解老人反馈的信息，避免盲目否定或其他语言暴力	2		
	创新性：能综合应用传统技艺、先进技术等为老人提供所需的照护措施，解决老人问题，促进老人的健康，提升老人的幸福感	1		
	职业防护：做好自身职业防护，能运用节力原则，妥善利用力的杠杆作用，调整重心，减少摩擦力，利用惯性等方法	1		
	人文关怀：能及时关注到老人各方面的变化，能针对老人的心理和情绪做出恰当的反应，给予支持，例如不可急躁等；言行举止有尊老、敬老、爱老、护老的意识	2		
	鼓励：利用语言和非语言方式鼓励老人参与照护，加强自我管理，发挥残存功能，提升自理能力	2		
	灵活性：对临场突发状况能快速应变，能根据老人及现场条件灵活机动实施照护，具有很强的解决问题的能力	1		
得分		100		

任务八　为老人布置睡眠环境

【教学目标】

知识目标

1. 掌握为老人布置睡眠环境的方法。
2. 熟悉老人睡眠特点及对睡眠环境的要求。
3. 了解影响老人睡眠质量的因素。

能力目标

1. 能有效识别老人睡眠问题。
2. 能科学、合理地为老人布置睡眠环境。

素质目标

尊重及关爱存在睡眠困难的老人。

【案例导入】

陈奶奶，刚入住某养老机构。

照护评估中的基本信息：

出生年月：1948 年 6 月。身高：161 cm。体重：60 kg。文化程度：专科。婚姻状况：丧偶。

经济情况：退休金 6 200 元/月。

性格特点：性格温和，热爱阅读和写作，尤其喜欢历史和文学。

家庭情况：有两个子女，平时忙于工作，周末和节假日会到机构探望。

既往病史：糖尿病 12 年，日常血糖控制较好。

目前状况：陈奶奶反映，由于刚到养老机构入住，不适应新的环境，晚上睡眠质量不佳，辗转反侧难以入睡，夜间醒来次数增多，早晨醒来感觉疲惫。

请思考：如何为陈奶奶进行睡眠环境的布置，帮助其入睡？

【知识要点】

睡眠是人的生理需要，睡眠质量与身心健康有密切的关系。老年患者睡眠质量差、早醒、入睡困难、睡眠时长短等睡眠障碍不仅会造成记忆力、注意力降低，长此以往会严重损害其认知功能水平，并导致患者身体免疫功能减退，进而诱发甚至加重身体疾病或精神疾病，不利于老年患者的生理、心理健康发展和生活质量的改善。睡眠环境对睡眠质量有直接的影响，营造良好的睡眠环境有助于改善老人的睡眠质量。

【准备】

（1）养老护理师准备：衣帽整洁，修剪指甲，洗手，戴口罩。
（2）老人准备：洗漱完毕、排空大小便。
（3）环境准备：安静整洁，温湿度适宜，睡前开窗通风，时间约为 30 分钟。
（4）用物准备：软枕、棉被、床褥、毛毯、洗手液、笔、记录本。

【操作步骤】

1. 沟通、解释、评估

核对老人基本信息，向老人解释操作的目的、方法及注意事项，取得老人的配合。对老人进行综合评估。了解老人有无其他需求（如厕等）。

2. 布置环境

（1）关闭门窗，拉好窗帘。
（2）确认温湿度适宜老人入睡。
（3）放下床挡，检查床褥有无渣屑，按压床褥感受软硬并询问老人是否感到舒适。
（4）确认被褥厚薄适宜并铺平，展开盖被"S"形折叠至对侧或床尾。
（5）拍松枕头，高度随老人习惯适当调整。
（6）确认无其他影响睡眠的因素，包括但不限于噪音。

3. 体位转移

（1）打开刹车，推轮椅至床边，呈 30~45 度夹角，刹车。
（2）取下支撑老人身体的软垫，让老人双脚着地，打开安全带。
（3）协助老人坐到轮椅前方便站立的位置。
（4）协助老人站立，方法正确（安全、科学、规范、有效、节力、尊重）。
（5）协助老人坐在床边，方法正确（安全、科学、规范、有效、节力、尊重）。
（6）嘱老人右手掌按住床面，身体稍微向右倾斜，帮助老人向右旋转，使老人慢慢仰卧于床上。
（7）嘱老人右手掌按压床面，右下肢屈曲，右脚掌撑住床面，尽力用健侧肢体带动患侧肢体向床的左侧移动，平卧于对侧的床边位置。
（8）帮助老人整体翻身向右侧，侧卧于床中间位置。
（9）取软枕垫于老人后面肩背部，固定体位，并在身体合适位置使用软枕。
（10）操作中注意应用老人自身力量。
（11）操作中有安全意识。

（12）操作中注意观察老人反应。

（13）操作中注意动作轻柔稳妥，注意与老人沟通交流。

（14）操作中注意保护老人。

4. 整理床铺

（1）整理床铺，使之平整、舒适。

（2）盖好盖被，折好被筒，支起床挡，检查床挡安全。

5. 离开房间

（1）嘱咐老人休息，将轮椅摆放在固定位置备用。

（2）开启地灯，关闭大灯。

（3）养老护理师开门退出，关闭房门。

【注意事项】

（1）在老人睡前，卧室应通风换气 30 分钟，避免空气污浊或异味影响睡眠。

（2）被褥厚薄应随季节更换，以老人舒适为宜。

（3）枕头不宜太高或太低，软硬度适中。

为老人布置睡眠环境操作流程及考核评分标准见表 5-8。

表 5-8　为老人布置睡眠环境操作流程及考核评分标准

项目	内容	分值	得分	备注
工作准备	操作过程中不缺用物，能满足完成整个操作（2分） 物品准备：软枕、棉被、床褥、毛毯、洗手液、笔、记录本（2分）	4		
	环境准备：安静整洁、温湿度适宜、空气清新无异味（2分） 老人准备：老人状态良好，可以配合操作（2分） 个人准备：着装规范、洗手、戴口罩（2分）	6		
沟通、解释、评估	问好、自我介绍、友好微笑、称呼恰当、举止得体、礼貌用语，选择合适话题，自然开启话题等	1		
	采用有效方法核对照护对象基本信息	1		
	对老人进行综合评估： 1. 全身情况：精神状态、饮食、活动能力等（2分） 2. 局部情况：肢体活动度、皮肤状态等（2分） 3. 特殊情况：有无睡前用药（2分）	6		
	1. 为老人介绍照护任务、任务目的、操作时间、关键步骤 2. 介绍需要老人注意和（或）配合的内容 3. 询问老人对沟通解释过程是否存在疑问，是否愿意配合	1		
	询问老人有无其他需求，环境和体位等是否舒适，是否可以开始操作	1		

表5-8（续）

项目	内容	分值	得分	备注
关键操作技能	1. 布置环境： （1）关闭门窗，拉好窗帘（2分） （2）确认温湿度适宜老人入睡（2分） （3）放下床挡，检查床褥有无渣屑，按压床褥感受软硬并询问老人是否感到舒适（2分） （4）确认被褥厚薄适宜并铺平，展开盖被"S"形折叠至对侧或床尾（5分） （5）拍松枕头，高度随老人习惯适当调整（2分） （6）确认无其他影响睡眠的因素，包括但不限于噪音（3分） 2. 体位转移 （1）打开刹车，推轮椅至床边，呈30~45度夹角，刹车（2分） （2）取下支撑老人身体的软垫，让老人双脚着地，打开安全带（2分） （3）协助老人坐到轮椅前方便站立的位置（2分） （4）协助老人站立，方法正确（安全、科学、规范、有效、节力、尊重）（2分） （5）协助老人坐在床边，方法正确（安全、科学、规范、有效、节力、尊重）（2分） （6）嘱老人右手掌按住床面，身体稍微向右倾斜，帮助老人向右旋转，使老人慢慢仰卧于床上（2分） （7）嘱老人右手掌按压床面，右下肢屈曲，右脚掌撑住床面，尽力用健侧肢体带动患侧肢体向床的左侧移动，平卧于对侧的床边位置（3分） （8）帮助老人整体翻身向右侧，侧卧于床中间位置（2分） （9）取软枕垫于老人后面肩背部，固定体位，并在身体合适位置使用软枕（2分） （10）操作中注意应用老人自身力量（2分） （11）操作中有安全意识（1分） （12）操作中注意观察老人反应（1分） （13）操作中注意动作轻柔稳妥，注意与老人沟通交流（1分） （14）操作中注意保护老人（1分） 3. 整理床铺： （1）整理床铺，使之平整、舒适（1分） （2）盖好盖被，折好被筒，支起床挡，检查床挡安全（2分） 4. 离开房间： （1）嘱咐老人休息，将轮椅摆放固定位置备用（2分） （2）开启地灯，关闭大灯（3分） （3）养老护理师开门退出，关闭房门（1分）。	50		

表5-8（续）

项目	内容	分值	得分	备注
健康教育	针对本次操作中老人的沟通和健康宣教： 1. 教育方式恰当，如讲解与示范相结合（1分） 2. 语言简单易懂，尽量使用生活化语言（1分） 3. 表达准确、逻辑清晰、重点突出（1分）	3		
	在照护过程中结合老人情况开展健康教育或心理支持，要求如下： 1. 教育主题和数量合适（根据竞赛试题和比赛时长确定）（1分） 2. 表达符合老人的心理特征和理解能力（1分） 3. 结合主题提出的措施或建议：每个主题不少于3条（1分） 4. 措施或建议准确有效，符合科学和规范的要求（1分） 5. 结合老人的具体情况（如职业、性格、爱好、家庭等）（1分）	5		
评价照护效果	询问老人有无其他需求、是否满意（反馈），整理各项物品	1		
	记录：睡眠时间、睡眠的情况等	2		
	遵守感染防控要求，包括废弃物处理、个人防护及手卫生等	2		
操作中的注意事项	1. 在老人睡前，卧室应通风换气30分钟，避免空气污浊或异味影响睡眠。（1分） 2. 被褥厚薄应随季节更换，以老人舒适为宜。（2分） 3. 枕头不宜太高或太低，软硬度适中。（2分）	5		
综合评判	操作过程中的安全性：操作流畅、安全、规范，避免老人害怕、疼痛等伤害，过程中未出现致老人于危险环境的操作动作或行为	3		
	沟通力：顺畅自然、有效沟通，表达信息方式符合老人社会文化背景，能正确理解老人反馈的信息，避免盲目否定或其他语言暴力	2		
	创新性：能综合应用传统技艺、先进技术等为老人提供所需的照护措施，解决老人问题，促进老人的健康，提升老人的幸福感	1		
	职业防护：做好自身职业防护，能运用节力原则，妥善利用力的杠杆作用，调整重心，减少摩擦力，利用惯性等方法	1		
	人文关怀：能及时关注到老人各方面的变化，能针对老人的心理和情绪做出恰当的反应，给予支持，例如不可急躁等；言行举止有尊老、敬老、爱老、护老的意识	2		
	鼓励：利用语言和非语言方式鼓励老人参与照护，加强自我管理，发挥残存功能，提升自理能力	2		
	灵活性：对临场突发状况能快速应变，能根据老人及现场条件灵活机动实施照护，具有很强的解决问题的能力	1		
合计		100		

任务九　照护有睡眠障碍老人入睡

【教学目标】

知识目标

1. 掌握照护睡眠障碍老人入睡的方法。
2. 熟悉老人常见的睡眠问题。
3. 了解老人睡眠障碍的原因。

能力目标

1. 能有效识别老人睡眠问题。
2. 能科学、合理地照护睡眠障碍老人入睡。

素质目标

尊重及关爱存在睡眠困难的老人。

【案例导入】

姚奶奶，刚入住某养老机构。

照护评估中的基本信息：

出生年月：1954 年 6 月。身高：158 cm。体重：60 kg。文化程度：专科。婚姻状况：丧偶。

经济情况：退休金 5 800 元/月。

性格特点：性格温和，平常喜欢与人聊天。

家庭情况：有一个儿子，在外地工作，偶尔会到机构探望。

既往病史：类风湿关节炎 12 年，高血压 23 年。

目前状况：出现了睡眠障碍，主要表现为入睡困难、夜间多次醒来、早醒，以及日间嗜睡。她经常感到疲劳，精神状态不佳。

请思考：针对姚奶奶的睡眠情况，如何为其进行睡眠照护？

【知识要点】

老人的睡眠特点通常包括睡眠时间减少、睡眠结构变化、睡眠效率下降、夜间觉醒次数增多、入睡和维持睡眠困难、日间嗜睡以及生物钟提前等。这些特点受多种因素影响，如生理变化、慢性疾病、药物使用、情绪问题、生活习惯以及环境因素等。为了改善老人的睡眠质量，养老护理师需要综合考虑这些因素，并采取相应的干预措施，比如调整药物、管理慢性疾病、提供心理社会支持以及优化睡眠环境，提高睡眠质量。

【准备】

（1）养老护理师准备：衣帽整洁，修剪指甲，洗手，戴口罩。

（2）老人准备：洗漱完毕、排空大小便。

（3）环境准备：安静整洁，温度适宜，睡前开窗通风，时间约为 30 分钟。

（4）用物准备：软枕、棉被、床褥、毛毯、洗手液、笔、记录本。

【操作步骤】

1. 沟通、解释、评估

核对老人基本信息，向老人解释操作的目的、方法及注意事项，取得老人的配合。对老人进行综合评估。了解老人有无其他需求（如厕等）

2. 询问睡眠障碍的原因

（1）养老护理师一边与老人交流，一边记录老人睡眠情况，了解睡眠障碍的原因。

（2）询问应包含但不限于影响睡眠的环境因素、疾病因素、心理因素、其他因素等。

（3）询问完毕，对老人表示感谢和理解，并进行安抚。

（4）询问过程中语言要恰当合理，尊重老人，关注老人感受。

（5）记录应完善、合理。

3. 观察影响睡眠因素

（1）观察老人居室环境，识别影响老人睡眠的原因。

（2）观察应方法正确，且观察全面。

4. 改进措施：

（1）向老人解释，根据影响老人睡眠的因素有哪些。

（2）向老人解释改善睡眠的措施。

（3）沟通应语言恰当、合理，沟通有效。

5. 协助改进

（1）根据改进措施，协助老人改善睡眠环境。

（2）根据改进措施，协助老人改善疾病带来的痛苦。

（3）实施其他有效措施，包括但不限于进行恰当心理安抚、放松训练等。

（4）措施合理，不牵强。

（5）征求老人对改进措施的意见。

6. 健康宣教

（1）尽量使用生活化语言。

（2）方式与方法得当、简单易懂。

（3）表达准确、逻辑清晰。

（4）适合老人的需要和理解能力。

【注意事项】

（1）养老护理师与老人沟通时应主动、认真听取老人的述说。

（2）采取的措施应适合老人的特点，切实可行。

（3）及时评估措施的有效性，并根据实际情况进行调整。

照护睡眠障碍老人入睡操作流程及考核评分标准见表5-9。

表5-9　照护睡眠障碍老人入睡操作流程及考核评分标准

项目	内容	分值	得分	备注
工作准备	操作过程中不缺用物，能满足完成整个操作（2分） 物品准备：软枕、棉被、床褥、毛毯、洗手液、笔、记录本（2分）	4		
	环境准备：室内环境整洁、温湿度适宜、空气清新无异味（2分） 老人准备：老人状态良好，可以配合操作（2分） 个人准备：着装规范、洗手、戴口罩（2分）	6		
沟通、解释、评估	问好、自我介绍、友好微笑、称呼恰当、举止得体、礼貌用语，选择合适话题，自然开启话题等	1		
	采用有效方法核对照护对象基本信息	1		
	对老人进行综合评估（评估项目将结合具体竞赛试题进行具体化和明确化）： 1. 全身情况：精神状态、饮食、活动能力等（2分） 2. 局部情况：皮肤情况、肢体活动度等（2分） 3. 特殊情况：有无睡前用药（2分）	6		
	1. 为老人介绍照护任务、任务目的、操作时间、关键步骤 2. 介绍需要老人注意和（或）配合的内容 3. 询问老人对沟通解释过程是否存在疑问，并且愿意配合	1		
	询问老人有无其他需求，环境和体位等是否舒适，是否可以开始操作	1		

表5-9(续)

项目	内容	分值	得分	备注
关键 操作 技能	1. 询问睡眠障碍的原因 （1）养老护理师一边与老人交流，一边记录老人睡眠情况，了解睡眠障碍的原因（3分） （2）询问应包含但不限于影响睡眠的环境因素、疾病因素、心理因素、其他因素等（4分） （3）询问完毕，对老人表示感谢和理解，并进行安抚（3分） （4）询问过程中语言要恰当合理，尊重老人，关注老人感受（2分） （5）记录应完善、合理（2分） 2. 检查餐桌是否完好，并在老人面前放置餐桌（4分） 3. 观察睡眠影响因素 （1）观察老人居室环境，识别影响老人睡眠的因（5分） （2）观察应方法正确，观察全面（5分） 4. 改进措施 （1）向老人解释，根据影响老人睡眠的因素有哪些（4分） （2）向老人解释改善睡眠的措施（4分） （3）沟通应语言恰当、合理，沟通有效（2分） 5. 协助改进 （1）根据改进措施，协助老人改善睡眠环境（4分） （2）根据改进措施，协助老人改善疾病带来的痛苦（3分） （3）实施其他有效措施，包括但不限于进行恰当心理安抚、放松训练等（2分） （4）措施合理，不牵强（2分） （5）征求老人对改进措施的意见（1分）	50		
健康 教育	针对本次操作中老人的沟通和健康宣教： 1. 教育方式恰当，如讲解与示范相结合（1分） 2. 语言简单易懂，尽量使用生活化语言（1分） 3. 表达准确、逻辑清晰、重点突出（1分）	3		
	在照护过程中结合老人情况开展健康教育或心理支持，要求如下： 1. 教育主题和数量合适（根据竞赛试题和比赛时长确定）（1分） 2. 表达符合老人的心理特征和理解能力（1分） 3. 结合主题提出的措施或建议：每个主题不少于3条（1分） 4. 措施或建议准确有效，符合科学和规范的要求（1分） 5. 结合老人的具体情况（如职业、性格、爱好、家庭等）（1分）	5		
评价 照护 效果	询问老人有无其他需求、是否满意（反馈），整理各项物品	1		
	记录：睡眠的时间、入睡后的表现等	2		
	遵守感染防控要求，包括废弃物处理、个人防护及手卫生等	2		

表5-9（续）

项目	内容	分值	得分	备注
操作中的注意事项	1. 养老护理师与老人沟通时应主动、认真听取老人的述说（2分） 2. 采取的措施应适合老人的特点，切实可行（2分） 3. 及时评估措施的有效性，并根据实际情况进行调整（1分）	5		
综合评判	操作过程中的安全性：操作流畅、安全、规范，避免老人害怕、疼痛等伤害，过程中未出现致老人于危险环境的操作动作或行为	3		
	沟通力：顺畅自然、有效沟通，表达信息方式符合老人社会文化背景，能正确理解老人反馈的信息，避免盲目否定或其他语言暴力	2		
	创新性：能综合应用传统技艺、先进技术等为老人提供所需的照护措施，解决老人问题，促进老人的健康，提升老人的幸福感	1		
	职业防护：做好自身职业防护，能运用节力原则，妥善利用力的杠杆作用，调整重心，减少摩擦力，利用惯性等方法	1		
	人文关怀：能及时关注到老人各方面的变化，能针对老人的心理和情绪做出恰当的反应，给予支持，例如不可急躁等；言行举止有尊老、敬老、爱老、护老的意识	2		
	鼓励：利用语言和非语言方式鼓励老人参与照护，加强自我管理，发挥残存功能，提升自理能力	2		
	灵活性：对临场突发状况能快速应变，能根据老人及现场条件灵活机动实施照护，具有很强的解决问题的能力	1		
合计		100		

任务十　用棉球为老人清洁口腔

【教学目标】

知识目标

1. 掌握用棉球为老人清洁口腔的注意事项。
2. 熟悉老人常见的口腔问题。
3. 了解引发老人口腔问题的因素。

能力目标

1. 能准确用棉球为老人清洁口腔。
2. 能对老人进行常见口腔问题的健康指导。

素质目标

关爱老人，具有提供安全、有效护理的责任感。

【案例导入】

李爷爷，现入住某养老机构。

照护评估中的基本信息：

出生年月：1952 年 8 月。身高：168 cm。体重：60 kg。文化程度：高中。婚姻状况：丧偶。

经济情况：退休金 4 500 元/月。

性格特点：性格雷厉风行，行事果断。

家庭情况：1 个女儿，女儿在家带孙辈。

既往病史：高血压 20 年。

目前状况：近期由于脑梗从而导致右侧肢体偏瘫，目前处于康复阶段。李爷爷的吞咽功能受损，无法自行刷牙，同时由于手部活动受限，也无法自行使用牙线或口腔清洁器具。

请思考：如何为李爷爷清洁口腔？

【知识要点】

用棉球为老人清洁口腔是一种基本的口腔护理技术，通常用于无法自行刷牙或使用其他口腔清洁工具的老人；旨在去除牙齿和口腔软组织上的菌斑和食物残渣，以维护口腔卫生，预防口腔感染和牙周疾病。

【准备】

（1）养老护理师准备：衣帽整洁，修剪指甲，洗手，戴口罩。

（2）老人准备：了解用棉球清洁口腔的目的、方法、注意事项及配合要点，取安全舒适的操作体位。

（3）环境准备：安静整洁，光线充足，温度适宜。

（4）用物准备：一次性口腔护理包（含治疗碗、棉球、弯盘、弯止血钳2把、压舌板、治疗巾、纱布2张、手套）、吸水管、漱口杯、液状石蜡油或润唇膏、手电筒、温开水或口腔护理液、毛巾、生活垃圾桶、医疗垃圾桶，必要时准备开口器及口腔外用药。

【操作步骤】

1. 沟通、解释、评估

（1）核对老人基本信息，向老人解释操作的目的、方法及注意事项，取得老人的配合。

（2）对老人进行综合评估。

2. 体位

协助老人取舒适体位，头偏向养老护理师一侧，铺干净毛巾，遮盖老人前胸及右侧颌下，取弯盘摆放于老人右侧下颌角处。

3. 检查口腔

检查口腔黏膜有无出血，有无溃破。

4. 协助漱口

协助意识清醒的老人用吸水管吸水漱口，并吐至弯盘，用纸巾擦拭面颊部（意识昏迷者不可漱口）。

5. 清洁口腔

（1）擦拭牙齿外侧面：嘱咐老人闭合牙齿，左手使用压舌板撑开对侧面颊，右手持止血钳夹紧棉球从内向外纵向擦拭对侧牙齿外侧面，同样的方法擦拭近侧。

（2）擦拭牙齿内侧面：嘱咐老人张口，对侧牙齿上内侧从上往下擦拭，对侧牙齿上咬合面螺旋形擦拭，对侧牙齿下内侧从下往上擦拭，对侧牙齿下咬合面螺旋形擦拭，近侧牙齿上内侧从上往下擦拭，近侧牙齿上咬合面螺旋形擦拭，近侧牙齿下内侧面从下往上擦拭，近侧牙齿下咬合面螺旋形擦拭。

（3）注意污染棉球不得跨过清洁区。

（4）更换棉球时，老人不必保持张口姿势，避免疲劳。

（5）左手持压舌板撑开对侧面颊部，右手持止血钳夹紧棉球，弧形擦洗对侧面颊，同样的方法擦拭近侧面颊。

（6）"之"形擦洗硬腭，横擦舌面，"U"形擦洗舌下。

（7）擦拭手法正确、轻柔。

（8）擦拭应全面认真、仔细。

（9）擦洗时，棉球不可过湿，防止多余水分流入老人咽部，引起老人呛咳。

（10）每次张口擦拭时间不可过长，以20秒内为宜。

（11）擦拭上颚和舌面，位置不可太深，避免老人发生恶心呕吐。

（12）注意老人的反应及沟通交流。

6. 再次检查

（1）嘱老人再次张口，观察口腔是否擦拭干净，有无棉球遗漏在口腔内。

（2）清点棉球，确认擦洗前后数量相等。

（3）撤去弯盘，用毛巾或餐巾纸擦干口周及面部水渍。

【注意事项】

（1）昏迷老人禁止漱口，以免引起误吸。

（2）观察口腔时，对长期使用抗生素和激素的老人应注意观察口腔内有无真菌感染。

（3）擦洗时动作轻柔，特别是对凝血功能差的老人，应防止损伤出血。

（4）一个棉球只能擦拭一个部位，擦洗时需用弯止血钳夹紧棉球，勿将其遗留在口腔内。

（5）使用的棉球不可过湿，以不能挤出液体为宜，防止因水分过多造成误吸。

用棉球为老人清洁口腔操作流程及考核评分标准见表5-10。

表5-10　用棉球为老人清洁口腔操作流程及考核评分标准

项目	内容	分值	得分	备注
工作准备	操作过程中不缺用物，能满足完成整个操作（2分） 物品准备：一次性口腔护理包（内装治疗碗、棉球、弯盘、弯止血钳2把、压舌板、治疗巾、纱布2张、手套）、吸水管、漱口杯、液状石蜡油或润唇膏、手电筒、温开水或口腔护理液、毛巾、生活垃圾桶、医疗垃圾桶，必要时准备开口器及口腔外用药（2分）	4		
	环境准备：室内环境整洁、温湿度适宜、光线明亮、空气清新无异味（2分） 老人准备：老人状态良好，可以配合操作（2分） 个人准备：着装规范、洗手、戴口罩（2分）	6		

表5-10（续）

项目	内容	分值	得分	备注
沟通、解释、评估	问好、自我介绍、友好微笑、称呼恰当、举止得体、礼貌用语，选择合适话题，自然开启话题等	1		
	采用有效方法核对照护对象基本信息	1		
	对老人进行综合评估（评估项目将结合具体竞赛试题进行具体化和明确化）： 1. 全身情况：精神状态、饮食、活动能力等（2分） 2. 局部情况：口腔卫生情况、张口情况等（2分） 3. 特殊情况：有无睡前用药（2分）	6		
	1. 为老人介绍照护任务、任务目的、操作时间、关键步骤 2. 介绍需要老人注意和（或）配合的内容 3. 询问老人对沟通解释过程是否存在疑问，是否愿意配合	1		
	询问老人有无其他需求，环境和体位等是否舒适，是否可以开始操作	1		
关键操作技能	1. 取合适体位 （1）协助老人取舒适体位，头偏向养老护理师一侧（2分） （2）铺干净毛巾，遮盖老人前胸及右侧颌下（2分） （3）取弯盘摆放于老人右侧下颌角处（2分） 2. 检查口腔 检查口腔黏膜有无出血，有无溃破（4分） 3. 协助漱口 协助意识清醒的老人用吸水管吸水漱口，并吐至弯盘，用纸巾擦拭面颊部（意识昏迷者不可漱口）（4分） 4. 清洁口腔 （1）擦拭牙齿外侧面：嘱咐老人闭合牙齿，左手使用压舌板撑开对侧面颊，右手持止血钳夹紧棉球从内向外纵向擦拭对侧牙齿外侧面，同样的方法擦拭近侧（4分） （2）擦拭牙齿内侧面：嘱咐老人张口，对侧牙齿上内侧从上往下擦拭，对侧牙齿上咬合面螺旋形擦拭，对侧牙齿下内侧从下往上擦拭，对侧牙齿下咬合面螺旋形擦拭，近侧牙齿上内侧从上往下擦拭，近侧牙齿上咬合面螺旋形擦拭，近侧牙齿下内侧面从下往上擦拭，近侧牙齿下咬合面螺旋形擦拭（4分） （3）注意污染棉球不得跨过清洁区（2分） （4）更换棉球时，老人不必保持张口姿势，避免疲劳（2分） （5）左手持压舌板撑开对侧面颊部，右手持止血钳夹紧棉球，弧形擦洗对侧面颊，同样的方法擦拭近侧面颊（4分） （6）"之"形擦洗硬腭，横擦舌面，"U"形擦洗舌下（2分） （7）擦拭手法正确、轻柔（2分）	50		

表5-10(续)

项目	内容	分值	得分	备注
	(8) 擦拭应全面认真、仔细（2分） (9) 擦洗时，棉球不可过湿，防止多余水分流入老人咽部，引起老人呛咳（2分） (10) 每次张口擦拭时间不可过长，以20秒内为宜（2分） (11) 擦拭上颚和舌面，位置不可太深，避免老人发生恶心呕吐（2分） (12) 注意老人的反应及沟通交流（2分） 5. 再次检查 (1) 嘱老人再次张口，观察口腔是否擦拭干净，有无棉球遗漏在口腔内（2分） (2) 清点棉球，确认擦洗前后数量相等（2分） (3) 撤去弯盘，用毛巾或餐巾纸擦干口周及面部水渍（2分）			
健康 教育	针对本次操作中老人的沟通和健康宣教： 1. 教育方式恰当，如讲解与示范相结合（1分） 2. 语言简单易懂，尽量使用生活化语言（1分） 3. 表达准确、逻辑清晰、重点突出（1分）	3		
	在照护过程中结合老人情况开展健康教育或心理支持，要求如下： 1. 教育主题和数量合适（根据竞赛试题和比赛时长确定）（1分） 2. 表达符合老人的心理特征和理解能力（1分） 3. 结合主题提出的措施或建议：每个主题不少于3条（1分） 4. 措施或建议准确有效，符合科学和规范的要求（1分） 5. 结合老人的具体情况（如职业、性格、爱好、家庭等）（1分）	5		
评价 照护 效果	询问老人有无其他需求、是否满意（反馈），整理各项物品	1		
	记录：睡眠的时间、入睡后的表现等	2		
	遵守感染防控要求，包括废弃物处理、个人防护及手卫生等	2		
操作中 的注意 事项	1. 昏迷老人禁止漱口，以免引起误吸（1分） 2. 观察口腔时，对长期使用抗生素和激素的老人应注意观察口腔内有无真菌感染（1分） 3. 擦洗时动作轻柔，特别是对凝血功能差的老人，应防止损伤出血（1分） 4. 一个棉球只能擦拭一个部位，擦洗时需用弯止血钳夹紧棉球，勿将其遗留在口腔内（1分） 5. 使用的棉球不可过湿，以不能挤出液体为宜，防止因水分过多造成误吸（1分）	5		

表5-10（续）

项目	内容	分值	得分	备注
综合评判	操作过程中的安全性：操作流畅、安全、规范，避免老人害怕、疼痛等伤害，过程中未出现致老人于危险环境的操作动作或行为	3		
	沟通力：顺畅自然、有效沟通，表达信息方式符合老人社会文化背景，能正确理解老人反馈的信息，避免盲目否定或其他语言暴力	2		
	创新性：能综合应用传统技艺、先进技术等为老人提供所需的照护措施，解决老人问题，促进老人的健康，提升老人的幸福感	1		
	职业防护：做好自身职业防护，能运用节力原则，妥善利用力的杠杆作用，调整重心，减少摩擦力，利用惯性等方法	1		
	人文关怀：能及时关注到老人各方面的变化，能针对老人的心理和情绪做出恰当的反应，给予支持，例如不可急躁等；言行举止有尊老、敬老、爱老、护老的意识	2		
	鼓励：利用语言和非语言方式鼓励老人参与照护，加强自我管理，发挥残存功能，提升自理能力	2		
	灵活性：对临场突发状况能快速应变，能根据老人及现场条件灵活机动实施照护，具有很强的解决问题的能力	1		
合计		100		

任务十一　识别老人进食、进水困难

【教学目标】

知识目标

1. 掌握老人进食、进水困难时的处理措施。
2. 熟悉老人进食、进水困难存在的风险。
3. 了解引发老人进食、进水困难的因素。

能力目标

1. 能有效识别老人进食、进水困难。
2. 能对老人进行进食、进水困难的健康指导。

素质目标

尊重及关爱存在进食、进水困难的老人。

【案例导入】

王爷爷，现入住某养老机构。

照护评估中的基本信息：

出生年月：1945 年 6 月。身高：171 cm。体重：65 kg。文化程度：专科。婚姻状况：丧偶。

经济情况：退休金 5 500 元/月。

性格特点：性格温和，喜欢种植各种花卉和蔬菜，喜欢阅读。

家庭情况：有两个子女，一个在国外工作，另一个在外地成家立业。子女们每年会回来探望他几次，平时通过电话和视频与他保持联系。

既往病史：高血压 12 年，脑梗死后 3 年。

目前状况：最近一个月，王爷爷出现了进食和进水困难的情况。他经常抱怨食物难以下咽，喝水时也容易呛咳。护理人员观察到他进食速度明显减慢，进食量减少，体重有所下降。医生检查后发现，老人的吞咽功能受损，需要调整饮食结构，并进行吞咽功能训练。

请思考：王爷爷进食、进水存在哪些风险？如何识别其进食、进水困难？

【知识要点】

进食困难是指在进食过程中出现的一系列问题,这些问题可能影响到食物的摄取、咀嚼、咽下或通过食道的传输。进食困难可能由多种原因引起,包括口腔问题(如牙齿缺失或口腔疾病)、咽喉部问题(如感染或肿瘤)、神经肌肉功能障碍(如中风后吞咽困难)、食道疾病(如食道狭窄或炎症)等。

进水困难通常是指吞咽液体(如水、汤等)时出现的困难,它是吞咽困难的一种表现形式。进水困难可能与进食困难伴随出现,也可能是独立存在的症状。导致进水困难的原因包括神经损伤、肌肉功能障碍、解剖结构异常等。

【准备】

(1)养老护理师准备:着装规范、洗手、戴口罩。

(2)老人准备:了解配合要点,取安全舒适的操作体位。

(3)环境准备:室内环境整洁、温湿度适宜、光线明亮、空气清新无异味。

(4)用物准备:餐具、围裙或毛巾、食物、纸巾、温水、污物碗、餐桌、压舌板、手电筒、洗手液、笔、记录单。

【操作步骤】

1. 沟通、解释、评估

核对老人基本信息,向老人解释操作的目的、方法及注意事项,取得老人的配合。对老人进行综合评估。

2. 体位

协助老人取上身直立坐位,将软枕垫于老人身后,屈膝外展或盘腿。

3. 检查餐桌

检查餐桌是否完好,并在老人面前放置餐桌。

4. 餐前准备

(1)协助老人擦手。

(2)为老人颌下及胸前垫好毛巾。

(3)介绍进餐内容。

(4)养老护理师七步洗手法洗手。

(5)合理摆放餐食,符合就餐顺序。

5. 测试食物温度

使用温度计或智能测温碗测试食物温度，食物温度以 38℃～40℃为宜。

6. 协助进餐

（1）鼓励老人自行进餐。

（2）指导老人上身坐直或稍向前倾。

（3）协助老人先喝一小口水，注意询问老人感受及观察老人有无呛咳、吞咽困难等异常情况。

（4）嘱老人小口进食，细嚼慢咽，进食时不要讲话，食量以汤匙 1/3 为宜，以免发生呛咳。

（5）将汤匙递到老人手中，嘱咐或协助老人以饭、菜、汤交替的方式进食。

（6）养老护理师陪同进餐，以便及时发现老人异常进餐情况。

7. 了解老人进食、进水困难的原因

询问老人进食、进水困难的原因，如在进食过程中有无口腔咽部疼痛。

8. 检查口腔

左手拿压舌板，右手拿手电筒，检查口腔有无溃疡、龋齿、咽部红肿等情况，询问有无咀嚼、吞咽障碍。

9. 作出准确判断，采取应对措施

老人常见进食、进水困难的原因有精神心理因素、抑郁症、食物不合胃口、体位因素、痴呆、牙齿松动、口咽部疾病等。养老护理师应根据老人饮食喜好准备饭菜。如果准备的菜老人不喜欢吃，与老人沟通，向老人说明合理进餐的重要性，疏导老人的不良情绪后，协助老人继续进餐。

10. 结束进餐

协助老人漱口，引导或协助老人擦拭嘴唇，撤下毛巾后协助老人擦净双手，将餐具收拾完毕，擦净餐桌，放回原处，合理安置老人体位并叮嘱老人保持坐位 30 分钟。

【注意事项】

（1）昏迷老人禁止漱口，以免引起误吸。食物温度适宜。食物温度太高，则会发生烫伤；食物温度太低，则会引起胃部不适。

（2）老人进餐后不能立即平卧，以防止食物反流。

（3）对于咀嚼或吞咽困难的老人，养老护理师可将食物打成糊状，再协助进餐。

（4）老人进餐过程中如发生呛咳、噎食等现象，立即急救处理并通知医护人员。

识别老人进食、进水困难操作流程及考核评分标准见表 5-11。

表 5-11 识别老人进食、进水困难操作流程及考核评分标准

项目	内容	分值	得分	备注
工作准备	操作过程中不缺用物，能满足完成整个操作（2分） 物品准备：餐具、围裙或毛巾、食物、纸巾、温水、污物碗、餐桌、压舌板、手电筒、洗手液、笔、记录单（2分）	4		
	环境准备：室内环境整洁、温湿度适宜、光线明亮、空气清新无异味（2分） 老人准备：老人状态良好，可以配合操作（2分） 个人准备：着装规范、洗手、戴口罩（2分）	6		
沟通、解释、评估	问好、自我介绍、友好微笑、称呼恰当、举止得体、礼貌用语，选择合适话题，自然开启话题等	1		
	采用有效方法核对照护对象基本信息	1		
	对老人进行综合评估： 1. 全身情况：精神状态、饮食、活动能力等（2分） 2. 局部情况：肢体活动度、口腔卫生等（2分） 3. 特殊情况：有无餐前或餐后用药（2分）	6		
	1. 为老人介绍照护任务、任务目的、操作时间、关键步骤 2. 介绍需要老人注意和（或）配合的内容 3. 询问老人对沟通解释过程是否存在疑问，是否愿意配合	1		
	询问老人有无其他需求，环境和体位等是否舒适，是否可以开始操作	1		
关键操作技能	1. 变换体位 协助老人取上身直立坐位，将软枕垫于老人身后，屈膝外展或盘腿（6分） 2. 检查餐桌是否完好，并在老人面前放置餐桌（4分） 3. 餐前准备 （1）协助老人擦手（2分） （2）为老人颌下及胸前垫好毛巾（2分） （3）介绍进餐内容（2分） （4）养老护理师七步洗手法洗手（2分） （5）合理摆放餐食，符合进餐顺序（2分） 4. 测试食物温度 使用温度计或智能测温碗测试食物温度，食物温度以38℃~40℃为宜（2分） 5. 协助进餐 （1）鼓励老人自行进餐（2分） （2）指导老人上身坐直或稍向前倾（2分）	50		

表5-11（续）

项目	内容	分值	得分	备注
	（3）协助老人先喝一小口水，注意询问老人感受及观察老人有无呛咳、吞咽困难等异常情况（2分） （4）嘱老人小口进食，细嚼慢咽，进食时不要讲话，食量以汤匙1/3为宜，以免发生呛咳（2分） （5）将汤匙递到老人手中，嘱咐或协助老人以饭、菜、汤交替的方式进食（2分） （6）养老护理师陪同进餐，以便及时发现老人异常进餐情况（2分） 6. 了解老人进食、进水困难的原因（2分） 询问老人进食、进水困难的原因，如在进食过程中有无口腔咽部疼痛（2分） 7. 检查口腔 左手拿压舌板，右手拿手电筒，检查口腔有无溃疡、龋齿、咽部红肿等情况，询问有无咀嚼、吞咽障碍（2分） 8. 作出准确判断，采取应对措施 老人常见进食、进水困难的原因有精神心理因素、抑郁症、食物不合胃口、体位因素、痴呆、牙齿松动、口咽部疾病等。养老护理师应根据老人饮食喜好准备菜。如果准备的菜老人不喜欢吃，与老人沟通，向老人说明合理进餐的重要性，疏导老人的不良情绪后，协助老人继续进餐（6分） 9. 结束进餐 协助老人漱口，引导或协助老人擦拭嘴唇，撤下毛巾后协助老人擦净双手，将餐具收拾完毕，擦净餐桌，放回原处，合理安置老人体位：叮嘱老人保持坐位30分钟（4分）			
健康教育	针对本次操作中老人的沟通和健康宣教： 1. 教育方式恰当，如讲解与示范相结合（1分） 2. 语言简单易懂，尽量使用生活化语言（1分） 3. 表达准确、逻辑清晰、重点突出（1分）	3		
	在照护过程中结合老人情况开展健康教育或心理支持，要求如下： 1. 教育主题和数量合适（根据竞赛试题和比赛时长确定）（1分） 2. 表达符合老人的心理特征和理解能力（1分） 3. 结合主题提出的措施或建议：每个主题不少于3条（1分） 4. 措施或建议准确有效，符合科学和规范的要求（1分） 5. 结合老人的具体情况（如职业、性格、爱好、家庭等）（1分）	5		
评价照护效果	询问老人有无其他需求、是否满意（反馈），整理各项物品	1		
	记录：进餐的时间、进餐量、进餐速度和进餐后的表现等	2		
	遵守感染防控要求，包括废弃物处理、个人防护及手卫生等	2		

表5-11（续）

项目	内容	分值	得分	备注
操作中的注意事项	1. 昏迷老人禁止漱口，以免引起误吸。食物温度适宜。食物温度太高，则会发生烫伤；食物温度太低，则会引起胃部不适（2分） 2. 老人进餐后不能立即平卧，以防止食物反流（1分） 3. 对于咀嚼或吞咽困难的老人，养老护理师可将食物打成糊状，再协助进餐（1分） 4. 老人进餐过程中如发生呛咳、噎食等现象，立即急救处理并通知医护人员（1分）	5		
综合评判	操作过程中的安全性：操作流畅、安全、规范，避免老人害怕、疼痛等伤害，过程中未出现致老人于危险环境的操作动作或行为	3		
	沟通力：顺畅自然、有效沟通，表达信息方式符合老人社会文化背景，能正确理解老人反馈的信息，避免盲目否定或其他语言暴力	2		
	创新性：能综合应用传统技艺、先进技术等为老人提供所需的照护措施，解决老人问题，促进老人的健康，提升老人的幸福感	1		
	职业防护：做好自身职业防护，能运用节力原则，妥善利用力的杠杆作用，调整重心，减少摩擦力，利用惯性等方法	1		
	人文关怀：能及时关注到老人各方面的变化，能针对老人的心理和情绪做出恰当的反应，给予支持，例如不可急躁等；言行举止有尊老、敬老、爱老、护老的意识	2		
	鼓励：利用语言和非语言方式鼓励老人参与照护，加强自我管理，发挥残存功能，提升自理能力	2		
	灵活性：对临场突发状况能快速应变，能根据老人及现场条件灵活机动实施照护，具有很强的解决问题的能力	1		
合计		100		

任务十二　协助戴鼻饲管的老人进食、进水

【教学目标】

知识目标

1. 掌握为老人鼻饲进食、进水的注意事项。
2. 熟悉老人鼻饲饮食的操作流程。
3. 了解老人鼻饲饮食的适应症。

能力目标

1. 能准确为老人通过鼻饲进食、进水。
2. 能对老人的鼻饲管路进行日常维护。

素质目标

关爱老人，耐心细心地护理鼻饲老人。

【案例导入】

赵奶奶，现入住某养老院疗养科。

照护评估中的基本信息：

出生年月：1947 年 9 月。身高：165 cm。体重：69 kg。文化程度：小学。婚姻状况：丧偶。

经济情况：退休金 3 300 元/月，子女经济条件较好。

性格特点：性格开朗，喜欢与人交流沟通。

饮食喜好：四川人，过往爱吃辛辣刺激的食物。

家庭情况：1 个儿子，1 个孙子，1 个孙女，均在本地。

既往病史：糖尿病病史 15 年、高血压 7 年、脑卒中后 1 年。

目前状况：老人脑卒中后出现吞咽困难，依靠鼻饲供给营养，目前右侧肢体偏瘫，左侧肢体活动无力，以卧床为主，言语不利，但能够借助肢体语言进行基本交流。老人生病后觉得活着很没有意思，成为孩子们的负担，情绪消极，不愿与人交流。养老护理师需要通过鼻饲管帮助老人进食、进水并疏导其不良情绪。

请思考：如何协助赵奶奶进食、进水？

【知识要点】

鼻饲是指经鼻饲管进行饮食，多用于不适合经口腔正常饮食的病人，例如头颈咽喉部的大手术、咽喉癌或者昏迷不清醒的病人等。鼻饲一般是经单侧的鼻腔插入，一次性的硅胶鼻饲管深达胃部，根据病情和营养状况，每天少量多餐地经鼻饲管用空针注入流质饮食或肠内营养液，也可以注入水或果汁，保障正常的身体需求以维持生命。如果需要长时间留置鼻饲管，则应该定期更换，并且防止不慎脱落。

【准备】

（1）养老护理师准备：衣帽整洁，修剪指甲，洗手，戴口罩。

（2）老人准备：了解鼻饲的目的、方法、注意事项及配合要点，取安全舒适的操作体位。

（3）环境准备：安静整洁，光线充足，温度适宜。

（4）用物准备：治疗车、治疗盘、碗（内盛200毫升鼻饲液）、水杯（内盛温水）、大号推注器1个、弯盘2个、毛巾、餐巾纸、无菌纱布1块、胶布、水温计、楔形垫一个、洗手液、笔、记录单。

【操作步骤】

1. 沟通、解释、评估

与老人问好，核对老人基本信息，向老人解释操作的目的、方法及注意事项，取得老人的配合。对老人进行综合评估。

2. 体位

协助老人取半坐位，不能坐起后头偏向护理员一侧，一般为右侧位，在左侧肩背部下垫楔形垫，使身体右侧卧成30°，护理垫放置于老人胸前。

3. 进餐前准备

养老护理师再次洗手，将物品置于餐桌合适的位置，为老人垫毛巾，覆盖前胸和右侧面肩部，颌下放置弯盘再次检查鼻饲管是否固定良好，打开别针，打开鼻饲管末端纱布，鼻饲管末端放入颌下弯盘内．纱布放在垃圾桶内。

4. 检查鼻饲管是否在胃内

采用抽吸见胃液的方法确认。

（1）用推注器连接胃管末端、抽吸见胃液（正常胃液为无色半透明或微混的酸性液体）。

（2）推回胃内容物、断开连接，盖好盖帽。

（3）推注器放入餐桌弯盘内，鼻饲管末端放入颌下弯盘内。

5. 进行鼻饲

（1）抽吸 20 毫升温开水，连接鼻饲管向胃内缓慢灌注温开水，确保管道通畅。

（2）断开连接，盖好盖帽，将鼻饲管末端放入颌下弯盘。

（3）抽吸 50 毫升鼻饲液，在水杯中冲洗推注器乳头，打开鼻饲管末端。

（4）将鼻饲液缓慢注入鼻饲管，速度以 10~13 毫升/分为宜。

（5）推注完毕，断开连接，盖好鼻饲管盖帽，放入颌下弯盘内。

（6）将剩余的鼻饲液反复抽吸、推注直至全部推注完毕。

（7）每餐鼻饲量不超过 200 毫升，推注时间以 15~20 分钟为宜，两次鼻饲之间间隔不少于 2 小时。

（8）遵循无菌操作原则。

（9）注意观察并询问老人有无不适，如出现恶心、呕吐等立即停止鼻饲，并通知医护人员。

6. 鼻饲完毕

（1）从水杯中抽取适量温水，冲洗推注器内食物残渣后注入污物碗内。

（2）抽吸 50 毫升温水，连接鼻饲管末端，以脉冲式方法，冲洗鼻饲管管壁残渣。

（3）断开连接，将推注器放入餐桌弯盘内。

（4）提起鼻饲管，让鼻饲管内水分充分流入胃内。

（5）冲洗鼻饲管末端，盖好盖帽。

（6）取无菌纱布包裹好鼻饲管末端，用胶布缠绕固定在老人头部上方。

（7）撤下弯盘和毛巾，擦净老人口鼻分泌物。

（8）保持进餐体位 30 分钟后再将床放平，恢复舒适体位。

（9）鼻饲前后 30 分钟内禁止吸痰。

（10）每日晨、晚间做好口腔清洁。

7. 整理床单位

【注意事项】

（1）对长期鼻饲的老人，每日晨、晚间应做口腔清洁。

（2）对需要吸痰的老人，应在鼻饲前 30 分钟给予吸痰；鼻饲前后 30 分钟之内禁止吸痰，避免引起反流及误吸。

（3）鼻饲老人需要遵医嘱服用口服药物时，应咨询医护人员片剂是否可以研碎，经医护人员允许后研碎并溶解，再从鼻饲管推注，注意防止管道堵塞。

（4）随时观察老人鼻饲管固定处皮肤的情况，发现异常应及时通知医护人员处理。

（5）在鼻饲过程中，如果老人出现恶心、呕吐等情况应立即停止鼻饲，并立即通知医护人员。

（6）在鼻饲前，养老护理师应确定鼻饲管在老人胃内。如果抽吸胃内容物时发现胃内容物呈深棕色或有其他异常，应立即通知医护人员。

（7）每次鼻饲量不应超过200毫升，推注时间以15～20分钟为宜，两餐间隔不少于2小时。

为带鼻饲管老人进食、进水操作流程及考核评分标准见表5-12。

表5-12 为带鼻饲管老人进食、进水操作流程及考核评分标准

项目	内容	分值	得分	备注
工作准备	物品准备：碗（内盛200毫升鼻饲液）、水杯（内盛温水）、推注器1个、弯盘2个、毛巾、餐巾纸、无菌纱布1块、胶布、水温计、楔形垫1个、洗手液、笔、记录单	2		
	环境准备：室内环境整洁、温湿度适宜、光线明亮、空气清新无异味	1		
	老人准备：老人平卧于床	1		
	个人准备：着装规范、规范洗手、戴口罩	1		
沟通、解释、评估	向老人问好、自我介绍、友好微笑、称呼恰当	1		
	核对照护对象基本信息：房间号、床号、姓名、性别、年龄	3		
	与照护对象及家属建立信任关系	1		
	介绍照护任务及目的：保证摄入足够的营养、水分以维持生命，介绍操作时间（根据老人的吞咽功能和咀嚼情况而定）、关键步骤；讲解需要老人注意和（或）配合的内容，询问老人对操作过程是否存在疑问，征询老人对进餐的环境是否满意。	5		
	对老人进行综合评估： 1. 全身情况：精神状态、饮食、二便、睡眠等（1分） 2. 局部情况：肢体活动度、口腔卫生状况、评估鼻饲管插入长度是否完好、检查鼻饲管固定周围的皮肤情况、检查鼻饲管有无口腔内盘旋与折叠等（3分） 3. 特殊情况：有无餐前或随餐用药（1分）	5		
	询问老人有无其他需求（如厕等）。 询问老人是否可以开始操作	1		
关键操作步骤	1. 体位 （1）将老人床头摇起，与床水平线呈30°角（1分） （2）放下床挡，在腘窝处垫软枕或将床尾摇起成屈膝状（1分） （3）协助老人头部右侧位，在左侧肩背部下垫楔形垫，使身体右侧卧呈30°（1分） （4）注意老人的反应及充分沟通（1分）	50		

表5-12（续）

项目	内容	分值	得分	备注
	2. 检查餐桌的稳定性，并将餐桌放置在合适的位置（1分）			
	3. 进餐前准备			
	（1）养老护理师再次洗手，将物品置于餐桌合适的位置（1分）			
	（2）为老人垫毛巾，覆盖前胸和右侧面肩部，颌下放置弯盘（1分）			
	（3）再次检查鼻饲管固定是否良好（2分）			
	（4）打开别针，打开鼻饲管末端纱布（1分）			
	（5）鼻饲管末端放入颌下弯盘内，纱布放在垃圾桶内（1分）			
	4. 采用抽吸见胃液的方法检查鼻饲管是否在胃内（5分）			
	（1）用推注器连接胃管末端，抽吸见胃液（正常胃液为无色半透明或微混的酸性液体）（2分）			
	（2）推回胃内容物、断开连接、盖好盖帽（2分）			
	（3）推注器放入餐桌弯盘内，鼻饲管末端放入颌下弯盘内（1分）			
	5. 测试温度：先用水温计测试水温为38℃~40℃，然后测试鼻饲液温度为38℃~40℃（2分）			
	6. 进行鼻饲			
	（1）抽吸20毫升温开水，连接鼻饲管向胃内缓慢灌注温开水，确定管道通畅（2分）			
	（2）断开连接，盖好盖帽，将鼻饲管末端放入颌下弯盘（1分）			
	（3）抽吸50毫升鼻饲液，在水杯中冲洗推注器乳头，打开鼻饲管末端（2分）			
	（4）将鼻饲液缓慢注入鼻饲管，速度以10~13毫升/分为宜（2分）			
	（5）推注完毕，断开连接，盖好鼻饲管盖帽，放入颌下弯盘内（2分）			
	（6）将剩余的鼻饲液反复抽吸、推注直至全部推注完毕（2分）			
	（7）每餐鼻饲量不超过200毫升，推注时间以15~20分钟为宜，两次鼻饲之间间隔不少于2小时（2分）			
	（8）遵循无菌操作原则（2分）			
	（9）注意观察并询问老人有无不适，如出现恶心、呕吐等立即停止鼻饲，并通知医护人员（2分）			
	6. 鼻饲完毕			
	（1）从水杯中抽取适量温水，冲洗推注器内食物残渣后注入污物碗内（2分）			
	（2）抽吸50毫升温水，连接鼻饲管末端，以脉冲式方法，冲洗鼻饲管管壁残渣（2分）			
	（3）断开连接，将推注器放入餐桌弯盘内（1分）			
	（4）提起鼻饲管，胃管内水分充分流入胃内（1分）			
	（5）冲洗鼻饲管末端，盖好盖帽（1分）			
	（6）取无菌纱布包裹好鼻饲管末端，用胶布缠绕固定在老人头部上方（1分）			
	（7）撤下弯盘和毛巾，擦净老人口鼻分泌物（1分）			
	（8）保持进餐体位30分钟后再将床放平，恢复舒适体位（2分）			
	（9）鼻饲前后30分钟内禁止吸痰（1分）			
	（10）每日晨、晚间做好口腔清洁（1分）			
	8. 整理床单位（2分）			

表5-12(续)

项目	内容	分值	得分	备注
健康教育	针对本次操作中老人的沟通和健康宣教： 1. 尽量使用生活化语言（1分） 2. 方式与方法得当，简单易懂（1分） 3. 表述准确、逻辑清晰（1分） 4. 适合老人的需要和理解能力（1分） 5. 健康教育建议不少于3条，内容与方式恰当，结合老人的具体情况（如职业、性格、爱好、家庭等）（1分）	5		
	询问老人有无其他需求、是否满意（反馈）	1		
评价照护效果	整理各项操作物品： 1. 用流动水清洗推注器，并用开水浸泡消毒后放入碗内，上面覆盖纱布备用（1分） 2. 推注器更换频率为1次/周（1分） 3. 弯盘、智能测温碗用流动水清洗，并用开水浸泡消毒（1分） 4. 其他物品放回原处备用（1分） 5. 规范洗手（1分） 6. 记录：鼻饲的时间、鼻饲量、鼻饲速度及鼻饲后有无腹胀、腹泻等不适症状（1分）	6		
综合评判	操作过程中的安全性：操作流畅、安全、规范，避免老人害怕、疼痛等伤害，过程中未出现致老人于危险环境的操作动作或行为	1		
	沟通力：顺畅自然、有效沟通，表达信息方式符合老人的社会文化背景，能正确理解老人反馈的信息，避免盲目否定或其他语言暴力	1		
	创新性：能综合应用传统技艺、先进技术等为老人提供所需的照护措施，解决老人的问题，促进老人的健康，提升老人的幸福感	1		
	职业防护：做好自身职业防护，能运用节力原则，妥善利用力的杠杆作用，调整重心，减少摩擦力，利用惯性等方法	1		
	人文关怀：能及时关注到老人各方面的变化，能针对老人的心理和情绪做出恰当的反应，给予支持，例如不可急躁，言行举止有尊老、敬老、爱老、护老的意识	1		
	鼓励：利用语言和非语言方式鼓励老人参与照护，加强自我管理发挥残存功能，提升自理能力	1		
	灵活性：对临场突发状况能快速应变，能根据老人及现场条件灵活机动地实施照护，具有很强的解决问题的能力	1		
得分		100		

任务十三　为卧床老人进行擦浴

【教学目标】

知识目标

1. 掌握老人床上擦浴过程中的注意事项。

2. 熟悉老人床上擦浴的操作流程。

3. 了解老人床上擦浴的目的。

能力目标

能正确为老人完成床上擦浴。

素质目标

关爱老人，耐心细心地护理老人。

【案例导入】

钱奶奶，现入住某老年公寓。

照护评估中的基本信息：

出生年月：1946 年 11 月。身高：158 cm。体重：67 kg。文化程度：小学。婚姻状况：丧偶。

经济情况：过往务农，有少量积蓄，无退休金，主要依靠儿子和女儿补贴。

性格特点：性格开朗，为人豪爽。

饮食喜好：口味偏重，喜食肉类食物。

家庭情况：1 个儿子，1 个女儿，均在本地。

既往病史：糖尿病病史 12 年、冠心病病史 10 年、高血压病史 10 年、脑卒中后 8 个月。

目前状况：老人左侧肢体活动良好，右侧上肢屈曲于胸前，右侧下肢仅能抬离床面，能正常交流，长期卧床。目前，老人生活不能自理，吃饭、穿衣、沐浴、排泄等均在床上。老人因病痛折磨和经济压力，整日闷闷不乐，不愿意与人交流，对照护有抵触情绪。养老护理师今日查房闻到老人身体有异味，决定午后为老人进行床上擦浴，并疏导其不良情绪。

请思考：如何协助赵奶奶进行床上擦浴？

【知识要点】

定期为老人进行擦浴可以帮助老人保持皮肤清洁，消除疲劳感，提高舒适度，并且在擦浴过程中配合适当的手法可以达到按摩的效果，加速老人的血液循环，提高老人的新陈代谢，提高老人的睡眠质量。对不能进行淋浴或无法自主洗浴的老人，养老护理师应协助老人进行床上擦浴。

【准备】

（1）养老护理师准备：衣帽整洁，修剪指甲，洗手，戴口罩。

（2）老人准备：了解温水擦浴的目的、方法、注意事项及配合要点，取安全舒适的操作体位。

（3）环境准备：室温保持在 24℃～26℃，擦浴前关闭门窗，擦浴中注意保暖，必要时采用屏风或床帘遮挡保护老人的隐私，光线充足。

（4）用物准备：水壶 1 个、脸盆 3 个（身体、足部、会阴部）、小方巾 3 条（身体、足部、会阴部）、毛巾 2 条（足部、会阴部）、大浴巾 1 条、橡胶手套、浴液 1 瓶、一次性护理垫 2 张、清洁衣裤 1 套、暖瓶 1 个、污水桶 1 个、指甲剪、洗手液、笔、记录单。

【操作步骤】

1. 沟通、解释、评估

与老人问好，核对老人基本信息，向老人解释操作的目的、方法及注意事项，取得老人的配合。对老人进行综合评估。

2. 体位

协助老人取平卧位，可以配合操作。

3. 进行床上擦浴

（1）评估老人的情况，解释说明擦浴的要求和注意事项以取得老人的配合。

（2）准备好适合擦浴的环境，确保不会暴露老人的隐私、老人不会在擦浴过程中着凉。

（3）先进行面部、颈部的清洁，由内向外、由上至下。

（4）擦拭手臂时，注意遮挡老人的前胸，注意保暖，及时擦干水。

（5）擦拭胸部时，打开盖被，用浴巾对胸前进行遮挡，若是女性老人应注意胸部下垂褶皱处的清洁卫生。

（6）擦拭腹部时，可以采用螺旋打圈的方式进行擦拭，以促进肠胃蠕动。

（7）擦拭背臀部时，以螺旋向下的方式进行，并注意观察背臀部皮肤情况。

（8）擦拭下肢时，协助老人屈膝，观察老人是否存在不适。

（9）擦拭足部时，可以将老人足部浸泡在水中，注意清洁趾甲缝。

（10）擦洗会阴部时，女性老人应注意尿道口护理，避免出现上行感染，男性老人应注意生殖器褶皱处的清洁。

【注意事项】

（1）多人同住一室时，应隔帘遮挡。

（2）在擦浴过程中，动作要轻柔，要及时遮盖老人暴露部位，以防着凉。

（3）随时添加温水，调整水温，并更换污水。

（4）在擦洗过程中，要随时观察老人的反应，如老人出现打寒战、面色苍白等情况，应立即停止擦浴并报告。

为老人进行床上擦浴操作流程及考核评分标准见表5-13。

表5-13　为老人进行床上擦浴操作流程及考核评分标准

项目	内容	分值	得分	备注
工作准备	物品准备：水壶1个、脸盆3个（身体、足部、会阴部）、小方巾3条（身体、足部、会阴部）、毛巾2条（足部、会阴部）、大浴巾1条、橡胶手套、浴液1瓶、一次性护理垫2张、清洁衣裤1套、暖瓶1个、污水桶1个、指甲剪、洗手液、笔、记录单	2		
	环境准备：室内环境整洁、温湿度适宜，关闭门窗，必要时用屏风或床帘遮挡	1		
	老人准备：老人平卧于床，可以配合操作	1		
	个人准备：着装规范、规范洗手、并温暖双手	2		
沟通、解释、评估	向老人问好、自我介绍、友好微笑、称呼恰当	1		
	核对照护对象基本信息：房间号、床号、姓名、性别、年龄	3		
	与照护对象及家属建立信任关系	1		
	介绍照护任务及目的：可以清洁身体表面，通过对肌肤的清洗揉搓，达到消除疲劳、促进血液循环、改善睡眠、提高皮肤新陈代谢速度和增强抗病能力的目的（3分）介绍操作时间（根据操作情况而定）、关键步骤；讲解需要老人注意和（或）配合的内容（2分）	5		
	对老人进行综合评估： 1. 全身情况：精神状态、饮食、二便、睡眠等（2分） 2. 局部情况：肢体活动度、受压部位皮肤情况等（1分）	3		
	询问老人有无其他需求（如厕等）。 询问老人是否可以开始操作	1		

表5-13（续）

项目	内容	分值	得分	备注
关键操作步骤	1. 携用物至床旁（多人同住一室，用屏风或隔帘遮挡），协助老人脱去衣裤，盖好被子（1分） 2. 测试水壶内的水温为40℃～45℃，先将温水倒入水盆内，再将水盆放在床旁座椅上（1分） 3. 擦拭顺序及方法 （1）擦洗面部：将浴巾覆盖在枕巾及胸前被子上。擦拭顺序为眼、额、鼻、鼻翼两侧至唇周、面颊、颈、耳及耳后（4分） ①眼：将小方巾浸湿后拧干，横向对折，再纵向对折，用小方巾的四个角分别擦拭双眼的内眼角和外眼角（2分） ②额：清洗小方巾，拧干后裹成手套状，由中间分别向左再向右擦拭（2分） ③鼻：清洗小方巾，拧干后裹成手套状，由鼻根向鼻尖擦拭（2分） ④鼻翼两侧至唇周：清洗小方巾，拧干后裹成手套状，由鼻翼一侧向下至鼻唇部横向擦，沿一侧唇角向下再横向擦拭下颌（2分） ⑤面颊：清洗小方巾，拧干后裹成手套状，由唇角向鬓角方向擦拭，同样方法擦拭另一侧（2分） ⑥颈：清洗小方巾，拧干后裹成手套状，由中间分别向左、向右擦拭（2分） ⑦耳及耳后：清洗小方巾，拧干后裹成手套状，由上向下擦拭耳及耳后（2分） （2）擦拭手臂 ①暴露近侧手臂，将大浴巾半铺半盖于手臂上，用小方巾包手，涂上浴液，打开浴巾由前臂向上臂擦拭，擦拭后用浴巾遮盖，洗净小方巾，以同样的手法擦净手臂浴液，再用浴巾包裹擦干手臂上的水分（2分） ②以同样的手法擦拭另一侧手臂（1分） ③协助老人面向养老护理师，将浴巾对折置于床边，置脸盆于浴巾上，协助老人将手浸于脸盆中，洗净并擦干（2分） （3）擦拭胸部 ①将被子向下折叠暴露胸部，用浴巾遮盖胸部（1分） ②洗净将小方巾包裹在手上倒上浴液，打开浴巾上部，环形擦拭老人胸部。注意擦净皮肤皱褶处（如腋窝、女性乳房下垂部位），擦拭后用浴巾遮盖，洗净小方巾，以同样的手法擦净胸部浴液，再用浴巾擦干胸部水分（3分） （4）擦拭腹部 ①将盖被向下折至大腿上部，用浴巾遮盖胸腹部（1分） ②将小方巾包裹在手上，涂上浴液，打开浴巾下角向老人胸部反折，暴露老人腹部，顺时针螺旋形擦拭腹部，由上向下擦拭腹部两侧，擦拭后浴巾遮盖，洗净小方巾，以同样的手法擦净腹部浴液，再用浴巾擦干腹部水分，盖好被子，从被子内撤下浴巾（2分） （5）擦拭背臀部 ①协助老人翻身侧卧，面部朝向养老护理师，将被子向上折起，暴露背	60		

表5-13（续）

项目	内容	分值	得分	备注
	臀部，将浴巾一侧边缘铺于背臀下，向上反折遮盖背臀部（2分） ②洗净小方巾包裹在手上，倒上浴液，打开浴巾，暴露背臀部，由腰骶部沿脊柱向上擦至肩颈部，螺旋形向下擦洗背部一侧，以同样的手法擦洗另一侧，分别环形擦洗臀部，擦拭后用浴巾遮盖，洗净小方巾，以同样的手法擦净背臀部浴液，再用浴巾擦干背臀部的水分（2分） ③协助老人平卧，穿上清洁上衣，盖好被子（1分） （6）擦洗下肢 ①暴露一侧下肢，将浴巾半铺半盖于腿上（1分） ②洗净小方巾包裹在手上，倒上浴液，打开浴巾，暴露下肢，一手固定老人下肢踝部呈屈膝状，另一手由小腿向大腿方向擦洗，擦拭后用浴巾遮盖，洗净小方巾，以同样的手法擦净下肢浴液，再用浴巾擦干下肢的水分（2分） ③同法擦洗另一侧下肢（1分） （7）擦洗会阴 ①使用专用水盆，盛1/3温水（1分） ②在盖被内协助老人双腿屈膝，一手抬起老人的臀部，另一手将一次性护理垫垫于老人臀部（2分） ③暴露近侧下肢及会阴部，展开浴巾盖在近侧下肢上，远侧下肢盖好盖被保暖（2分） ④戴上橡胶手套，将专用小方巾浸湿拧干，进行擦拭：女性老人擦拭顺序为阴阜、尿道口、阴道口、肛门，边擦洗边转动小方巾，清洗毛巾后分别擦洗左右侧腹股沟部位，随时清洗毛巾，直至清洁无异味；男性老人擦拭顺序为尿道外口、阴茎、阴囊、腹股沟和肛门，随时清洗毛巾，直至清洁无异味（2分） ⑤洗净后用专用小方巾擦干会阴部（1分） ⑥撤去护理垫和浴巾，盖好被子（1分） （8）清洗足部 ①更换水盆（脚盆）和小方巾，盛装38℃~40℃温水约1/2满，将老人被子的被尾向一侧打开，暴露双足，取软枕垫在老人腘窝下支撑（2分） ②足下铺一次性护理垫，水盆放在护理垫上，将老人一只脚浸没在水中搓洗，然后抬起，涂擦浴液，并揉搓脚掌、脚背、足跟、趾缝、脚踝，将老人的脚再次浸没在水中，洗净沐浴液，用专用毛巾擦干脚部，放于被子内。以同样的手法清洗另一只脚（2分） ③撤去水盆、一次性护理垫、大浴巾（1分） ④协助老人穿好清洁裤子（1分） 4. 在擦洗过程中应随时添加热水或更换污水（1分） 5. 在擦洗过程中要注意观察老人的反应，如出现寒战、面色苍白等情况，应立即停止擦浴并报告（2分） 6. 整理床铺，为老人盖好被子拉起床挡（1分）			

表5-13(续)

项目	内容	分值	得分	备注
健康教育	针对本次操作中老人的沟通和健康宣教: 1. 尽量使用生活化语言(1分) 2. 表述准确、逻辑清晰(1分) 3. 健康教育建议不少于3条(1分) 4. 内容与方式恰当,结合老人的具体情况(如职业、性格、爱好、家庭等)(1分)	4		
评价照护效果	询问老人有无其他需求、是否满意(反馈)	1		
	整理各项操作物品: 1. 倾倒并清洗水桶、水盆(1分) 2. 衣裤、毛巾、浴巾清洗并晾干(1分) 3. 物品放回原位备用(1分)	3		
	规范洗手,记录:床上擦浴的时间、受压部位皮肤情况、老人有无异常	1		
综合评判	操作过程中的安全性:操作流畅、安全、规范,避免老人害怕、疼痛等伤害,过程中未出现致老人于危险环境的操作动作或行为	2		
	沟通力:顺畅自然、有效沟通,表达信息方式符合老人的社会文化背景,能正确理解老人反馈的信息,避免盲目否定或其他语言暴力	2		
	创新性:能综合应用传统技艺、先进技术等为老人提供所需的照护措施,解决老人的问题,促进老人的健康,提升老人的幸福感	2		
	职业防护:做好自身职业防护,能运用节力原则,妥善利用力的杠杆作用,调整重心,减少摩擦力,利用惯性等方法	1		
	人文关怀:能及时关注到老人各方面的变化,能针对老人的心理和情绪做出恰当的反应,给予支持,例如不可急躁,言行举止有尊老、敬老、爱老、护老的意识	2		
	鼓励:利用语言和非语言方式鼓励老人参与照护,加强自我管理发挥残存功能,提升自理能力	1		
	灵活性:对临场突发状况能快速应变,能根据老人及现场条件灵活 机动地实施照护,具有很强的解决问题的能力	1		
得分		100		

任务十四　为老人更换纸尿裤

【教学目标】

知识目标

1. 掌握老人更换纸尿裤的方法与流程。

2. 熟悉老人更换纸尿裤的注意事项。

3. 了解老人需要更换纸尿裤的原因。

能力目标

能协助老人顺利更换纸尿裤。

素质目标

关爱老人，耐心细心地护理老人。

【案例导入】

孙爷爷，现入住某福利院特护科。

照护评估中的基本信息：

出生年月：1939 年 1 月。身高：173 cm。体重：69 kg。文化程度：本科。婚姻状况：丧偶。

经济情况：退休金 7 200 元/月，有积蓄，

性格特点：为人开朗热情，豁达大方。

饮食喜好：喜欢喝酒，喜欢红烧肉等食物。

家庭情况：1 个儿子，1 个女儿，均在本地工作居住。

既往病史：双膝骨性关节炎病史 10 余年、高血压病史 12 年、阿尔茨海默病病史 2 年余。

目前状况：能独立平地行走，能在指导下完成床椅转移。老人时而清醒，时而糊涂，常忘事，总怀疑别人偷他的东西，每次说谁偷东西，都有板有眼的，并且不愿参加集体活动。最近，老人记忆力越来越差，常常找不到自己的房间，并出现饮水、进食呛咳、随地大小便等情况，有时还随处涂抹。近期老人的症状加重，出现小便失禁现象，只能使用纸尿裤，养老护理师为老人更换纸尿裤时老人有抵触情绪。

请思考： 如何协助孙爷爷更换纸尿裤？

【知识要点】

人的身体在衰老的过程中，消化系统和泌尿系统会出现不同程度的退化，部分老人会出现大小便失禁等情况，为维护老人的尊严，保障老人的日常生活尽可能不受到影响，引导老人使用纸尿裤是很有必要的。在使用纸尿裤的过程中，养老护理师应及时帮助老人更换纸尿裤，提高老人的舒适度，并降低泌尿系统疾病发生的概率。

养老护理师应根据老人的实际身高、体重、体态等情况，选择一款适合老人的纸尿裤，松紧度适宜，长时间穿戴不会出现勒大腿、腰围过紧的情况，也不会出现尺寸过大导致尿液、粪便漏出污染衣物、床单的情况。

【准备】

（1）养老护理师准备：衣帽整洁，修剪指甲，洗手，戴口罩。

（2）老人准备：了解更换纸尿裤的目的、方法、注意事项及配合要点，取安全舒适的操作体位。

（3）环境准备：室内环境整洁、温湿度适宜，关闭门窗，必要时备屏风。

（4）用物准备：纸尿裤、卫生纸、水壶、水盆、水温计、毛巾、手套、洗手液、笔、记录单。

【操作步骤】

1. 沟通、解释、评估

与老人问好，核对老人基本信息，向老人解释操作的目的、方法及注意事项，取得老人的配合。对老人进行综合评估。

2. 体位

协助老人取平卧位，可以配合操作。

3. 进行纸尿裤更换

（1）调整老人的体位，以平卧为主，身下垫防水布或一次性隔尿垫。

（2）将被污染的纸尿裤卷起，压在老人臀下，用湿纸巾清洁老人的外阴、肛门，如污染物过多，可在清洁后用湿毛巾进行清洗，再用干毛巾擦干水。

（3）使用护臀膏保护老人的臀部，避免出现红臀现象，并观察受压部位是否出现压疮。

（4）将被污染的纸尿裤取出后，替换进新的纸尿裤，注意臀下部分应彻底展平，避免出现褶皱增加局部压力。

（5）处理被污染的纸尿裤、毛巾、隔尿垫等物品，如衣物或床单被污染，应及时更换，同时开窗通风、更换新鲜空气。

【注意事项】

（1）更换纸尿裤时，将老人大腿内侧纸尿裤边缘整理服帖，防止侧漏。

（2）根据老人胖瘦情况选择尺寸适宜的纸尿裤。

（3）纸尿裤被污染后应及时更换，以保持皮肤清洁卫生，提高老人的舒适度，减少房间的异味。

（4）当老人患有传染性疾病时，用过的纸尿裤应作为医疗垃圾集中回收处理。

为老人更换纸尿裤操作流程及考核评分标准见表5-14。

表5-14　为老人更换纸尿裤操作流程及考核评分标准

项目	内容	分值	得分	备注
工作准备	操作过程中不缺用物，能满足完成整个操作（1分） 物品准备：纸尿裤、卫生纸、水壶、水盆、水温计、毛巾、手套、洗手液、笔、记录单（1分）	2		
	环境准备：室内环境整洁、温湿度适宜，关闭门窗，必要时用屏风遮挡	1		
	老人准备：老人状态良好，可以配合操作	1		
	个人准备：着装规范、规范洗手并温暖双手、戴口罩	2		
沟通、解释、评估	向老人问好、自我介绍、友好微笑、称呼恰当	1		
	核对照护对象基本信息：房间号、床号、姓名、性别、年龄	3		
	与照护对象及家属建立信任关系	1		
	介绍照护任务及目的：有效防止排泄物因发生侧漏而污染床单、被子，保持会阴及臀部清洁干燥，防止产生尿布疹或压疮，介绍操作时间（根据操作情况而定）、关键步骤；讲解需要老人注意和（或）配合的内容	5		
	对老人进行综合评估： 1. 全身情况：精神状态、饮食、二便、睡眠等（2分） 2. 局部情况：肢体活动度、检查纸尿裤浸湿的情况、有无异味、评估局部皮肤情况等（1分）	3		
	1. 询问老人对操作过程是否存在疑问（1分） 2. 询问老人对更换纸尿裤的环境是否满意（1分） 3. 询问老人是否可以开始操作（1分）	3		

表5-14(续)

项目	内容	分值	得分	备注
关键操作步骤	1. 测试水壶内的水温为40℃～45℃，先将温水倒入水盆内，再将水盆放在床旁座椅上（3分） 2. 打开盖被 （1）放下床挡（1分） （2）打开下身盖被，"S"形折叠至对侧，暴露下身，盖住上身保暖，在不违背原则的情况下，可采取其他方式保暖（包括但不限于调节室温、毛巾保暖等）（3分） （3）操作中注意与老人交流解释（2分） 3. 脱裤子 （2）叮嘱老人用力抬起臀部，养老护理师用双手将老人的裤腰向下拉至膝部（2分） （3）协助老人双腿伸直放在床上（1分） 4. 擦拭会阴 （1）解开纸尿裤粘扣，将前片从两腿间往后拉（1分） （2）双手戴上橡胶手套，用纸巾擦拭老人会阴部尿便污渍（2分） （3）将毛巾在水盆里浸湿并拧干（2分） （4）将毛巾折叠，为老人擦拭会阴（2分） （5）擦洗顺序正确：尿道外口、阴茎、阴囊、腹股沟、肛门（女性老人擦拭顺序由阴阜向下至尿道口、阴道口、肛门、腹股沟），边擦边转动毛巾（5分） （6）随时投洗毛巾，直至局部清洁无异味（2分） （7）观察老人会阴部皮肤情况（2分） （8）将水盆内用过的污水倒入污水桶内（1分） （9）脱下手套放在护理车下层水盆内（1分） 5. 变换体位 （1）养老护理师一手扶住老人左侧肩部，另一手扶住老人左侧臀部，翻转老人身体呈右侧卧位（3分） （2）戴上橡胶手套，将被污染的纸尿裤内面对折于臀下，再用纸巾擦拭老人臀部尿便污渍（3分） （3）将毛巾在水盆里浸湿并拧干，环形擦拭老人臀部两侧，直至清洁无异味（2分） （4）将毛巾放入水盆内，撤下被污染的纸尿裤，脱下手套放在护理车下层水盆内（2分） （5）观察老人臀部皮肤情况（2分） （6）操作中注意动作轻柔，避免拖、拉、拽（2分） （7）操作中注意与老人沟通交流（1分） 6. 更换纸尿裤 （1）辨别清洁纸尿裤前后片，将清洁纸尿裤前后两片纵向对折（紧贴皮肤面朝内），平铺于老人臀上，从两腿间将纸尿裤前片向前拉（3分） （2）协助老人呈平卧位，将前片两翼向两侧拉紧，后片粘扣粘贴于纸尿裤前片粘贴区（3分）	55		

表5-14(续)

项目	内容	分值	得分	备注
	(3) 整理老人大腿内侧纸尿裤边缘至服帖（1分） 7. 整理床铺 (1) 协助老人取舒适体位（1分） (2) 盖好被子，整理床单位（1分） (3) 拉起床挡，开窗通风（1分）			
健康 教育	针对本次操作中老人的沟通和健康宣教： 1. 尽量使用生活化语言（1分） 2. 方式与方法得当，简单易懂（1分） 3. 表述准确、逻辑清晰（1分） 4. 健康教育建议不少于3条（1分） 5. 内容与方式恰当，结合老人的具体情况（如职业、性格、爱好、家庭等）（1分）	5		
评价 照护 效果	询问老人有无其他需求、是否满意（反馈）	1		
	整理各项操作物品： 1. 投洗毛巾，刷洗水盆（1分） 2. 物品放回原位备用（2分）	3		
	规范洗手，记录：更换纸尿裤的时间、会阴部位皮肤情况、老人有无异常等	1		
综合 评判	操作过程中的安全性：操作流畅、安全、规范，避免老人害怕、疼痛等伤害，过程中未出现致老人于危险环境的操作动作或行为	2		
	沟通力：顺畅自然、有效沟通，表达信息方式符合老人的社会文化背景，能正确理解老人反馈的信息，避免盲目否定或其他语言暴力	2		
	创新性：能综合应用传统技艺、先进技术等为老人提供所需的照护措施，解决老人的问题，促进老人的健康，提升老人的幸福感	2		
	职业防护：做好自身职业防护，能运用节力原则，妥善利用力的杠杆作用，调整重心，减少摩擦力，利用惯性等方法	1		
	人文关怀：能及时关注到老人各方面的变化，能针对老人的心理和情绪做出恰当的反应，给予支持，例如不可急躁，言行举止有尊老、敬老、爱老、护老的意识	1		
	鼓励：利用语言和非语言方式鼓励老人参与照护，加强自我管理发挥残存功能，提升自理能力	1		
	灵活性：对临场突发状况能快速应变，能根据老人及现场条件灵活机动地实施照护，具有很强的解决问题的能力	1		
得分		100		

任务十五　协助卧床老人使用便盆

【教学目标】

知识目标

1. 掌握老人使用便盆的方法。
2. 熟悉老人使用便盆的流程。
3. 了解老人使用便盆的需求。

能力目标

能正确协助老人使用便盆。

素质目标

关爱老人，细致地护理老人。

【案例导入】

李爷爷，现入住某老年公寓。

照护评估中的基本信息：

出生年月：1939 年 1 月。身高：173 cm。体重：69 kg。文化程度：本科。婚姻状况：丧偶。

经济情况：退休金 8 000 元/月，有积蓄，子女经济条件好。

性格特点：性格倔强、固执、孤僻。

工作经历：事业单位干部，爱岗敬业。

饮食喜好：喜欢喝酒，喜欢红烧肉等食物。

家庭情况：1 个儿子，2 个女儿，一儿一女在本地工作居住，小女儿在国外。

既往病史：帕金森病史 10 年、高血压病史 15 年、糖尿病病史 8 年。半年前，老人活动时跌倒，导致右侧髋部骨折，经髋关节置换手术治疗后入住养老机构，持续康复训练中。

目前情况：李爷爷入住机构已 2 个月余，经康复评估能正常活动，但反应迟钝，害怕再次跌倒，不敢自行活动，导致行走、穿衣、上下床、大小便等日常生活仍需要协助。老人能正常交流，血压控制良好。因老人不敢自行行走，不愿活动，他连翻身都困难，卧床不动。现在是早上 8 点，李爷爷自述有便意，想排便，养老护理师需要协助老人使用便盆并进行心理疏导。

请思考：如何协助李爷爷顺利使用便盆？

【知识要点】

卧床老人存在床上排便的需求，通过协助老人使用便盆，可以帮助老人适应床上排便，并养成规律的排便习惯。

环境是干扰老人排便的重要因素之一，床上排便的过程需要老人从心理上接受并逐步适应，因此提供一个独立、隐蔽、安静、无异味的宽松环境可以有效缓解老人的情绪紧张或尴尬的情况，维护老人的尊严和隐私。

协助卧床老人使用便盆排便，要求养老护理师用语言和肢体语言疏导老人的不良情绪或鼓励、表扬老人，增强老人提高生活自理能力的信心，将沟通交流、安全照护、心理支持、人文关怀、职业安全与保护等贯穿于照护服务全过程。

【准备】

（1）养老护理师准备：衣帽整洁，修剪指甲，洗手，戴口罩。

（2）老人准备：了解操作的目的、方法、注意事项及配合要点，取安全舒适的操作体位。

（3）环境准备：室内环境整洁、温湿度适宜，关闭门窗，必要时备屏风。

（4）用物准备：便盆、一次性护理垫 2 张、卫生纸、必要时备温水、水盆、毛巾、笔、记录单。

【操作步骤】

1. 沟通、解释、评估

与老人问好，核对老人基本信息，向老人解释操作的目的、方法及注意事项，取得老人的配合。对老人进行综合评估。

2. 体位

协助老人取平卧位，可以配合操作。

3. 进行便盆放置

（1）协助老人取仰卧位，掀开下身盖被折向远侧。

（2）叮嘱老人配合屈膝以抬高臀部，同时一手托起老人的臀部，另一手将便盆放置于老人的臀下（便盆窄口朝向足部）。

（3）为防止尿液浸湿盖被，可在会阴上部覆盖一张一次性护理垫，然后为老人盖好盖被。

（4）调整老人的体位，以平卧为主，身下垫防水布或一次性隔尿垫。

4. 撤去便盆

（1）老人排便后，养老护理师戴手套，掀开被盖，撤下会阴上部的一次性护理垫；取卫生纸为老人擦净肛门。

（2）一只手扶稳便盆，另一只手协助老人侧卧，取出便盆放于治疗车下层，盖上便盆巾。

（3）用温水清洗肛门及会阴部，观察皮肤情况，擦干皮肤。

【注意事项】

（1）使用便盆前检查便盆是否洁净完好。

（2）协助老人排便，避免长时间暴露老人的身体，导致受凉。

（3）放置便盆时不可硬塞，以免损伤老人的皮肤。

（4）冬季便盆较凉时，可将温水倒入便盆，温暖便盆后，倒出余水，再给老人使用。

协助卧床老人使用便盆操作流程及考核评分标准见表5-15。

表 5-15　协助卧床老人使用便盆操作流程及考核评分标准

项目	内容	分值	得分	备注
工作准备	操作过程中不缺用物，能满足完成整个操作（1分） 物品准备：便盆、一次性护理垫2张、卫生纸、必要时备温水、水盆、毛巾、笔、记录单（1分）	2		
	环境准备：室内环境整洁、温湿度适宜，关闭门窗，必要时用屏风遮挡	1		
	老人准备：老人平卧，状态良好，可以配合操作	1		
	个人准备：着装规范、规范洗手并温暖双手、戴口罩	2		
沟通、解释、评估	向老人问好、自我介绍、友好微笑、称呼恰当	1		
	核对照护对象基本信息：房间号、床号、姓名、性别、年龄	3		
	与照护对象及家属建立信任关系	1		
	介绍照护任务及目的：帮助老人养成规律排便的习惯，有利于老人身体健康，介绍操作时间（根据老人排便情况而定）、关键步骤；讲解需要老人注意和（或）配合的内容	5		
	对老人进行综合评估： 1. 全身情况：精神状态、饮食、二便、睡眠等（2分） 2. 局部情况：肢体活动度、受压部位皮肤情况等（1分）	3		
	1. 询问老人对操作过程是否存在疑问（1分） 2. 询问老人对排便环境是否满意（1分） 3. 询问老人是否可以开始操作（1分）	3		

表5-15（续）

项目	内容	分值	得分	备注
关键操作步骤	1. 打开盖被 （1）放下近侧床挡（1分） （2）打开下身盖被，折向远侧，暴露下身，盖住上身保暖，在不违背原则的情况下，可采取其他方式保暖（包括但不限于调节室温、毛巾保暖等）（3分） （3）操作中注意与老人交流解释（2分） 2. 脱裤子 （1）助老人身体左倾，将裤子右侧部分向下拉至臀下，再协助老人身体右倾，将裤子左侧部分向下拉至臀下（4分） （2）协助老人双腿屈膝，再脱下裤子至膝部（2分） （3）叮嘱老人配合屈膝抬臀，同时一手托起老人骶尾部，另一手将一次性护理垫垫于老人臀下（3分） 3. 放置便盆 （1）检查便盆清洁、完好（1分） （2）再次叮嘱老人屈膝抬臀，同时一手托起老人骶尾部，另一手将便盆放置于老人臀下，便盆窄口朝向足部（3分） （3）询问老人便盆放置位置是否合适（1分） （4）询问老人有无不适（1分） （5）在会阴上覆盖一次性护理垫（2分） （6）为老人盖好盖被保暖，拉起近侧床挡（2分） （7）操作中应注意放置便盆时不可硬塞，以免损伤老人皮肤 （8）操作中注意动作轻柔，避免拖、拉、拽（3分） （9）操作中注意与老人沟通交流（1分） （10）操作中注意观察老人的反应（1分） 4. 撤去便盆 （1）放下近侧床挡（1分） （2）打开盖被，暴露下身，盖住上身保暖，在不违背原则的情况下，可采取其他方式保暖（包括但不限于调节室温、毛巾保暖等）（3分） （3）操作中注意与老人交流解释（1分） （4）撤去覆盖在会阴部的一次性护理垫（2分） （5）右手扶稳便盆，左手协助老人向左侧卧，取出便盆放于地上（3分） （6）右手取卫生纸从会阴向肛门的方向擦净肛门（2分） （7）右手将老人身下护理垫向臀下方向折叠，再将右侧裤腰部分向上拉至腰部（3分） （8）左手协助老人身体右倾，右手取出老人身下的一次性护理垫（3分） （9）右手再将裤子左侧部分向上拉至腰部（2分） 5. 整理床铺 （1）协助老人取舒适体位（2分） （2）盖好被子，拉起床挡（2分） （3）开窗通风（1分）	55		

表5-15(续)

项目	内容	分值	得分	备注
健康教育	针对本次操作中老人的沟通和健康宣教： 1. 尽量使用生活化语言（1分） 2. 表述准确、逻辑清晰（1分） 3. 适合老人的需要和理解能力（1分） 4. 健康教育建议不少于3条（1分） 5. 内容与方式恰当，结合老人的具体情况（如职业、性格、爱好、家庭等）（1分）	5		
评价照护效果	询问老人有无其他需求、是否满意（反馈）	1		
	整理各项操作物品：倾倒并冲洗、消毒便盆，晾干备用	2		
	规范洗手，记录：排便次数、形状与软硬度、颜色、内容物、气味、会阴部位皮肤情况、老人有无异常等	1		
综合评判	操作过程中的安全性：操作流畅、安全、规范，避免老人害怕、疼痛等伤害，过程中未出现致老人于危险环境的操作动作或行为	2		
	沟通力：顺畅自然、有效沟通，表达信息方式符合老人的社会文化背景，能正确理解老人反馈的信息，避免盲目否定或其他语言暴力	2		
	创新性：能综合应用传统技艺、先进技术等为老人提供所需的照护措施，解决老人的问题，促进老人的健康，提升老人的幸福感	2		
	职业防护：做好自身职业防护，能运用节力原则，妥善利用力的杠杆作用，调整重心，减少摩擦力，利用惯性等方法	2		
	人文关怀：能及时关注到老人各方面的变化，能针对老人的心理和情绪做出恰当的反应，给予支持，例如不可急躁，言行举止有尊老、敬老、爱老、护老的意识	2		
	鼓励：利用语言和非语言方式鼓励老人参与照护，加强自我管理发挥残存功能，提升自理能力	2		
	灵活性：对临场突发状况能快速应变，能根据老人及现场条件灵活机动地实施照护，具有很强的解决问题的能力	2		
得分		100		

任务十六　为老人更换一次性护理垫

【教学目标】

知识目标

1. 掌握一次性护理垫使用的方法。
2. 熟悉一次性护理垫的功能。
3. 了解一次性护理垫使用的情况。

能力目标

能在必要场景下帮老人更换一次性护理垫。

素质目标

关爱老人，细致地护理老人。

【案例导入】

张奶奶，现入住某老年公寓。

照护评估中的基本信息：

出生年月：1940 年 8 月。身高：160 cm。体重：61 kg。文化程度：本科。婚姻状况：丧偶。

经济情况：退休金 8 000 元/月，有积蓄，子女经济条件好

性格特点：性格开朗热情、喜欢与人聊天。

兴趣爱好：弹钢琴、唱歌。

饮食喜好：糖包子、红烧鱼、回锅肉、喝咖啡、喝茶。

家庭情况：1 个儿子，2 个女儿，均本地工作居住。

既往病史：高血压病史 10 年、糖尿病病史 5 年，3 个月前突发脑卒中。

目前情况：老人左侧肢体活动良好，右侧肢体活动不灵，在协助下能勉强坐立，以卧床为主，能正常交流。目前，老人大小便失禁，需要使用一次性护理垫。老人因使用一次性护理垫感到很自卑，情绪不佳，对照护有抵触情绪。养老护理师需要为老人进行心理疏导并更换一次性护理垫。

请思考： 如何协助张奶奶更换一次性护理垫？

【知识要点】

部分老人存在尿失禁或意识不清的情况，为保护床单、被褥不被污染，必要时应为老人使用一次性护理垫。当老人无法控制尿液时，一次性护理垫能够起到一定的作用，保障老人卧床时的舒适度。

养老护理师应选择适合老人尺寸的护理垫，并加强巡视，一旦护理垫被污染，就应及时为老人更换，并观察老人尿液的情况。

【准备】

（1）养老护理师准备：衣帽整洁，修剪指甲，洗手，戴口罩。

（2）老人准备：了解操作的目的、方法、注意事项及配合要点，取安全舒适的操作体位。

（3）环境准备：室内环境整洁、温湿度适宜，关闭门窗，必要时备屏风。

（4）用物准备：一次性护理垫 1 张、水壶、水盆 2 个、污水桶、毛巾、橡胶手套、洗手液、笔、记录单。

【操作步骤】

1. 沟通、解释、评估

与老人问好，核对老人基本信息，向老人解释操作的目的、方法及注意事项，取得老人的配合。对老人进行综合评估。

2. 体位

协助老人取平卧位，可以配合操作。

3. 更换一次性护理垫

（1）关好门窗、床帘，保护老人的隐私。

（2）协助老人改变体位至侧卧位。

（3）反折被污染的护理垫，并用湿毛巾对老人的背部、臀部、会阴部进行清洁。

（4）将清洁的护理垫放置于老人身下，并拉平护理垫。

（5）整理好床单，注意保暖。协助老人取仰卧位，掀开下身盖被折向远侧。

【注意事项】

（1）每隔 2 小时查看一次性护理垫浸湿情况，根据一次性护理垫锁水能力及表层干爽度选择是否进行更换，防止产生尿布疹或压疮。

（2）更换一次性护理垫时，应关闭门窗、动作轻稳，避免老人受凉。

（3）一次性护理垫被污染时，应及时更换，增加老人的舒适感，减少房间异味。

（4）当老人患有传染性疾病时，被污染的一次性护理垫应作为医疗垃圾集中回收处理。

为老人更换一次性护理垫操作流程及考核评分标准见表 5-16。

表 5-16　为老人更换一次性护理垫操作流程及考核评分标准

项目	内容	分值	得分	备注
工作准备	操作过程中不缺用物，能满足完成整个操作（1分） 物品准备：一次性护理垫 1 张、水壶、水盆 2 个、污水桶、毛巾、橡胶手套、洗手液、笔、记录单（1分）	3		
	环境准备：室内环境整洁、温湿度适宜，关闭门窗，必要时用屏风遮挡	1		
	老人准备：老人意识清醒，状态良好，可以配合操作	1		
	个人准备：着装规范、规范洗手、戴口罩	2		
沟通、解释、评估	向老人问好、自我介绍、友好微笑、称呼恰当	2		
	核对照护对象基本信息：房间号、床号、姓名、性别、年龄	3		
	与照护对象及家属建立信任关系	1		
	介绍照护任务及目的：有效防止排泄物因发生侧漏而污染床单、被子，保持会阴及臀部清洁干燥，防止产生尿布疹或压疮，介绍操作时间（根据老人具体情况而定）、关键步骤；讲解需要老人注意和（或）配合的内容	5		
	对老人进行综合评估： 1. 全身情况：精神状态、饮食、二便、睡眠等（2分） 2. 局部情况：肢体活动度、检查护理垫浸湿的情况、有无异味、皮肤情况等（2分）	4		
	1. 询问老人对操作过程是否存在疑问（1分） 2. 询问老人对操作环境是否满意（1分） 3. 询问老人是否可以开始操作（1分）	3		

表5-16(续)

项目	内容	分值	得分	备注
关键操作步骤	1. 将水壶内温水倒入水盆内，测量水温在40℃~45℃为宜，再将水盆放在床旁座椅上（2分） 2. 打开盖被 （1）放下床挡（1分） （2）打开下身盖被，"S"形折叠至对侧，暴露下身，盖住上身保暖，在不违背原则的情况下，可采取其他方式保暖（包括但不限于调节室温、毛巾保暖等）（3分） （3）操作中注意与老人交流解释（2分） 3. 擦洗会阴 （1）双手戴上橡胶手套，将毛巾在水盆里浸湿并拧干（2分） （2）将毛巾折叠，为老人擦拭会阴（2分） （3）擦洗顺序正确：由阴阜向下至尿道口、阴道口、肛门（男性老人擦洗顺序为尿道外口、阴茎、阴囊、腹股沟、肛门），边擦边转动毛巾，洗净毛巾后分别擦洗两侧腹股沟（5分） （4）随时投洗毛巾，直至局部清洁、无异味（2分） （5）观察老人会阴部皮肤情况（2分） （6）将水盆内用过的污水倒入污水桶（1分） （7）脱下手套放在护理车下层水盆内（1分） 4. 协助变换体位 （1）养老护理师一手扶住老人左侧肩部，另一手扶住老人左侧臀部，翻转老人身体呈右侧卧位（4分） （2）观察老人臀部皮肤情况（2分） （3）操作中注意动作轻柔，避免拖、拉、拽（2分） （4）操作中注意与老人沟通交流（2分） 5. 擦洗臀部 （1）将水壶内清洁温水倒入水盆内，双手戴上橡胶手套，将毛巾在水盆里浸湿并拧干（2分） （2）环形擦拭臀部两侧，直至清洁无异味（2分） （3）将毛巾放入水盆内（1分） （4）观察老人臀部皮肤情况（1分） （5）脱下手套放在护理车下层水盆内（1分） 6. 更换一次性护理垫 （1）将身下被污染的一次性护理垫向侧卧方向折叠（2分） （2）将清洁的一次性护理垫一半平铺，一半卷折，垫于老人臀下（2分） （3）翻转老人呈平卧位，轻抬近侧臀部，撤下被污染的一次性护理垫放入专用污物桶（2分） （4）拉平清洁的一次性护理垫（1分） 7. 整理床铺 （1）协助老人取舒适体位（1分） （2）盖好被子，整理床单位（1分） （3）拉起床挡，开窗通风（1分）	50		

表5-16(续)

项目	内容	分值	得分	备注
健康教育	针对本次操作中老人的沟通和健康宣教： 1. 尽量使用生活化语言（1分） 2. 方式与方法得当，简单易懂（1分） 3. 表述准确、逻辑清晰（1分） 4. 健康教育建议不少于3条（1分） 5. 内容与方式恰当，结合老人的具体情况（如职业、性格、爱好、家庭等）（1分）	5		
评价照护效果	询问老人有无其他需求、是否满意（反馈）	1		
	整理各项操作物品：倾倒并冲洗、消毒便盆，晾干备用	2		
	规范洗手 记录：排便次数、性状与软硬度、颜色、内容物、气味、会阴部位皮肤情况、老人有无异常等	3		
综合评判	操作过程中的安全性：操作流畅、安全、规范，避免老人害怕、疼痛等伤害，过程中未出现致老人于危险环境的操作动作或行为	2		
	沟通力：顺畅自然、有效沟通，表达信息方式符合老人的社会文化背景，能正确理解老人反馈的信息，避免盲目否定或其他语言暴力	2		
	创新性：能综合应用传统技艺、先进技术等为老人提供所需的照护措施，解决老人的问题，促进老人的健康，提升老人的幸福感	2		
	职业防护：做好自身职业防护，能运用节力原则，妥善利用力的杠杆作用，调整重心，减少摩擦力，利用惯性等方法	2		
	人文关怀：能及时关注到老人各方面的变化，能针对老人的心理和情绪做出恰当的反应，给予支持，例如不可急躁，言行举止有尊老、敬老、爱老、护老的意识	2		
	鼓励：利用语言和非语言方式鼓励老人参与照护，加强自我管理发挥残存功能，提升自理能力	2		
	灵活性：对临场突发状况能快速应变，能根据老人及现场条件灵活机动地实施照护，具有很强的解决问题的能力	2		
得分		100		

任务十七 为卧床老人翻身

【教学目标】

知识目标

1. 掌握预防压力性损伤的基本流程步骤以及注意事项。

2. 识别引起老人压力性损伤的因素。

3. 了解压力性损伤的分期。

能力目标

1. 能准确为老人翻身以预防压力性损伤。

2. 能对老人进行预防压力性损伤的健康指导。

素质目标

关爱老人以及提供安全、有效护理的责任感。

【案例导入】

王爷爷，现入住某养老机构。

照护评估中的基本信息：

出生年月：1950 年 2 月。身高：165 cm。体重：70 kg。文化程度：高中。婚姻状况：丧偶。

经济情况：退休金 5 000 元/月。

性格特点：性格孤僻，喜欢独处。

家庭情况：无儿女。

既往病史：高血压 10 年。

目前状况：脑梗导致左侧肢体偏瘫，目前处于康复阶段。王爷爷的左侧肢体偏瘫，左下肢肌力 1 级，左上肢肌力 4 级，活动受限。为防止王爷爷长期卧床出现压力性损伤，现请养老护理师帮助王爷爷翻身。

请思考：养老护理师如何为王爷爷翻身？翻身的频率如何？

【知识要点】

老人翻身是预防压力性损伤至关重要的措施。建议每隔两小时协助老人翻身，这样可使骨隆突部位轮流承受身体重量，从而减少对组织的压力。

1. 床上被动翻身

（1）向患侧翻身

①若病人肢体力量较好，养老护理师可指导老人用健侧手握住患侧手，患手拇指压在健侧拇指上。健侧肢体屈曲，用脚蹬床面，用健侧上、下肢的力量，带动患侧上、下肢左右摆动，将患侧整体翻身至床中线位置。

②若病人肢体力量较差，养老护理师应协助老人用健侧手托住患侧手肘，并放于胸前；协助老人用健侧下肢屈曲，健足踩在床面上；养老护理师一手扶住老人肩部，另一手扶住老人髋部翻转老人呈患侧卧位。

（2）向健侧翻身

①若病人健侧肢体力量较好，养老护理师可指导老人用健侧手握住患侧手，患手拇指压在健侧拇指上。双下肢屈膝 90 度，将健侧脚置于患侧腿下，用健侧脚钩住患侧脚踝，用健侧上、下肢的力量，带动患侧上、下肢左右摆动，将健侧整体翻身至床中线位置。

②若病人肢体力量较差，养老护理师可协助老人用健侧手托住患侧手肘，并放于胸前；协助老人用健侧脚钩住患侧脚踝，双下肢屈曲，健足踩在床面上；一手扶住老人肩部，另一手扶住老人髋部翻转老人呈健侧卧位。

2. 床上协助翻身

（1）一人协助对侧翻身法

将老人肩部、腰部及臀部移向养老护理师侧床沿，再将双下肢移近并曲膝。一手托肩，一手托膝，轻轻将老人转向对侧，使老人转向对侧。

（2）两人协助对侧翻身法

操作者站在床的同一侧，一人托住老人颈肩部和腰部，另一人托住老人臀部和膝下部，两人同时将老人移向近侧；分别托扶老人的肩、腰、臀和膝等部位，轻轻将老人转向对侧。

【准备】

（1）养老护理师准备：衣帽整洁，修剪指甲，洗手，戴口罩。

（2）老人准备：评估老人的身体状况，确保适合翻身，更换体位。

（3）环境准备：安静整洁，光线充足，温度适宜。

（4）用物准备：软枕 5 个。

【操作步骤】

1. 沟通与解释、评估

（1）核对老人基本信息，向老人解释操作的目的、方法及注意事项，取得老人的配合。

（2）对老人进行综合评估，评估老人肌力、肢体活动度、皮肤情况等。

2. 翻身、摆体位

根据患者实际情况，选择合适的方式翻身、翻身后的体位。

（1）放下床挡，打开盖被，"S"形折叠对侧或床尾，将头部和枕头移向左侧。

（2）协助老人向对侧移位，协助老人用健侧手托住患侧手肘，并放于胸前。协助老人用健侧下肢屈曲，健足踩在床面上，养老护理师一手扶住老人肩部，另一手扶住老人髋部翻转老人向右侧卧位。

（3）将老人向右侧整体翻身至床中线位置，在老人背后放大软枕，使老人身体略后仰靠在枕头上，身体放松。

（4）将老人患侧上肢向前平伸放在软枕上，与身体呈 $80° \sim 90°$ 角，肘关节尽量伸直，手指张开，手心向上，右侧肘部下垫一软枕。

（5）将老人健侧上肢自然放于身上，在左上臂与左胸部之间垫一软枕。

（6）老人患侧下肢髋部伸展，微屈膝，分别在左、右小腿下垫软枕，保持体位稳定。

（7）整理老人衣服，盖好盖被，拉好床挡。

3. 再次检查

体位是否固定，背部、两膝、肩胛、胸前之间软枕是否在位。

4. 评价

老人翻身时操作是否流畅、安全、规范，翻身后舒适度是否提高，有无出现压力性损伤。

5. 健康教育

讲解翻身的注意事项。

【注意事项】

（1）在翻身操作时，务必确保动作轻柔、稳定。动作需轻柔，选择有弹性和透气性的床垫，确保头部得到舒适支撑，保持皮肤干燥清洁，更换体位。

（2）注意观察老人的反应，随时询问是否感到不适，及时调整操作手法和频率，避免给老人带来不必要的疼痛和不适。

（3）保持老人的身体清洁干燥，及时更换床单、衣物等，避免潮湿和污染导致的皮肤问题。

（4）对于已出现压力性损伤的老人，需要更加谨慎地进行翻身操作，以免加重损伤程度。

（5）对于肌力较差或无法配合翻身的老人，可以采用其他辅助器具或方法，如使用翻身垫、抬高床头等，以提高翻身的效率和安全性。

为卧床老人翻身以预防压力性损伤操作流程及考核评分标准见表5-17。

表 5-17　为卧床老人翻身以预防压力性损伤操作流程及考核评分标准

项目	内容	分值	得分	备注
工作准备	1. 口头汇报；简述情境、老人照护问题和任务等	2		
	2. 口头汇报，物品准备齐全：5 个软枕	3		
	3. 操作过程中关注环境准备情况，包括温湿度适宜，光线明亮，空气清新	3		
	4. 操作过程中注意老人准备——老人状态良好，可以配合操作	3		
	5. 环境准备：环境整洁，温度适宜	3		
	6. 做好个人准备：着装整齐，用"七步洗手法"洗净双手	3		
	7. 携用物至老人床旁	3		
操作准备	1. 核对、介绍沟通：核对老人身份，为老人介绍照护任务、任务目的、操作时间、关键步骤、介绍需要老人注意和（或）配合的内容，询问老人睡眠状态、是否有便意，询问老人对沟通解释过程是否存在疑问、有无其他需求、环境体位是否舒适、是否愿意配合等	5		
	评估： （1）全身情况：精神状态、饮食、二便、睡眠等（2分） （2）局部情况：肌力、肢体活动度、皮肤情况等（2分） （3）特殊情况：针对本情境可能存在的情况（2分）	6		
操作步骤	翻身、摆体位： 根据患者实际情况，选择合适的方式翻身、翻身后的体位（5分） （1）放下床挡，打开盖被，"S"形折叠对侧或床尾，将头部和枕头移向左侧（4分） （2）协助老人向对侧移位，协助老人用健侧手托住患侧手肘，并放于胸前；协助老人用健侧下肢屈曲，健足踩在床面上；一手扶住老人肩部，另一手扶住老人髋部翻转老人向右侧卧位（5分） （3）将老人向右侧整体翻身至床中线位置，在老人背后放大软枕，使老人身体略后仰靠在枕头上，身体放松（4分） （4）将老人患侧上肢向前平伸放在软枕上，与身体成 80~90 度角，肘关节尽量伸直，手指张开，手心向上，右侧肘部下垫一软枕（4分） （5）将老人健侧上肢自然放于身上，在左上臂与左胸部之间垫一软枕（4分） （6）老人患侧下肢髋部伸展，微屈膝，分别在左、右小腿下垫软枕，保持体位稳定，（5分） （7）整理老人衣服，盖好盖被，拉好床挡（4分）	35		

表5-17（续）

项目	内容	分值	得分	备注
健康教育	1. 针对本次照护任务，进行注意事项的教育： （1）讲解与示范相结合，重点提示，尽量使用生活化语言（2分） （2）方式方法得当，简单移动（2分） （3）表达准确，逻辑清晰（2分）	6		
	2. 在照护过程中结合老人情况开展健康教育，如疾病预防和康复、健康生活方式等（根据实际情况调整）： （1）主题合适（2分） （2）突出重点（2分） （3）适合老人的需要和理解能力（2分） （4）内容方式恰当，结合老人的具体情况（如职业、性格、爱好、家庭等）（2分）	8		
评价照护效果	1. 询问老人有无其他需求、是否满意（反馈）整理各项物品	2		
	2. 记录（不漏项，包括评估阳性结果、主要措施及异常情况等）	2		
	3. 遵守感染控制和管理要求，包括废物处理、个人防护及手卫生	2		
综合评判	1. 操作过程中的安全性：操作流畅、安全、规范，过程中未出现致老人于危险环境的操作动作和行为	2		
	2. 沟通力：顺畅自然、有效沟通，表达信息方式符合老人社会文化背景，能正确理解老人反馈的信息	2		
	3. 创新性：能综合运用传统技艺、先进技术等为老人提高所需的照护措施，解决老人问题，促进老人的健康，提升老人的幸福感	2		
	4. 职业防护：做好自身职业防护，能运用节力原则	2		
	5. 人文关怀：能及时关注到老人各方面的变化，能针对老人的心理和情绪做出恰当的反应，给予支持；言行举止有尊老、敬老、爱老、护老的意识	2		
	6. 激励：利于语言和非语言方式激励老人自我参与，加强自我管理，发挥残存功能	2		
	7. 灵活性：对临场突发状况能快速应变，能根据老人及现场条件灵活机动实施照护，具有很强的解决问题的能力	2		
得分		100		

第六章　基础照护

任务一　为老人翻身叩背排痰

【教学目标】

知识目标

1. 掌握翻身叩背排痰基本流程与步骤。

2. 熟悉翻身叩背排痰的适应症与注意事项。

3. 了解引起排痰困难的因素。

能力目标

1. 能根据老人的身体情况及肢体残存的功能选择合适的扣背力度为老人翻身叩背排痰。

2. 能对老人翻身叩背排痰进行健康指导。

素质目标

关爱老人以及提供安全、有效护理的责任感。

【案例导入】

刘奶奶，现入住某养老机构。

照护评估中的基本信息：

出生年月：1934 年 2 月。年龄：90 岁。身高：150 cm。体重：44 kg。文化程度：小学。婚姻状况：丧偶。

经济情况：退休金 3 000 元/月。

性格特点：性格雷厉风行，行事果断。

家庭情况：无儿女。

既往病史：慢性肺阻塞疾病 20 年，哮喘伴慢性支气管炎 10 余年。

目前状况：哮喘伴慢性支气管炎，咳嗽咳黄色黏痰，意识清醒，因身体虚弱无法下床，今日刘奶奶表示咳嗽无力无法咳出痰液。

请思考： 应该如何进行照护呢？该如何对刘奶奶进行健康指导？

【知识要点】

叩击指用手叩打胸背部，借助振动，使分泌物松脱而排出体位。清除呼吸道分泌物的技术除了背部叩击，还有有效咳嗽；体位引流，吸痰。清除呼吸道分泌物的目的是保持呼吸道通畅；促进呼吸功能，改善肺通气；预防并发症的发生。

【准备】

（1）养老护理师准备：衣帽整洁，修剪指甲，洗手，戴口罩。

（2）老人准备：评估老人的身体状况，确保适合翻身，更换体位。

（3）环境准备：安静整洁，光线充足，温度适宜。

（4）用物准备：软枕 5 个、一次性治疗巾 1 张、弯盘 1 个、卫生纸 1 卷、黄色垃圾袋。

【操作步骤】

1. 沟通、解释、评估

（1）核对老人基本信息，向老人解释操作的目的、方法及注意事项，取得老人的配合。

（2）对老人进行综合评估，评估老人肌力、肢体活动度、皮肤情况等。

2. 翻身、摆体位

（1）放下床挡，打开盖被，"S"形折叠对侧或床尾。

（2）养老护理师协助老人用健侧手托住患侧手肘，并放于胸前；协助老人用健侧下肢屈曲，健足踩在床面上；一手扶住老人肩部，另一手扶住老人髋部翻转老人，将头部和枕头移向左侧、协助老人向对侧移位。

（3）将老人向右侧整体翻身至床中线位置，在老人背后放大软枕，使老人身体略后仰靠在枕头上，身体放松；将老人患侧上肢向前平伸放在软枕上，与身体成 80~90 度角，肘关节尽量伸直，手指张开，手心向上；右侧肘部下垫一软枕，将老人健侧上肢自然放于身上，在左上臂与左胸部之间垫一软枕。

（4）老人患侧下肢髋部伸展，微屈膝，分别在左、右小腿下垫软枕，保持体位稳定，盖好盖被，折好被筒。

3. 叩背

（1）铺巾、置盘、检查背部皮肤，在老人口部下方铺一次性治疗巾、放置弯盘，检查背部皮肤有无破损。

（2）背部叩击从背部第十肋向上至肩部进行，两侧交替；五指并拢呈弓形，掌心与手指成120°角；由下至上，由两侧到中央，有节律地叩击老人背部；叩击的相邻部位应重叠1/3，力量中等，以老人耐受为准；每分钟叩击120~180次，持续3~6分钟，每天叩击3~5次；叩击时注意避开双肾、骨隆突处、脊柱、心脏等区域；叩击的同时嘱咐老人用力深吸气后再屏气，并用力将痰液咳出。

（3）擦拭：擦去老人口周痰。

（4）撤盘整理：撤去一次性治疗巾、弯盘，恢复舒适体位，整理床单位，支起床挡。

4. 评价

老人翻身扣背时，避免长时间暴露老人的身体，导致老人受凉；注意老人痰液是否咳出，舒适度是否提高。

5. 健康教育

讲解翻身的注意事项。

【注意事项】

（1）在进行翻身叩背排痰操作时，务必保持动作轻柔、协调，避免过度用力造成老人身体的不适或损伤。同时，要密切观察老人的反应，如有不适或疼痛，应立即停止操作并寻求帮助。

（2）叩背时，力度要适中，避免过于强烈或过于轻柔。过强的叩击可能导致老人疼痛或不适，而力度不足则可能无法有效促进痰液排出。养老护理师应根据老人的具体情况和感受，灵活调整叩击力度。

（3）在操作过程中，要注意保护老人的隐私和尊严，尊重他们的个人意愿和感受。同时，要保持环境整洁、安静，为老人创造一个舒适、安全的照护环境。

（4）健康教育是翻身叩背排痰操作的重要组成部分。养老护理师应向老人及其家属讲解翻身叩背排痰的目的、方法、注意事项以及预防呼吸道感染的相关知识，帮助他们掌握正确的照护技巧，提高自我照护能力。

（5）在进行翻身叩背排痰操作时，养老护理师应与医生保持良好的沟通协作，共同制定个性化的照护计划，确保老人的照护需求得到全面满足。

为老人翻身叩背排痰操作流程及考核评分标准见表6-1。

表 6-1　为老人翻身叩背排痰操作流程及考核评分标准

项目	内容	分值	得分	备注
工作准备	1. 口头汇报；简述情境、老人照护问题和任务等	2		
	2. 口头汇报，物品准备齐全	3		
	3. 操作过程中关注环境准备情况，包括温湿度适宜，光线明亮，空气清新	3		
	4. 操作过程中注意老人准备——老人状态良好，可以配合操作	3		
	5. 环境准备：环境整洁，温度适宜	3		
	6. 做好个人准备：着装整齐，用"七步洗手法"洗净双手	3		
	7. 携用物至老人床旁	3		
操作准备	1. 核对、介绍沟通：核对老人身份，为老人介绍照护任务、任务目的、操作时间、关键步骤、介绍需要老人注意和（或）配合的内容，询问老人睡眠状态、是否有便意，询问老人对沟通解释过程是否存在疑问、有无其他需求、环境体位是否舒适、是否愿意配合等	5		
	2. 评估： （1）全身情况：精神状态、饮食、二便、睡眠等（1分） （2）局部情况：肌力、肢体活动度、皮肤情况等（1分） （3）特殊情况：针对本情境可能存在的情况（1分）	3		
操作步骤	翻身、摆体位： （1）放下床挡，打开盖被，"S"形折叠对侧或床尾，将头部和枕头移向左侧、协助老人向对侧移位（5分） （2）操作中，注意保暖，避免老人受凉，将老人向右侧整体翻身至床中线位置，在老人右颈肩部垫一小软枕。右侧肘部下垫一软枕（5分） （3）在左上臂与左胸部之间垫一软枕。分别在左、右小腿下垫软枕。盖好盖被，折好被筒（5分） 铺巾、置盘、检查背部皮肤，老人口部下方铺一次性治疗巾、放置弯盘，检查背部皮肤有无破损（5分） 扣背： （1）背部叩击从背部第十肋向上至肩部进行，两侧交替；五指并拢呈弓形，掌心与手指成120°角；（3分） （2）由下至上，由两侧到中央，有节律地叩击老人背部；叩击的相邻部位应重叠1/3，力量中等，以老人耐受为准；每分钟叩击120~180次，持续3~6分钟，每天叩击3~5次；（10分） （3）叩击时注意避开双肾、骨隆突处、脊柱、心脏等区域；叩击的同时嘱咐老人用力深吸气后再屏气，并用力将痰液咳出（5分） 4. 擦拭：擦去老人口周痰液（2分） 5. 撤盘整理：撤去一次性治疗巾、弯盘，恢复舒适体位，整理床单位，支起床挡（2分）	42		

表6-1（续）

项目	内容	分值	得分	备注
健康教育	1. 针对本次照护任务，进行注意事项的教育： （1）讲解与示范相结合，重点提示，尽量使用生活化语言（2分） （2）方式方法得当，简单移动（1分） （3）表达准确，逻辑清晰（1分）	4		
	2. 在照护过程中结合老人情况开展健康教育，如疾病预防和康复、健康生活方式等（根据实际情况调整）： （1）主题合适（1分） （2）突出重点（1分） （3）适合老人的需要和理解能力（1分） （4）内容方式恰当，结合老人的具体情况（如职业、性格、爱好、家庭等）（3分）	6		
评价照护效果	1. 询问老人有无其他需求、是否满意（反馈）整理各项物品	2		
	2. 记录（不漏项，包括评估阳性结果、主要措施及异常情况等）	2		
	3. 遵守感染控制和管理要求，包括废物处理、个人防护及手卫生	2		
注意事项	1. 操作过程中的安全性：操作流畅、安全、规范，过程中未出现致老人于危险环境的操作动作和行为	2		
	2. 沟通力：顺畅自然、有效沟通，表达信息方式符合老人社会文化背景，能正确理解老人反馈的信息	2		
	3. 创新性：能综合运用传统技艺、先进技术等为老人提高所需的照护措施，解决老人问题，促进老人的健康，提升老人的幸福感	2		
	4. 职业防护：做好自身职业防护，能运用节力原则	2		
	5. 人文关怀：能及时关注到老人各方面的变化，能针对老人的心理和情绪做出恰当的反应，给予支持；言行举止有尊老、敬老、爱老、护老的意识	2		
	6. 激励：利于语言和非语言方式激励老人自我参与，加强自我管理，发挥残存功能	2		
	7. 灵活性：对临场突发状况能快速应变，能根据老人及现场条件灵活机动实施照护，具有很强的解决问题的能力	2		
得分		100		

任务二　使用热水袋为老人保暖

【教学目标】

知识目标

1. 掌握使用热水袋为老人保暖的基本流程与步骤。
2. 熟悉热水袋使用的适应症与注意事项。
3. 了解引起老人寒冷的因素。

能力目标

1. 能根据老人的身体情况正确使用热水袋为其保暖。
2. 能对老人身体保暖做健康指导。

素质目标

关爱尊敬老人以及提供安全、有效护理的责任感。

【案例导入】

李爷爷，现入住某养老机构。

照护评估中的基本信息：

出生年月：1944 年 6 月。身高：155 cm。体重：54 kg。文化程度：初中。婚姻状况：丧偶。

经济情况：退休金 3 000 元/月。

性格特点：性格大大咧咧，平易近人。

家庭情况：无儿女。

既往病史：患冠心病多年，10 年前发生脑卒中瘫痪。

目前状况：李爷爷，长期卧床，生活不能自理，能交流。今晚睡觉前，养老护理师巡视，李爷爷自述双脚发凉，测量体温无发热。报告医生，考虑是近日天气较冷，老人微循环变差所引起。

请思考： 如何为李爷爷进行热水袋保暖技能操作？该如何对李爷爷进行健康指导？

【知识要点】

使用热水袋是冬天里常用的保暖方式之一。热水袋除了能起到保暖的作用，还能解痉、止痛、让老人的身体更舒适。

【准备】

（1）养老护理师准备：衣帽整洁，修剪指甲，洗手，戴口罩。

（2）老人准备：评估老人的身体状况，确保适合翻身，更换体位。

（3）环境准备：安静整洁，光线充足，温度适宜。

（4）用物准备：热水袋 1 个、袋套 1 个、热水壶 1 把（内装 50℃~60℃热水）、透明量杯 1 个、水温计 1 支、毛巾 1 条等；必要时准备加厚盖被或毛毯 1 条。

【操作步骤】

1. 沟通与解释

核对老人基本信息，向老人解释操作的目的、方法及注意事项，取得老人的配合。

2. 评估

对老人进行综合评估，包括精神状态、肢体活动度、皮肤情况等。

3. 操作过程

（1）测试水温：将热水倒入量杯内，测量水温。

（2）灌装热水袋：检查热水袋完好无损，一手提起热水袋袋口，另一手持量杯将热水缓慢灌入热水袋内，至 1/2~2/3。

（3）排气：排尽袋内空气，旋紧螺旋塞。

（4）擦干热水袋：用毛巾擦干热水袋及袋口水痕并检查袋口无漏水。

（5）装入袋套：将热水袋装入袋套内，系紧袋口。

（6）放置热水袋：再次观察老人双脚皮肤有无异常，在距离足部 10 cm 处放置热水袋，整理背筒整齐，检查床挡安全。

（7）告知老人热水袋放置位置。

（8）每隔 15 分钟巡视检查一次。

（9）30 分钟后取出热水袋，轻轻打开被尾一角，取出热水袋，检查被内温度、床单、老人皮肤。

（10）为老人盖好盖被，整理背筒整齐，检查床挡安全。

4. 评价

协助老人肢端是否较前温暖，舒适度是否提高。

5. 健康教育

讲解热水袋使用的注意事项。

【注意事项】

（1）将适量热水（60℃~70℃）灌入热水袋内，至 1/2~2/3 满，排出袋内空气并拧紧塞子，热水袋应无破损、漏水现象。

（2）老人使用热水袋时，应及时查看皮肤情况，防止烫伤。在老人使用热水袋的过程中，养老护理师要每隔15分钟巡视一次。如发生烫伤，应立即停止使用，进行局部降温并及时报告。

（3）老人应避免长时间用热水袋，时间在30分钟为宜。

（4）昏迷、循环不良、感觉迟钝的老人使用热水袋，水温应低于50℃，热水袋装入布套内或裹上毛巾，避免与皮肤直接接触，引起烫伤。

（5）对老人的炎症部位进行热敷时，热水袋灌1/3满，以免压力过大，引起疼痛。

使用热水袋为老人保暖操作流程及考核评分标准见表6-2。

表6-2　使用热水袋为老人保暖操作流程及考核评分标准

项目	内容	分值	得分	备注
工作准备	1. 口头汇报：简述情境、老人照护问题和任务等。	2		
	2. 以下项目在整个操作过程中予以评估，不需要口头汇报：物品准备齐全：热水袋1个、袋套1个、热水壶1把（内装50℃~60℃热水）、透明量杯1个、水温计1支、毛巾1条等。必要时准备加厚盖被或毛毯1条。操作过程中不缺用物、能满足整个操作，性能完好（每遗漏一项关键物品扣0.5分，直至扣完）	2		
	3. 操作过程中关注环境准备情况，包括温湿度适宜，光线明亮，空气清新（以检查或动作指向行为或沟通交流方式进行）。根据不同季节调节室温，冬季不低于18℃，夏季不高于30℃，湿度50%~60%，以避免受凉和中暑	2		
	4. 操作过程中注意老人准备——老人状态良好，可以配合操作（以沟通交流方式进行）；协助老人平卧在床，盖好盖被，支起床挡	2		
	5. 做好个人准备：着装整齐，用"七步洗手法"洗净双手	2		
操作准备	1. 问好、自我介绍、友好微笑、称呼恰当、选择合适话题，自然开启话题	2		
	2. 采用有效方法核对照护对象基本信息	2		
	3. 沟通、解释： （1）为老人介绍照护任务、任务目的、操作时间、关键步骤（2分） （2）介绍需要老人注意和（或）配合的内容（2分） （3）询问老人对照护过程是否存在疑问，征询老人对所处的环境是否满意、体位是否舒适（2分）	6		
	4. 对老人全身进行综合评估： （1）全身状况：精神状态、饮食、二便、睡眠等（1分） （2）局部情况：肌力、肢体活动度、测量侧皮肤情况等（1分） （3）特殊情况：针对本情境可能存在的情况（1分）	3		
	5. 询问老人有无其他需求，是否可以开始操作。	2		

表6-2（续）

项目	内容	分值	得分	备注
操作步骤	（1）测试水温：将热水倒入量杯内，测量水温（4分） （2）灌装热水袋：检查热水袋完好无损，一手提起热水袋袋口，另一手持量杯将热水缓慢灌入热水袋内，至1/2~2/3（4分） （3）排气：排尽袋内空气，旋紧螺旋塞（4分） （4）擦干热水袋：用毛巾擦干热水袋及袋口水痕并检查袋口无漏水（4分） （5）装入袋套：将热水袋装入袋套内，系紧袋口（4分） （6）放置热水袋：再次观察老人双脚皮肤有无异常，在距离足部10 cm处放置热水袋，整理背筒整齐，检查床挡安全（8分） （7）告知老人，热水袋放置位置（4分） （8）每隔15分钟巡视检查一次（4分） （9）30分钟后取出热水袋，轻轻打开被尾一角，取出热水袋，检查被内温度、床单、老人皮肤（8分） （10）为老人盖好盖被，整理背筒整齐，检查床挡安全（6分）	50		
健康教育	1. 针对本次照护任务，进行注意事项的教育： （1）讲解与示范相结合，重点提示，尽量使用生活化语言（1分） （2）方式方法得当，简单移动（1分） （3）表达准确，逻辑清晰（1分）	3		
	2. 在照护过程中结合老人情况开展健康教育，如疾病预防和康复、健康生活方式等（根据实际情况调整）： （1）主题合适（1分） （2）突出重点（1分） （3）适合老人的需要和理解能力（1分） （4）内容方式恰当，结合老人的具体情况（如职业、性格、爱好、家庭等）（3分）	5		
效果评价	1. 询问老人有无其他需求、是否满意（反馈）整理各项物品，带热水袋到盥洗室，将水分排空，倒挂晾干，吹入空气，旋紧塞子，放回阴凉干燥处备用，将治疗车及其他物品整理整齐，放回固定位置备用	1		
	2. 记录：不漏项，包括记录热水袋放置时间、取出时间、老人用热后反应等	2		
	3. 遵守感染控制和管理要求，包括废物处理、个人防护及手卫生	2		

表6-2（续）

项目	内容	分值	得分	备注
注意事项	1. 操作过程中的安全性：操作流畅、安全、规范，过程中未出现致老人于危险环境的操作动作和行为	2		
	2. 沟通力：顺畅自然、有效沟通，表达信息方式符合老人社会文化背景，能正确理解老人反馈的信息	2		
	3. 创新性：能综合运用传统技艺、先进技术等为老人提高所需的照护措施，解决老人问题，促进老人的健康，提升老人的幸福感	2		
	4. 职业防护：做好自身职业防护，能运用节力原则	1		
	5. 人文关怀：能及时关注到老人各方面的变化，能针对老人的心理和情绪做出恰当的反应，给予支持；言行举止有尊老、敬老、爱老、护老的意识	2		
	6. 激励：利于语言和非语言方式激励老人自我参与，加强自我管理，发挥残存功能	2		
	7. 灵活性：对临场突发状况能快速应变，能根据老人及现场条件灵活机动实施照护，具有很强的解决问题的能力	1		
得分		100		

任务三 使用温水擦浴为高热老人降温

【教学目标】

知识目标

1. 掌握温水擦浴降温的基本流程与步骤。

2. 熟悉温水擦浴的适应症与注意事项。

3. 了解引起老人发热的因素。

能力目标

1. 能根据老人的身体情况正确为老人行温水擦浴降温。

2. 能对老人做缓解发热常用方法的健康指导。

素质目标

尊敬老人以及提高有效护理的责任感。

【案例导入】

陈爷爷，现入住某养老机构。

照护评估中的基本信息：

出生年月：1945 年 8 月。身高：165 cm。体重：60 kg。文化程度：初中。婚姻状况：丧偶。

经济情况：退休金 4 000 元/月。

性格特点：性格大大咧咧，平易近人。

家庭情况：无儿女。

既往病史：多年高血压，20 天前患"脑梗塞"住院治疗，目前左侧偏瘫，左上肢肌力 1 级，左下肢肌力 2 级，肌张力减弱。

目前状况：近日天气变化快，陈爷爷发热，体温 39.3℃。为了更好地帮助陈爷爷降温，养老护理师为陈爷爷行温水擦浴降温。

请思考：如何为陈爷爷进行温水擦浴？该如何对陈爷爷进行健康指导？

【知识要点】

温水擦浴是利用温水接触身体皮肤，通过温水的蒸发、传导作用增加机体的散热，达到降温的目的。温水擦浴的目的包括为高热老人降温，维持老人的皮肤清洁，促进老人舒适；促进皮肤的血液循环，增强皮肤的排泄功能，预防感染和压力性损伤等并发症的发生。

【准备】

（1）养老护理师准备：衣帽整洁，修剪指甲，洗手，戴口罩。

（2）老人准备：评估老人的身体状况，确保适合翻身，更换体位。

（3）环境准备：安静整洁，光线充足，温度适宜。

（4）用物准备：32℃~34℃温水1盆，内浸纱布或小毛巾2块、大毛巾、冰袋、热水袋、布套或小毛巾2块、屏风、必要时可备干净衣裤1套、体温计、体温记录单、笔。

【操作步骤】

1. 沟通与解释、评估

（1）核对老人基本信息，向老人解释操作的目的、方法及注意事项，取得老人的配合。

（2）对老人进行综合评估，包括精神状态、肢体活动度、皮肤情况等。

2. 操作过程

（1）协助老人取平卧位。

（2）打开老人的盖被，协助老人露出擦拭部位，垫大毛巾，拧干浸湿的小毛巾并将其缠在手上成手套式，以离心方向边擦边按摩。

（3）先擦拭面颈部，顺序为：由内眦向外眦擦拭→由中心向两边擦拭额头→先擦拭鼻梁后擦拭两侧鼻翼→由中心向两侧擦拭面颊部→擦拭口周（避开嘴唇）→擦拭耳部。

（4）露出一侧上肢，自颈部沿上臂外侧擦至手背，再自一侧胸部经腋窝内侧擦至手心，然后用相同方法擦拭另一上肢。

（5）脱下上衣，露出胸腹部，用大毛巾遮挡后擦拭（若是为高热老人进行物理降温则禁忌擦拭胸腹部）。

（6）使老人侧卧，露出背部，自颈部向下擦拭全背，擦完后穿好上衣。

（7）露出一侧下肢，先自内髋部沿腿的外侧擦至足背，再沿大腿内侧擦至踝部，自腹股沟的内侧擦至踝部，然后自股下经腘窝擦至足跟；同法擦拭另一下肢。

（8）擦干后协助老人穿好裤子，盖好盖被。

（9）为高热老人降温，擦浴30分钟后养老护理师协助老人测量体温，如体温降至39℃，则可取下头部冰袋。

3. 评价

4. 健康教育

讲解温水擦浴的注意事项。

【注意事项】

（1）温水擦浴过程中应注意保暖，温水擦浴过程中注意保护老人的隐私，避免暴露过多，温水擦浴过程中注意保护老人的安全，避免坠床的发生。

（2）温水擦浴时，水温控制在32℃~34℃，温水擦浴的禁忌部位：颈后、胸前区、腹部、阴囊、足底。

（3）对于皮肤褶皱较多的部位，如腋窝、腹股沟、腘窝等，应稍用力并延长停留时间。

（4）温水擦浴过程中注意观察老人的反应。老人出现面色苍白、寒战、心慌时，立即停止擦浴，通知医生。

（5）为高热老人温水擦浴时，注意将冰袋置于老人的头部，将热水袋置于足底部，温水擦浴结束，撤去热水袋，待体温降至39℃以下时再撤去冰袋。

使用温水擦浴为高热老人降温操作流程及考核评分标准见表6-3。

表6-3 使用温水擦浴为高热老人降温操作流程及考核评分标准

项目	内容	分值	得分	备注
工作准备	1. 口头汇报：简述情境、老人照护问题和任务等。	1		
	2. 物品准备齐全：32℃~34℃温水1盆，内浸纱布或小毛巾2块、大毛巾、冰袋、热水袋、布套或小毛巾2块、屏风，必要时可备干净衣裤1套、体温计、体温记录单、笔	2		
	3. 操作过程中关注环境准备情况，包括环境整洁，调节室内温度为22℃~24℃，调节水温为32℃~34℃，关闭门窗，拉好隔帘	2		
	4. 操作过程前注意老人准备——老人状态良好，可以配合操作（以沟通交流方式进行）	1		
	5. 做好个人准备：着装整齐，用"七步洗手法"洗净双手。	1		

表6-3（续）

项目	内容	分值	得分	备注
操作准备	1. 问好、自我介绍、友好微笑、称呼恰当、选择合适话题，自然开启话题	1		
	2. 采用有效方法核对照护对象基本信息。	1		
	3. 沟通、解释： （1）为老人介绍照护任务、任务目的、操作时间、关键步骤（1分） （2）介绍需要老人注意和（或）配合的内容（1分） （3）询问老人对照护过程是否存在疑问，征询老人对所处的环境是否满意、体位是否舒适（1分）	3		
	4. 对老人全身进行综合评估： （1）全身状况：精神状态、饮食、二便、睡眠等（1分） （2）局部情况：肌力、肢体活动度、测量侧皮肤情况等（1分） （3）特殊情况：针对本情境可能存在的情况（1分）	3		
	5. 询问老人有无其他需求，询问老人是否可以开始操作。	1		
操作步骤	（1）安置卧位：协助老人取平卧位（3分） （2）打开老人的盖被，协助老人露出擦拭部位，下垫大毛巾，拧干浸湿的小毛巾并将其缠在手上成手套式，以离心方向边擦边按摩（8分） （3）先擦拭面颈部，顺序为：由内眦向外眦擦拭→中心向两边擦拭额头→先擦拭鼻梁后擦拭两侧鼻翼→由中心向两侧擦拭两侧面颊部→擦拭口周（避开嘴唇→最后擦拭耳部（8分） （4）露出一侧上肢，自颈部沿上臂外侧擦至手背，再自一侧胸部经腋窝内侧擦至手心，同法擦拭另一上肢（5分） （5）脱下上衣，露出胸腹部，用大毛巾遮挡后擦拭（若为高热老人进行物理降温则禁忌擦拭胸腹部）（5分） （6）使老人侧卧，露出背部，自颈向下擦拭全背，擦完后穿好上衣（5分） （7）露出一侧下肢，自内髋部沿腿的外侧擦至足背，自腹股沟的内侧擦至踝部，自股下经腘窝擦至足跟；同法擦拭另一下肢（6分） （8）擦干后协助老人穿好裤子，盖好盖被（2分） （9）复测体温，为高热老人降温，擦浴30分钟后协助老人测量体温，如体温降至39℃，则可取下头部冰袋（8分） （10）为老人盖好盖被，整理背筒整齐，检查床挡安全（4分） （11）整理床单位，协助老人采取舒适卧位（2分） （12）整理用物，清洗消毒后备用（2分） （13）按要求洗手，并记录体温变化（2分）	60		

表6-3(续)

项目	内容	分值	得分	备注
健康教育	1. 针对本次照护任务，进行注意事项的教育： （1）讲解与示范相结合，重点提示，尽量使用生活化语言 （2）方式方法得当，简单移动 （3）表达准确，逻辑清晰	3		
	2. 在照护过程中结合老人情况开展健康教育，如疾病预防和康复、健康生活方式等（根据实际情况调整）： （1）主题合适（1分） （2）突出重点（1分） （3）适合老人的需要和理解能力（1分） （4）内容方式恰当，结合老人的具体情况（如职业、性格、爱好、家庭等）（1分）	4		
评价照护效果	1. 老人及其家属能理解温水擦浴的目的及重要性，能主动配合	1		
	2. 记录：不漏项，老人的皮肤状况良好	2		
	3. 遵守感染控制和管理要求，包括废物处理、个人防护及手卫生	2		
注意事项	1. 操作过程中的安全性：操作流畅、安全、规范，过程中未出现致老人于危险环境的操作动作和行为	2		
	2. 沟通力：顺畅自然、有效沟通，表达信息方式符合老人社会文化背景，能正确理解老人反馈的信息	2		
	3. 创新性：能综合运用传统技艺、先进技术等为老人提高所需的照护措施，解决老人问题，促进老人的健康，提升老人的幸福感	2		
	4. 职业防护：做好自身职业防护，能运用节力原则	1		
	5. 人文关怀：能及时关注到老人各方面的变化，能针对老人的心理和情绪做出恰当的反应，给予支持；言行举止有尊老、敬老、爱老、护老的意识	2		
	6. 激励：利于语言和非语言方式激励老人自我参与，加强自我管理，发挥残存功能	2		
	7. 灵活性：对临场突发状况能快速应变，能根据老人及现场条件灵活机动实施照护，具有很强的解决问题的能力	1		
得分		100		

任务四　为老人进行湿热敷

【教学目标】

知识目标

1. 掌握湿热敷的基本流程与步骤。
2. 熟悉湿热敷的适应症与注意事项。
3. 了解湿热敷的原理。

能力目标

1. 能根据老人的身体情况正确为老人行湿热敷。
2. 能对老人做湿热敷相关的健康指导。

素质目标

尊敬老人以及提高有效护理的责任感。

【案例导入】

刘奶奶，现入住某养老机构。

照护评估中的基本信息：

出生年月：1948 年 8 月。身高：158 cm。体重：48 kg。文化程度：初中。婚姻状况：丧偶。

经济情况：退休金 3 800 元/月。

性格特点：性格内向，喜欢独处。

家庭情况：无儿女。

既往病史：糖尿病 20 年

目前状况：脚扭伤，出现脚踝肿胀 48 小时，轻度疼痛。

请思考：养老护理师如何减轻刘奶奶的脚踝肿痛？该如何对刘奶奶进行健康指导？

【知识要点】

湿热敷疗法是一种物理疗法，能有效治疗跌打损伤引起的局部水肿。湿热敷疗法在软组织损伤疾病的治疗中占有重要的位置。湿热敷疗法具有扩张血管、改善局部血液循环、促进局部代谢的作用，有益于疾病的恢复。热敷本身也可缓解肌肉痉挛，促进炎症及瘀血的吸收，药物湿热敷还可使药物通过局部吸收，使治疗更直接、更有效。

【准备】

（1）养老护理师准备：衣帽整洁，修剪指甲，洗手，戴口罩。

（2）老人准备：评估老人的身体状况，确保适合翻身，更换体位。

（3）环境准备：安静整洁，光线充足，温度适宜。

（4）用物准备：一次性治疗巾 1 张、大毛巾 1 张、小毛巾/敷布 1 张、纱布 3 张、棉垫一张、温热水 1 壶、弯盘 1 个、凡士林油 1 瓶、棉签 1 包、盆子 1 个、一次性橡胶手套 1 副、水温计 1 根、医疗垃圾桶、生活垃圾桶、免洗洗手液 1 瓶。

【操作步骤】

1. 沟通与解释、评估

（1）核对老人基本信息，向老人解释操作的目的、方法及注意事项，取得老人的配合。

（2）老人的综合评估：包括老人的年龄、病情、意识、心理状态、配合程度及皮肤情况等。

2. 操作过程

（1）协助老人取舒适体位，暴露患处。

（2）患处下铺一次性治疗巾，注意保暖。

（3）局部涂凡士林，盖纱布（凡士林范围大于纱布）。

（4）将热水壶中的水倒入盆内，测量水温，水温在 50℃左右。

（5）取一块纱布，将水温计上的水渍擦干，将水温计放回原处。

（6）戴一次性橡胶手套，将敷布/小毛巾在水中浸湿、拧干。

（7）将敷布一角置于手腕内侧，检查温度是否合适。

（8）将敷布放于患处，确认温度及湿度合适。若温度过高，可打开敷布的一角，以散热；若温度合适，将敷布置于患处，将棉垫盖在敷布上，再将大毛巾盖在棉垫上。

（9）保持敷布时间 3~5 分钟，待敷布变冷后，更换敷布。

（10）观察局部皮肤情况，避免造成局部皮肤烫伤。

（11）15~20 分钟后，热敷结束揭开大毛巾和棉垫，取下敷布，用一块纱布擦干局部。

3. 操作后处理

（1）整理床单位及用物。

（2）洗手，记录湿热敷的时间、局部情况。

（3）老人体位舒适、安全。

（4）操作动作轻柔，安慰老人减轻疼痛。

4. 健康教育

讲解温水擦浴的注意事项。

【注意事项】

（1）明确湿热敷的禁忌症包括未明确诊断的急性腹痛、面部危险三角区感染、软组织挫伤48小时内、各种脏器出血。

（2）若老人热敷部位不禁忌压力，可用热水袋放置在敷布上再以大毛巾以维持温度。

（3）面部热敷者应间隔30分钟后方可外出，以防感冒。

为老人进行湿热敷操作流程及考核评分标准见表6-4。

表6-4 为老人进行湿热敷操作流程及考核评分标准

项目	内容	分值	得分	备注
评估解释	评估：老人的年龄、病情、意识、心理状态、自理能力、配合程度及口腔卫生情况	2		
	解释：向老人及家属解释口腔护理的目的、方法、注意事项及配合要点，问好、自我介绍、友好微笑、称呼恰当、选择合适话题，自然开启话题	2		
操作准备	养老护理师准备：衣帽整洁、剪指甲、洗手、戴口罩	2		
	环境准备：宽敞，光线明亮，温湿度适宜	2		
	用物准备：一次性治疗巾1张、大毛巾1张、小毛巾/敷布1张、纱布3张、棉垫一张、温热水1壶、弯盘1个、凡士林油1瓶、棉签1包、盆子1个、一次性橡胶手套1副、水温计1根、医疗垃圾桶、生活垃圾桶、免洗洗手液1瓶	4		
	询问老人有无其他需求，是否可以开始操作	1		
操作步骤	（1）协助老人取舒适体位，暴露患处（4分） （2）患处下铺一次性治疗巾，注意保暖（4分） （3）局部涂凡士林，盖纱布（凡士林范围大于纱布）（4分） （4）将热水壶中的水倒入盆内，测量水温，水温在50℃左右（6分） （5）取一块纱布，将水温计上的水渍擦干，将水温计放回原处（6分） （6）戴一次性橡胶手套，将敷布/小毛巾在水中浸湿、拧干（4分） （7）将敷布一角置于手腕内侧，检查温度是否合适（4分） （8）将敷布放于患处，确认温度及湿度合适。若温度过高，可打开敷布的一角，以散热。若温度合适，将敷布置于患处，将棉垫盖在敷布上，再将大毛巾盖在棉垫上（6分） （9）保持敷布时间3~5分钟，待敷布变冷后，更换敷布（4分） （10）观察局部皮肤情况，避免造成局部皮肤烫伤（4分） （11）15~20分钟后，热敷结束揭开大毛巾和棉垫，取下敷布，用一块纱布擦干局部（6分） （12）操作后处理，整理床单位及用物（4分） （13）洗手，记录湿热敷的时间、局部情况（4分）	60		

表6-4（续）

项目	内容	分值	得分	备注
健康教育	1. 针对本次照护任务，进行注意事项的教育： （1）讲解与示范相结合，重点提示，尽量使用生活化语言（1分） （2）方式方法得当，简单移动（1分） （3）表达准确，逻辑清晰（1分）	3		
	2. 在照护过程中结合老人情况开展健康教育，如疾病预防和康复、健康生活方式等（根据实际情况调整）： （1）主题合适（1分） （2）突出重点（1分） （3）适合老人的需要和理解能力（1分） （4）内容方式恰当，结合老人的具体情况（如职业、性格、爱好、家庭等）（1分）	4		
效果评价	1. 老人及其家属能理解湿热敷的目的及重要性，能主动配合	2		
	2. 记录：不漏项，记录湿热敷的时间、局部情况等	2		
	3. 遵守感染控制和管理要求，包括废物处理、个人防护及手卫生	2		
注意事项	1. 操作过程中的安全性：操作流畅、安全、规范，过程中未出现致老人于危险环境的操作动作和行为	2		
	2. 沟通力：顺畅自然、有效沟通，表达信息方式符合老人社会文化背景，能正确理解老人反馈的信息	2		
	3. 创新性：能综合运用传统技艺、先进技术等为老人提高所需的照护措施，解决老人问题，促进老人的健康，提升老人的幸福感	2		
	4. 职业防护：做好自身职业防护，能运用节力原则	2		
	5. 人文关怀：能及时关注到老人各方面的变化，能针对老人的心理和情绪做出恰当的反应，给予支持；言行举止有尊老、敬老、爱老、护老的意识	2		
	6. 激励：利于语言和非语言方式激励老人自我参与，加强自我管理，发挥残存功能	2		
	7. 灵活性：对临场突发状况能快速应变，能根据老人及现场条件灵活机动实施照护，具有很强的解决问题的能力	2		
得分		100		

任务五　为老人测量体温

【教学目标】

知识目标

1. 掌握用水银体温计为老人测量体温的注意事项。

2. 熟悉老人常见的发热热型及伴随症状。

3. 了解引发老人体温变化的因素。

能力目标

1. 能准确用水银体温计为老人测量体温。

2. 能对老人的体温变化进行相应的健康指导。

素质目标

关爱老人以及提高有效护理的责任感。

【案例导入】

吴爷爷，现入住某养老机构。

照护评估中的基本信息：

出生年月：1964 年 5 月。身高：165 cm。体重：63 kg。文化程度：小学。婚姻状况：丧偶。

经济情况：退休金 4 500 元/月。

性格特点：性格谨小慎微，优柔寡断。

家庭情况：1 个儿子，儿子常年在外地工作，儿媳在家带孙辈。

既往病史：糖尿病 20 年。

目前状况：近期脑出血导致左侧肢体偏瘫，但神志清楚，目前处于康复阶段。今日查房，吴爷爷自诉周身发冷。

请思考：如何为吴爷爷测量体温？

【知识要点】

用水银体温计为老人测量体温是一种基本的生命体征监测技术，主要针对主观感觉忽冷忽热、全身发红发热的人群、血糖过低的人等，旨在用于为临床疾病的预防、诊断提供指导意义。

【准备】

（1）养老护理师准备：衣帽整洁、剪指甲、洗手、戴口罩、了解腋下体温正常值为36℃~37℃。

（2）老人准备：了解体温测量的目的、方法、注意事项及配合要点，取安全舒适的操作体位。

（3）环境准备：宽敞，光线明亮，关闭门窗，拉上窗帘。

（4）用物准备：治疗车、治疗盘、毛巾、清洁腋温计存放盒、腋温计消毒盒、纱布、笔、记录单、免洗洗手液。

【操作步骤】

1. 沟通、解释、评估

携用物至老人床旁，核对床号、姓名、腕带，向老人解释体温测量的目的。

2. 体位

根据老人情况，取舒适体位。

3. 测量体温

（1）暴露测量上肢：打开近侧盖被一角，暴露老人需测量部位，注意保暖。

（2）擦干汗液：解开老人衣扣，用干毛巾擦干腋下汗液。

（3）甩体温计：方法正确，将水银柱甩至35℃以下。

（4）放置体温计：双手配合将体温计水银端放于老人腋窝处，体温计紧贴腋窝深处皮肤夹紧，协助老人测量。

（5）记录测试时间：为老人盖好盖被，支起床挡，记录时间（测量时间为10分钟）。

4. 读取体温

（1）掀开近测盖被一角。

（2）取出体温计：告知老人测量时间已到，取出体温计，擦净体温计汗渍。

（3）盖好盖被。

（4）读取体温数值：横拿体温计，远离水银柱端，缓慢转动水银计，眼睛平视水银刻度，读取体温正确数值。

（5）消毒体温计：将体温计甩至35℃以下，放入消毒盒消毒。

（6）整理衣服：为老人整理衣服，支起床挡。

5. 健康教育

询问老人有无其他需求、是否满意。

【注意事项】

（1）甩体温计的操作范围在胸前，注意不要触及周围物品，防止破碎。

（2）避免影响体温测量的各种因素，如运动、进食、冷热饮等。

为老人测体温操作流程及考核评分标准见表6-5。

表6-5 为老人测体温操作流程及考核评分标准

项目	内容	分值	得分	备注
工作准备	评估：老人的年龄、病情、意识、心理状态、自理能力、配合程度	5		
	解释：向老人及家属解释体温测量的目的、方法、注意事项及配合要点	5		
操作准备	养老护理师准备：衣帽整洁、剪指甲、洗手、戴口罩、了解腋下体温正常值为36℃~37℃	5		
	环境准备：宽敞，光线明亮，关闭门窗，拉上窗帘	5		
	用物准备：治疗车、治疗盘、毛巾、清洁腋温计存放盒、腋温计消毒盒、纱布、笔、记录单、免洗洗手液	5		
操作步骤	核对：携用物至老人床旁，核对床号、姓名、腕带，向老人解释体温测量的目的	5		
	体位：根据老人情况，取舒适体位	3		
	暴露测量上肢：打开近测盖被一角，暴露老人需测量部位，注意保暖	2		
	擦干汗液：解开老人衣扣，用干毛巾擦干腋下汗液	3		
	甩体温计：方法正确，将水银柱甩至35℃以下	4		
	放置体温计：双手配合将体温计水银端放于老人腋窝处（4分），体温计紧贴腋窝深处皮肤夹紧（5分），协助老人测量肢上肢屈臂过胸（5分）	14		
	记录测试时间：为老人盖好盖被（2分），支起床挡（2分），记录时间（测量时间为10分钟）（3分）	7		
	掀开近侧盖被一角	2		
	取出体温计：告知老人测量时间已到，取出体温计，擦净体温计汗渍	5		
	盖好盖被	2		
	读取体温数值：横拿体温计，远离水银柱端（3分），缓慢转动水银计，眼睛平视水银刻度（4分），读取体温正确数值（3分）	10		
	消毒体温计：将体温计甩至35℃以下，放入消毒盒消毒	4		
	整理衣服：为老人整理衣服，支起床挡	2		
	协助老人取舒适体位，整理床单位	2		
	询问老人有无其他需求、是否满意	2		
	整理用物，洗手，记录，报告医生	4		

表6-5（续）

项目	内容	分值	得分	备注
注意事项	甩体温计的操作范围在胸前，注意不要触及周围物品，防止破碎	2		
	避免影响体温测量的各种因素，如运动、进食、冷热饮等	2		
	得分	100		

任务六 为老人测量血压

【教学目标】

知识目标

1. 掌握用水银血压计为老人测量血压的过程。
2. 熟悉为老人测量血压的注意事项。
3. 了解影响老人循环系统的功能状况的因素。

能力目标

1. 能准确用水银血压计为老人测量血压。
2. 能对老人进行血压变化相应的健康指导。

素质目标

关爱老人以及提高有效护理的责任感。

【案例导入】

吴奶奶，现入住某养老机构。

照护评估中的基本信息：

出生年月：1963 年 7 月。身高：152 cm。体重：65 kg。文化程度：小学。婚姻状况：丧偶。

经济情况：农民，无收入来源。

性格特点：性格谨小慎微，优柔寡断。

家庭情况：1 个儿子 1 个女儿，儿子常年在外地工作，女儿在家带孙辈。

既往病史：糖尿病 35 年，高血压 36 年。

目前状况：近日无明显诱因出现头昏，伴随恶心、呕吐 2 次，呕吐量少，为胃内容物，无肢体麻木情况，无肢体活动障碍。

请思考：如何为吴奶奶测量血压？

【知识要点】

用水银血压计为老人测量血压是一种基本的生命体征监测技术，主要针对大量失血、休克、急性心衰老人等。血压测量是评估血压水平、诊断高血压及观察降压疗效的主要手段。准确测量血压是开展高血压管理的基础。

【准备】

（1）养老护理师准备：衣帽整洁、剪指甲、洗手、戴口罩。

（2）老人准备：了解体温测量的目的、方法、注意事项及配合要点，取安全舒适的操作体位。

（3）环境准备：宽敞，光线明亮。

（4）用物准备：治疗车、血压计、听诊器、手表、记录本、笔、免洗洗手液。

【操作步骤】

1. 沟通、解释、评估

携用物至老人床旁，核对床号、姓名、腕带，向老人解释血压测量的目的，并嘱其保持安静。

2. 体位

根据老人体位感觉，协助取坐位或平卧位。协助其脱去测量侧衣袖或向上卷起前臂衣袖，高度与心脏平齐。

3. 测量血压

（1）取血压计，平放于右上臂外侧，高度与心脏平齐。打开血压计盒盖；驱尽袖带内空气，缠绕于右上臂中部，袖带下缘距肘窝 2~3 cm，缠绕粘紧，松紧度以能插入一指为宜。

（2）观察水银柱"0"位，使肱动脉、心脏、血压计"0"点位于同一水平。

（3）戴好听诊器，将听诊器胸件放置于肘窝肱动脉搏动明显处，轻轻按住。

（4）握住气囊，关闭气囊开关，捏气囊，打气至基础血压，再升高 20~30 mmHg。

4. 读取血压值

（1）松开气囊开关，缓慢放气，使汞柱缓慢下降，速度以每秒 4 mmHg 为宜。听到肱动脉第一声搏动，此刻度读数为收缩压。

（2）继续听到搏动声突然变弱或消失，此刻度为舒张压。重复测量 2 次，取平均数作为该次血压值。

（3）取下听诊器，排尽袖带空气，关闭气囊开关。

（4）取下袖带，将血压计右倾 45°使汞全部流回槽内排尽空气，关闭水银槽开关，卷好袖带，连同加压气球一起放入血压计盒内的固定位置，关闭血压计盒。

5. 健康教育

询问老人有无其他需求、是否满意。

【注意事项】

（1）发现血压听不清或异常，应重测，必要时作双侧对照。

（2）注意测压装置、测量者、受检者、测量环境等因素引起血压测量的误差，以保证测量血压的准确性。

为老人测量血压操作流程及考核评分标准见表6-6。

表6-6　为老人测量血压操作流程及考核评分标准

项目	内容	分值	得分	备注
评估解释	评估：老人的年龄、病情、意识、心理状态、自理能力、配合程度	5		
	解释：向老人及家属解释血压测量的目的、方法、注意事项及配合要点	5		
操作准备	养老护理师准备：衣帽整洁、剪指甲、洗手、戴口罩	5		
	环境准备：宽敞，光线明亮	5		
	用物准备：治疗车、血压计、听诊器、手表、记录本、笔、免洗洗手液	5		
	检查血压计的玻璃管有无裂损，水银有无漏出，加压气球、橡胶管有无老化、漏气，听诊器是否完好等	4		
操作步骤	核对：携用物至老人床旁，核对床号、姓名、腕带，向老人解释血压测量的目的，并嘱其保持安静	6		
	体位：根据老人体位感觉，协助取坐位或平卧位。协助其脱去测量侧衣袖或向上卷起前臂衣袖，高度与心脏平齐	6		
	取血压计，平放于右上臂外侧，高度与心脏平齐（2分），打开血压计盒盖，驱尽袖带内空气，缠绕于右上臂中部（2分），袖带下缘距肘窝2~3 cm（2分），缠绕粘紧，松紧度以能插入一指为宜（2分）	8		
	观察水银柱"0"位，使肱动脉、心脏、血压计"0"点位于同一水平	5		
	戴好听诊器，将听诊器胸件放置于肘窝肱动脉搏动明显处，轻轻按住	5		
	握住气囊，关闭气囊开关，捏气囊，打气至基础血压，再升高20~30 mmHg	5		
	松开气囊开关，缓慢放气，使汞柱缓慢下降，速度以每秒4 mmHg为宜。听到肱动脉第一声搏动，此刻度读数为收缩压	5		
	继续听到搏动声突然变弱或消失，此刻度为舒张压。重复测量2次，取平均数作为该次血压值	5		
	取下听诊器，排尽袖带空气，关闭气囊开关。	3		
	取下袖带，将血压计右倾45°使汞全部流回槽内排尽空气，关闭水银槽开关，卷好袖带，连同加压气球一起放入血压计盒内的固定位置，关闭血压计盒	6		
	将血压计和听诊器摆放于治疗盘，放回存放位置备用	3		
	整理衣服：为老人整理衣服，支起床挡	2		
	协助老人取舒适体位，整理床单位	2		

表6-6(续)

项目	内容	分值	得分	备注
	询问老人有无其他需求、是否满意	2		
	整理用物，洗手，记录，报告医生	4		
注意事项	发现血压听不清或异常，应重测，必要时作双侧对照	2		
	注意测压装置、测量者、受检者、测量环境等因素引起血压测量的误差，以保证测量血压的准确性	2		
	得分	100		

任务七 协助老人吸氧

【教学目标】

知识目标

1. 掌握为老人进行氧气吸入的操作流程。
2. 熟悉氧气吸入中清洁鼻孔、固定吸氧管的方法和注意事项。
3. 了解安全使用氧气筒的注意事项和老人缺氧的表现。

能力目标

1. 能协助为老人进行氧气吸入。
2. 能对老人进行家庭吸氧的健康指导。

素质目标

关爱老人以及提高有效护理的责任感。

【案例导入】

李奶奶，现入住某养老机构。

照护评估中的基本信息：

出生年月：1960 年 1 月。身高：150 cm。体重：70 kg。文化程度：文盲。婚姻状况：丧偶。

经济情况：农民，无收入来源。

性格特点：性格大大咧咧，善解人意。

家庭情况：2 个女儿，均丧偶在家带孙辈。

既往病史：高血压 30 年，慢性阻塞性肺疾病 15 年。

目前状况：近日受凉出现咳嗽咳痰伴气喘，神志清，精神欠佳，咳嗽咳白色黏痰，能自行咳出，查血气分析显示 PaO_2 56 mmHg，$PaCO_2$ 38 mmHg。

请思考：如何为李奶奶予鼻导管吸氧？

【知识要点】

吸氧是通过给老人吸入高于空气中氧浓度的氧气，以改善老人组织缺氧为目的的一种治疗方法。其目的是纠正各种原因造成的缺氧状态，提高动脉血氧分压和动脉血氧饱和度，增加动脉血氧含量。氧气吸入常用于改善老人缺氧症状，作为氧疗的一种途径，如今也用于老人日常保健。

【准备】

（1）养老护理师准备：衣帽整洁、剪指甲、洗手、戴口罩。

（2）老人准备：了解吸氧的目的、操作过程及需配合的事项，协助老人取舒适体位。

（3）环境准备：判断有无明火、高温，安静整洁，光线充足，温度适宜，环境安静。

（4）用物准备：

①中心供氧吸氧法。氧气吸入装置1套、流量表、湿化瓶（内放灭菌注射用水1/3～1/2）、内芯（消毒纱布包裹）、一次性吸氧管（或吸氧面罩），纱布、棉签、弯盘1个、治疗碗1个（内装灭菌蒸馏水）、记录本、笔、速干免洗消毒液、手电筒。

②氧气筒吸氧法。氧气筒、扳手、四防标志、氧气吸入装置1套、流量表、湿化瓶（内放灭菌注射用水1/3～1/2）、内芯（消毒纱布包裹）、一次性吸氧管（或吸氧面罩），纱布、棉签、弯盘1个、治疗碗1个（内装灭菌蒸馏水）、记录本、笔、速干免洗消毒液、手电筒。

【操作步骤】

1. 沟通、解释、评估

携用物至老人床旁，核对床号、姓名、腕带，向老人解释吸氧的目的及方法。

2. 体位

根据老人体位感觉，协助老人取仰卧位或半坐卧位，头偏向于养老护理师一侧。

3. 检查

老人的鼻腔有无分泌物堵塞及异常，用湿棉签清洁鼻孔

4. 读取血压值

5. 装表

（1）氧气筒吸氧法：

①打开氧气筒上的总开关放出少量的氧气冲走气门上的灰尘后关上。

②将氧气表接于氧气筒的气门上，用手初步旋紧，再用扳手扳紧；连接湿化瓶于氧气表上。

③连接鼻导管：将鼻导管与湿化瓶的出口相连接。

（2）中心供氧吸氧法：

①检查流量表及滤芯，安置流量表及滤芯。

②检查鼻氧管、将鼻氧管与湿化瓶的出口相连接。

6. 调节氧流量

根据医嘱及病情调节氧流量：轻度缺氧 1~2 L/min、中度缺氧 2~4 L/min、重度缺氧 4~6 L/min。

7. 检查氧气管是否通畅

将鼻氧管前端放入治疗碗冷开水中湿润，并检查鼻氧管是否通畅。

8. 安置鼻导管

将鼻氧管插入老人鼻孔 1 cm，动作要轻柔，以免引起黏膜损伤；将导管环绕老人耳部向下在下颌部放置并调节松紧度。

9. 用氧健康宣教

注意用氧安全、吸氧时鼻吸口呼、老人不能随意调节氧流量。

10. 记录，交代注意事项

洗手，记录用氧时间、氧流量、老人反应。告诉老人勿随意调节流量，注意用氧安全。

11. 停止吸氧，安置老人

（1）氧气筒吸氧法：

①核对、解释：核对老人床号，姓名，住院号。

②松开鼻氧管，用纱布包裹鼻氧管前端，取下鼻氧管，关流量，放入黄色垃圾桶。

③取流量表，分离放入回收桶。

④关闭总开关，放出余气后，关闭流量开关，一手持氧气表，另一手用扳手将表的螺帽扳松，再用手旋动螺帽，将表卸下。

⑤在氧气筒上挂四防标志。

（2）中心供氧吸氧法：

①核对、解释：核对老人床号，姓名，住院号。

②松开鼻氧管，用纱布包裹鼻氧管前端，取下鼻氧管，关流量，放入黄色垃圾桶。

③取流量表，分离放入回收桶。

12. 协助老人取舒适体位，整理用物，洗手记录

【注意事项】

（1）吸氧前，检查氧气装置有无漏气、是否通畅。

（2）在给老人戴吸氧管前应先调节好氧流量，以免损伤老人鼻黏膜；在停止氧气吸入时，要先为老人摘下吸氧管，后关闭氧流量调节阀，以免影响老人的呼吸。

（3）清洁老人一侧鼻孔时可使用多个棉签，以清洁干净为准，但不可用同一棉签清洁双侧鼻孔。

（4）给老人进行氧气吸入时应随时观察老人氧气吸入的效果。

协助老人吸氧操作流程及考核评分标准见表6-7。

表6-7 协助老人吸氧操作流程及考核评分标准

项目	内容	分值	得分	备注
评估解释	评估：病情、临床诊断、治疗情况、生命体征、心理状态、理解合作程度、意识状态、老人的缺氧状况，血气分析结果，鼻腔情况及鼻腔通气情况。以确定吸氧的方法	5		
	解释：向老人及家属解释吸氧的目的、方法、注意事项及配合要点	5		
操作准备	养老护理师准备：衣帽整洁、剪指甲、洗手、戴口罩	5		
	环境准备：判断有无明火、高温，安静整洁，光线充足，温度适宜，环境安静	5		
	用物准备： 氧气筒吸氧法 氧气筒、扳手、四防标志、氧气吸入装置1套、流量表、湿化瓶（内放灭菌注射用水1/3~1/2）、内芯（消毒纱布包裹）、一次性吸氧管（或吸氧面罩），纱布、棉签、弯盘1个、治疗碗1个（内装灭菌蒸馏水）、记录本、笔、速干免洗消毒液、手电筒 （2）中心供氧吸氧法 氧气吸入装置1套、流量表、湿化瓶（内放灭菌注射用水1/3~1/2）、内芯（消毒纱布包裹）、一次性吸氧管（或吸氧面罩），纱布、棉签、弯盘1个、治疗碗1个（内装灭菌蒸馏水）、记录本、笔、速干免洗消毒液、手电筒	5		
操作步骤	核对：携用物至老人床旁，核对床号、姓名、腕带，向老人解释吸氧的目的及方法	5		
	体位：根据老人体位感觉，协助老人取仰卧位或半坐卧位，头偏向于养老护理师一侧	5		
	检查：老人的鼻腔有无分泌物堵塞及异常，用湿棉签清洁鼻孔	5		
	装表： （1）氧气筒吸氧法： 打开氧气筒上的总开关放出少量的氧气冲走气门上的灰尘后关上（3分） 将氧气表接于氧气筒的气门上，用手初步旋紧，再用扳手扳紧，连接湿化瓶于氧气表上（3分） 连接鼻导管：将鼻导管与湿化瓶的出口相连接（2分） （2）中心供氧吸氧法： 检查流量表及滤芯，安置流量表及滤芯（4分） 检查鼻氧管、将鼻氧管与湿化瓶的出口相连接（4分）	8		

表6-7(续)

项目	内容	分值	得分	备注
	遵医嘱调节氧流量:轻度缺氧1~2 L/min、中度缺氧2~4 L/min、重度缺氧4~6 L/min	4		
	检查氧气管是否通畅:将鼻氧管前端放入治疗碗冷开水中湿润,并检查鼻氧管是否通畅	5		
	安置鼻氧管:将鼻氧管插入老人鼻孔1 cm,并将导管环绕老人耳部向下在下颌部放置并调节松紧度	5		
	用氧健康宣教:注意用氧安全、吸氧时鼻吸口呼、老人不能随意调节氧流量	5		
	记录、交代注意事项:洗手,记录用氧时间、氧流量、老人反应。告诉老人勿随意调节流量,注意用氧安全	5		
	停止用氧: (1)氧气筒供氧法: ①核对、解释:核对老人床号,姓名,住院号(2分) ②松开鼻氧管,用纱布包裹鼻氧管前端,取下鼻氧管,关流量,放入黄色垃圾桶(3分) ③取流量表,分离放入回收桶(2分) ④关闭总开关,放出余气后,关闭流量开关,一手持氧气表,另一手用扳手将表的螺帽扳松,再用手旋动螺帽,将表卸下(3分) ⑤在氧气筒上挂四防标志(2分) (2)中心供氧吸氧法: ①核对、解释:核对老人床号,姓名,住院号(3分) ②松开鼻氧管,用纱布包裹鼻氧管前端,取下鼻氧管,关流量,放入黄色垃圾桶(6分) ③取流量表,分离放入回收桶(3分)	12		
	协助老人取舒适体位、整理用物、洗手记录	5		
注意事项	吸氧前,检查氧气装置有无漏气、是否通畅	2		
	在给老人戴吸氧管前应先调节好氧流量,以免损伤老人鼻黏膜;在停止氧气吸入时,要先为老人摘下吸氧管,后关闭氧流量调节阀,以免影响老人的呼吸	4		
	清洁老人一侧鼻孔时可使用多个棉签,以清洁干净为准,但不可用同一棉签清洁双侧鼻孔	2		
	给老人进行氧气吸入应随时观察老人氧气吸入的效果	3		
得分		100		

任务八 喂老人口服药

【教学目标】

知识目标
1. 掌握协助老人口服用药的操作流程。
2. 熟悉协助老人口服用药的方法和注意事项。
3. 了解影响老人口服用药的因素。

能力目标
1. 能协助老人进行口服用药。
2. 能对老人进行口服用药的健康指导。

素质目标
关爱老人以及提高有效护理的责任感。

【案例导入】

李爷爷,现入住某养老机构。

照护评估中的基本信息:

出生年月:1957年3月。身高:169 cm。体重:50 kg。文化程度:初中。婚姻状况:丧偶。

经济情况:退休工资每月5 000元。

性格特点:性格外向开朗,风趣幽默。

家庭情况:1个女儿,家庭圆满,赋闲在家。

既往病史:脑血管疾病及慢性支气管炎10余年。

目前状况:意识清楚,能简单交流,左侧肢体活动不灵,左上肢屈曲于胸前,协助下能活动,右侧肢体能活动。近日遵医嘱为老人服药,每日三次,每次口服血塞通2片和10毫升急支糖浆。

请思考:如何协助李爷爷口服用药?

【知识要点】

口服给药是药物经口服后被胃肠道吸收入血,通过血液循环到达局部或全身组织,达到减轻症状、治疗疾病、维持正常生理功能、协助诊断、预防疾病的目的。服药时间为健胃药饭前服，助消化药及对胃黏膜有刺激的药饭后服，催眠药睡前服，驱虫药空腹或半空腹服。

【准备】

（1）养老护理师准备：衣帽整洁、剪指甲、洗手、戴口罩。
（2）老人准备：了解口服用药的目的、操作过程及需配合的事项，老人取舒适体位。
（3）环境准备：安静整洁，光线充足，温度适宜，环境安静。
（4）用物准备：药物（核对药名、剂量、浓度、批号、有效期，有无变质物品）、水剂（核对有无沉淀、混浊、絮状物）、温开水、用药记录本、笔、免洗洗手液、发药车（盘）。

【操作步骤】

1. 沟通、解释、评估
携用物至老人床旁，核对床号、姓名、腕带，向老人解释口服用药的目的及方法。
2. 体位
根据老人体位感觉，协助老人取舒适卧位（如坐位、半坐卧位）。
3. 铺毛巾
将毛巾铺在老人胸前。
4. 再次核对药物和服药单
5. 向老人展示服用药物的名称、数量、服药时间、用法等，并向老人展示服用的药物
6. 准备温水
（1）每2~4片药准备100毫升温水，用手腕内侧测试水温，以38℃~40℃为宜。
（2）若药片较多，按照2~4片/次，分次服下。
（3）倒温开水，确认老人先服用固体药物，再服用液体药物。
（4）收回药杯，再次核对，协助取舒适卧位。
（5）服药完毕，在用药记录本上签名。
（6）随时观察用药后的不良反应，必要时记录。
7. 协助服药
（1）嘱咐老人喝少许水，润滑口腔及食管。
（2）询问老人的感受，观察有无呛咳、吞咽困难等异常情况。
（3）将药杯递给老人，请老人自行放入口中。
（4）协助老人喝水，请老人将药片吞下。
（5）观察老人服药的情况，检查是否完全服下。

（6）取餐巾纸擦干老人口周水渍。

（7）撤下毛巾。

8. 告知老人服用多种药物时，按要求的顺序服用；告知老人口服某些药后暂时不能喝水的原因，保证药物的疗效

9. 合理安置体位

（1）保持服药体位30分钟。

（2）观察老人服药后的反应，如有异常及时报告医护人员协助就医。

10. 恢复体位

30分钟后，协助老人取舒适卧位，整理床单，拉上床挡，询问老人服药后的感受。

【注意事项】

（1）老人对药品有疑问时，需要再次核对无误后方可服药，并要向老人解释说明。

（2）对于有吞咽困难的老人，养老护理师要咨询医护人员或根据说明书决定是否可以将药物切割成小块或研碎服用。

（3）协助有精神疾病的老人服药，要求其张口，检查药物是否全部咽下。

（4）如遇老人不在或因故不能服药者，应将药物带回保管并交班。

喂老人口服药操作流程及考核评分标准见表6-8。

表6-8　喂老人口服药操作流程及考核评分标准

项目	内容	分值	得分	备注
评估解释	评估：病情、临床诊断、治疗情况、生命体征、心理状态、理解合作程度、意识状态、沟通能力、服药能力、用药史、过敏史、有无禁食等	5		
	解释：向老人及家属解释口服用药的目的、方法、注意事项及配合要点	5		
操作准备	养老护理师准备：衣帽整洁、剪指甲、洗手、戴口罩	5		
	环境准备：安静整洁，光线充足，温度适宜，环境安静	5		
	用物准备：水杯2个、汤匙1把或吸管1根、药瓶、小药盒、服药单、暖水壶（内盛装温开水）、毛巾、纸巾、洗手液、笔、记录单	5		
操作步骤	核对：携用物至老人床旁，核对床号、姓名、腕带，向老人解释口服用药的目的及方法	6		
	体位：根据老人体位感觉，协助老人取舒适卧位（如坐位、半坐卧位）	6		
	铺毛巾：将毛巾铺在老人胸前	4		
	再次核对药物和服药单	4		

表6-8（续）

项目	内容	分值	得分	备注
	向老人展示服用药物的名称、数量、服药时间、用法等，并向老人展示服用的药物	4		
	准备温水： 每2~4片药准备100毫升温水，用手腕内侧测试水温，以38℃~40℃为宜（3分） 药片较多时，按照2~4片/次，分次服下（3分）	6		
	协助服药： （1）嘱咐老人喝少许水，润滑口腔及食管（3分） （2）询问老人的感受，观察有无呛咳、吞咽困难等异常情况（3分） （3）将药杯递给老人，请老人自行放入口中（3分） （4）协助老人喝水，请老人将药片吞下（3分） （5）观察老人服药的情况，检查是否完全服下（3分） （6）取餐巾纸擦干老人口周水渍（3分） （7）撤下毛巾（3分）	21		
	告知老人服用多种药物时，按要求的顺序服用，告知老人口服某些药后暂时不能喝水的原因，保证药物的疗效	4		
	合理安置体位： 保持服药体位30分钟（3分） 观察老人服药后的反应，如有异常及时报告医护人员协助就医（3分）	6		
	恢复体位：30分钟后，协助老人取舒适卧位，整理床单，拉上床挡，询问老人服药后的感受	6		
注意事项	老人对药品有疑问时，需要再次核对无误后方可服药，并要向老人解释说明	2		
	对于有吞咽困难的老人，养老护理师要咨询医护人员或根据说明书决定是否可以将药物切割成小块或研碎服用	2		
	协助有精神疾病的老人服药，要求其张口，检查药物是否全部咽下	2		
	如遇老人不在或因故不能服药者，应将药物带回保管并交班	2		
得分		100		

任务九　协助老人使用滴眼液

【教学目标】

知识目标

1. 掌握为老人使用滴眼液的操作流程。
2. 熟悉为老人使用滴眼液的方法和注意事项。
3. 了解使用滴眼液的适用人群。

能力目标

1. 能协助老人使用滴眼液。
2. 能对老人进行滴眼液使用的健康指导。

素质目标

关爱老人以及提高有效护理的责任感。

【案例导入】

张爷爷，现入住某养老机构。

照护评估中的基本信息：

出生年月：1955 年 7 月。身高：170 cm。体重：67 kg。文化程度：小学。婚姻状况：丧偶。

经济情况：退休工资每月 6 000 元。

性格特点：性格平和开朗，待人热忱。

家庭情况：2 个女儿，1 个女儿已经因病去世，另一个女儿在家带孙。

既往病史：慢性阻塞性肺疾病 15 余年。

目前状况：近日起床双眼干涩，觉得眼睛里有异物，医生诊断为角膜炎，医生为张爷爷开了左氧氟沙星滴眼液，每天三次。

请思考：如何为张爷爷使用滴眼液？

【知识要点】

滴眼液用以防治眼部疾病。滴眼液是临床应用最广泛的眼用制剂类型，眼局部用药后，通常对眼部起杀菌、消炎、扩瞳、缩瞳、麻醉等作用。滴眼给药是治疗学上的一个重要途径，老人易接受，应用广泛。

【准备】

（1）养老护理师准备：衣帽整洁、剪指甲、洗手、戴口罩。

（2）老人准备：了解使用滴眼液的目的、操作过程及需配合的事项；老人取舒适体位。

（3）环境准备：安静整洁，光线充足，温度适宜，环境安静。

（4）用物准备：治疗盘、眼药水（检查药液名称、浓度是否符合要求、有无沉淀和变色）、棉签、弯盘、治疗执行单、免洗洗手液。

【操作步骤】

1. 沟通、解释、评估

携用物至老人床旁，核对床号、姓名、腕带，向老人解释使用滴眼液的目的及方法。

2. 体位

根据老人体位感觉，协助老人取舒适卧位（如坐位、半坐卧位）。

3. 确认是滴左眼、右眼还是双眼滴药

4. 清洁眼部

（1）先用棉签擦拭眼部分泌物（先内眦后外眦）。

（2）嘱老人应略后仰，眼往上看。

5. 悬滴药液

（1）拔开眼药水瓶盖，应将瓶盖侧面或瓶盖口向上放置于干净器皿上。

（2）养老护理师左手（或用干净棉签）向下轻轻拉下老人的眼睑并固定。

（3）右手持眼药水，摇匀，距眼 2~3 cm 将眼药水滴入下结膜内 1~2 滴。

（4）轻提上眼睑，使结膜内充满药液。

（5）嘱老人轻轻闭上眼睛，轻轻转动眼球。

（6）用消毒棉签为老人拭去眼部外溢药液，并作为医用垃圾放入医疗垃圾桶中。

（7）盖上眼药水瓶盖。

6. 洗手，整理用物，记录

【注意事项】

（1）滴药时勿压迫眼球，必须保持滴眼液瓶口距下眼睑 2~3 cm，尤其是角膜溃疡和角膜有伤的老人。

（2）眼药一人一药，专眼专用，防止交叉感染。传染性眼病老人用物单独消毒处理。

（3）滴眼药时动作轻柔，避免损伤黏膜。药液不可直接滴于角膜上，以免引起角膜刺激症状。混悬液用前要摇匀。

（4）如数种药物同时使用，先滴刺激性弱的，再滴刺激性强的药物，中间需间隔5~10分钟。

（5）两眼都滴药时，先滴健眼，再滴病眼；先滴病情轻的眼，再滴病情重的眼；眼药水与眼药膏同时使用，先滴眼药水后滴眼药膏。

为老人使用滴眼液操作流程及考核评分标准见表6-9。

表6-9　为老人使用滴眼液操作流程及考核评分标准

项目	内容	分值	得分	备注
评估解释	评估：病情、自理能力、合作程度、眼病状况、有无分泌物、药物过敏史、心理反应等	5		
	解释：向老人及家属解释使用滴眼液的目的、方法、注意事项及配合要点	5		
操作准备	养老护理师准备：衣帽整洁、剪指甲、洗手、戴口罩	5		
	环境准备：安静整洁，光线充足，温度适宜，环境安静	5		
	用物准备：治疗盘、眼药水（检查药液名称、浓度是否符合要求、有无沉淀和变色）、棉签、弯盘、治疗执行单、免洗洗手液	5		
操作步骤	核对：携用物至老人床旁，核对床号、姓名、腕带，向老人解释使用滴眼液的目的及方法	6		
	体位：根据老人体位感觉，协助老人取舒适卧位（如坐位、半坐卧位）	6		
	确认是滴左眼、右眼还是双眼滴药	5		
	清洁眼部： （1）先用棉签擦拭眼部分泌物（先内呲后外呲）（4分） （2）嘱老人应略后仰，眼往上看（4分）	8		
	悬滴药液： （1）拔开眼药水瓶盖，应将瓶盖侧面或瓶盖口向上放置于干净器皿上（5分） （2）养老护理师左手（或用干净棉签）向下轻轻拉下老人的眼睑并固定（5分） （3）右手持眼药水，摇匀，距眼2~3 cm将眼药水滴入下结膜内1~2滴（5分） （4）轻提上眼睑，使结膜内充满药液（5分） （5）嘱老人轻轻闭上眼睛，轻轻转动眼球（5分） （6）用消毒棉签为老人拭去眼部外溢药液，作为医用垃圾放入医疗垃圾桶中（5分） （7）盖上眼药水瓶盖（5分）	35		
	洗手，整理用物，记录	5		

表6-9（续）

项目	内容	分值	得分	备注
注意事项	滴药时勿压迫眼球，必须保持滴眼液瓶口距下眼睑 2~3 cm，尤其是角膜溃疡和角膜有伤的老人	2		
	眼药一人一药，专眼专用，防止交叉感染，传染性眼病老人用物单独消毒处理	2		
	滴眼药时动作轻柔，避免损伤黏膜。药液不可直接滴于角膜上，以免引起角膜刺激症状，混悬液用前要摇匀	2		
	如数种药物同时使用，先滴刺激性弱的，再滴刺激性强的药物，中间需间隔5~10分钟	2		
	两眼都滴药时，先滴健眼，再滴病眼；先滴病情轻的眼，再滴病情重的眼；眼药水与眼药膏同时使用，先滴眼药水后滴眼药膏	2		
得分		100		

任务十 为老人提供雾化吸入

【教学目标】

知识目标

1. 掌握为老人提供雾化吸入的操作流程。
2. 熟悉为老人提供雾化吸入的方法和注意事项。
3. 了解影响雾化吸入的常用药物。

能力目标

1. 能为老人提供雾化吸入。
2. 能对老人雾化吸入进行健康指导。

素质目标

关爱老人以及提高有效护理的责任感。

【案例导入】

徐爷爷，现入住某养老机构。

照护评估中的基本信息：

出生年月：1959 年 8 月。身高：165 cm。体重：56 kg。文化程度：文盲。婚姻状况：已婚。

经济情况：农民，无经济来源。

性格特点：脾气暴躁，办事刻板。

家庭情况：1 个儿子，2 个女儿，子女均在外地工作。

既往病史：有吸烟史 40 余年，慢性阻塞性肺疾病 8 年。

目前状况：近来由于天气逐渐转冷，出现咳嗽、咳痰，有时伴有喘息，咳痰量不多，痰为白色泡沫样，有时为脓痰。昨天又因感冒，上述症状加重，同时伴有发热，咳痰咳不出，活动时胸闷，气短。遵医嘱予徐爷爷布地奈德混悬液 2 毫升加入生理盐水 3 毫升雾化吸入。

请思考：如何协助徐爷爷进行雾化吸入？

【知识要点】

雾化吸入是将药液以气雾状喷出，由呼吸道吸入的方法。其一方面通过吸入温暖、潮湿的气体，达到湿化气道的目的；另一方面可以通过吸入抗生素、祛痰药物，预防和消除炎症，减轻呼吸道黏膜水肿、稀释痰液、帮助祛痰，达到预防和控制呼吸道感染的目的。雾化吸入常用于呼吸道湿化不足、痰液黏稠、咽喉炎、支气管扩张、肺炎、肺脓肿、肺结核、胸部手术后和呼吸道烧伤的老人，也可作为气管切开术后的常规治疗手段。

【准备】

（1）养老护理师准备：衣帽整洁、剪指甲、洗手、戴口罩。

（2）老人准备：了解雾化吸入的目的、操作过程及需配合的事项，老人取舒适体位。

（3）环境准备：安静整洁，光线充足，温度适宜，环境安静。

（4）用物准备：治疗车、超声雾化吸入器（各部件是否完好，有无松动、脱落等）、弯盘、生理盐水、药液、标签、免洗洗手液、治疗盘、无菌巾、5 毫升空针、锐器盒、医疗垃圾桶、生活垃圾桶。

【操作步骤】

1. 沟通、解释、评估

携用物至老人床旁，核对床号、姓名、腕带，向老人解释雾化吸入的目的及方法。

2. 体位

根据老人体位感觉，协助老人取舒适卧位（如坐位、半坐卧位）。

3. 连接

连接雾化器主件与附件，将药液用生理盐水稀释至 5 毫升倒入雾化罐内。

4. 开始雾化

（1）调节雾量：连接电源，打开电源开关，调整定时开关至所需时间；打开雾化开关。

（2）雾化吸入：将口含嘴放入老人口中，指导老人做闭口深呼吸，直至药液吸完为止。

（3）再次核对。

5. 结束雾化

取下口含嘴，关雾化开关，再关电源。

6. 协助老人擦干面部，清洁口腔，取舒适体位，整理床单位

7. 分类整理用物，洗手，记录

【注意事项】

（1）雾化时间不超过20分钟，若药物容量不足或雾化时间太短暂，可用生理盐水予以适当稀释。

（2）雾化前半小时尽量不进食，避免雾化过程中因气雾刺激引起呕吐。

（3）雾化吸入时，最好选用坐位或头部高位，含住口含嘴或戴上面罩；用口吸气，用鼻呼气，雾化过程中宜间断深呼吸。使用面罩时尽量与面部贴合，避免药物进入眼睛。

（4）雾化吸入后应叩击背部，加强口鼻咽的护理。

为老人提供雾化吸入操作流程及考核评分标准见表6-10。

表6-10 为老人提供雾化吸入操作流程及考核评分标准

项目	内容	分值	得分	备注
评估解释	评估：病情、临床诊断、治疗情况、生命体征、心理状态、理解合作程度、意识状态、沟通能力、用药史、过敏史、面部及口腔黏膜情况等	5		
	解释：向老人及家属解释雾化吸入的目的、方法、注意事项及配合要点	5		
操作准备	养老护理师准备：衣帽整洁、剪指甲、洗手、戴口罩	5		
	环境准备：安静整洁，光线充足，温度适宜，环境安静	5		
	用物准备：治疗车、超声雾化吸入器（各部件是否完好，有无松动、脱落等）、弯盘、生理盐水、药液、标签、免洗洗手液、治疗盘、无菌巾、5毫升空针、锐器盒、医疗垃圾桶、生活垃圾桶	5		
操作步骤	核对：携用物至老人床旁，核对床号、姓名、腕带，向老人解释雾化吸入的目的及方法	6		
	体位：根据老人体位感觉，协助老人取舒适卧位（如坐位、半坐卧位）	6		
	连接：连接雾化器主件与附件	5		
	将药液用生理盐水稀释至5毫升倒入雾化罐内	5		
	开始雾化： （1）调节雾量：连接电源，打开电源开关（5分），调整定时开关至所需时间；打开雾化开关（5分） （2）雾化吸入：将口含嘴放入老人口中，指导老人做闭口深呼吸（6分），直至药液吸完为止（5分）	21		
	结束雾化：取下口含嘴（4分），关雾化开关（4分），再关电源（4分）	12		
	协助老人擦干面部，清洁口腔，取舒适体位，整理床单位	6		
	分类整理用物，洗手，记录	6		

表6-10（续）

项目	内容	分值	得分	备注
注意事项	雾化时间不超过20分钟，若药物容量不足或雾化时间太短暂，可用生理盐水予以适当稀释	2		
	雾化前半小时尽量不进食，避免雾化过程中因气雾刺激引起呕吐	2		
	雾化吸入时，最好选用坐位或头部高位，含住口含嘴或戴上面罩；用口吸气，用鼻呼气，雾化过程中宜间断深呼吸。使用面罩时尽量与面部贴合，避免药物进入眼睛	2		
	雾化吸入后应叩击背部，加强口鼻咽的护理	2		
得分		100		

任务十一　为留置导尿管的老人更换集尿袋

【教学目标】

知识目标

1. 掌握老人集尿袋的更换方法及注意事项。

2. 熟悉留置导尿管老人的尿量及颜色的要求。

3. 了解留置导尿管的适用人群。

能力目标

1. 能观察留置导尿管老人的尿量及颜色并记录异常情况。

2. 能正确为老人更换集尿袋。

素质目标

关爱老人，保护老人隐私。

【案例导入】

王爷爷，现入住某养老机构。

照护评估中的基本信息：

出生年月：1950 年 4 月。身高：170 cm。体重：62 kg。文化程度：初中。婚姻状况：丧偶。

经济情况：退休金 4 200 元/月。

性格特点：性格孤僻，不爱与人交流。

家庭情况：1 个女儿，女儿在家带孙辈。

既往病史：冠心病 10 年，脑卒中 5 年。

目前状况：近期由于前列腺肥大增生导致膀胱压力过高、尿道压力过低而出现尿液经尿道不自主地流出，因此机构养老护理师为王爷爷留置导尿管来缓解其尿失禁的状况。

请思考：如何为王爷爷定期更换集尿袋？

【知识要点】

更换集尿袋是一项常规操作技术，通常适用于不能自行排尿、需严格记录尿量以观察病情变化、尿失禁或会阴部有伤口需要通过引流尿液以保持会阴部的清洁与干燥等情况的老人。其旨在保持引流通畅，防止泌尿系统感染，促进疾病康复。

【准备】

（1）养老护理师准备：衣帽整洁，修剪指甲，洗手，戴口罩。

（2）老人准备：了解更换集尿袋的目的、方法、注意事项及配合要点，取平卧于床的操作体位。

（3）环境准备：安静整洁，光线充足，温度适宜，关闭门窗，必要时用屏风遮挡。

（4）用物准备：集尿袋、碘伏、棉签、一次性护理垫、别针、橡胶手套、止血钳、弯盘、洗手液、记录单、笔。

【操作步骤】

1. 沟通、解释、评估

核对老人基本信息，向老人解释操作的目的、方法及注意事项；取得老人的配合，对老人进行综合评估。

2. 体位

协助老人取仰卧位，掀开下身盖被暴露会阴部，上身和下身盖好盖被保暖。

3. 检查导尿管及周围皮肤情况

检查导尿管是否引流通畅，有无受压、扭曲、打折、反流等情况；检查导尿管接触周围的皮肤情况，如有异常立即报告医生。

4. 排空尿袋内尿液

（1）养老护理师应仔细观察尿液的颜色、性状和尿量。

（2）打开集尿袋放尿端口，排空余尿，关闭放尿端口，夹闭集尿袋引流管上的开关。

（3）观察尿量时，视线应与集尿袋刻度保持在同一水平。

5. 更换集尿袋

（1）在导尿管和集尿袋连接处的下面垫一次性护理垫。

（2）打开集尿袋的外包装置于一次性护理垫上。

（3）戴手套，将弯盘放在留置导尿管开口下方，用止血钳夹住留置导尿管开口上端3~5 cm处，分离留置导尿管与集尿袋，止血钳放在弯盘内，保持留置导尿管管口向上，不可触及任何地方。

（4）取下集尿袋，将连接导尿管口端置于集尿袋上，卷起放入医疗垃圾桶内。

（5）用棉签蘸取碘伏，消毒导尿管端口及外周，棉签放入医疗垃圾桶内。

（6）检查并旋紧新集尿袋的放尿端口，取下新集尿袋引流管端口盖帽，将引流管端口插入导尿管内。养老护理师将引流管端口插入导尿管时，手不可触及端口及外周。

6. 检查尿液引流是否通畅

（1）松开止血钳，观察尿液引流情况。

（2）检查导尿管是否通畅，是否有受压、扭曲、打折。

（3）引流通畅后，夹闭集尿袋引流管上的开关，每两小时放尿一次。

（4）用别针将集尿袋固定在床旁，固定集尿袋后引流管末端的高度要始终低于老人会阴部的高度，避免尿液反流。

（5）将一次性护理垫及脱下的手套置于黄色垃圾袋中，按医疗垃圾处理。

7. 健康教育

讲解更换集尿袋时的注意事项。

【注意事项】

（1）严格执行无菌操作。

（2）定时更换集尿袋，更换集尿袋或倾倒尿液时集尿袋的位置不可高于耻骨联合，防止尿液反流从而引起感染。

（3）注意观察集尿袋内尿液的颜色、性状和尿量，发现异常及时通知医护人员。

（4）如果老人离床活动，要注意安置好导尿管和集尿袋。

（5）训练膀胱反射功能，定时夹闭和开放引流管，使膀胱功能定时充盈和排空，一般每两小时开放一次，促进膀胱功能恢复。

为留置导尿管的老人更换集尿袋操作流程及考核评分标准见表6-11。

表6-11　为留置导尿管的老人更换集尿袋操作流程及考核评分标准

项目	内容	分值	得分	备注
评估解释	评估：老人的年龄、病情、意识、心理状态、自理能力、配合程度及导尿管是否通畅，集尿袋内尿液的颜色、性状及尿量	5		
	解释：向老人及家属解释更换集尿袋的目的、方法、注意事项及配合要点	5		
操作准备	养老护理师准备：衣帽整洁、剪指甲、洗手、戴口罩	5		
	环境准备：宽敞，光线明亮，关闭门窗，必要时用屏风遮挡	5		
	用物准备：集尿袋、碘伏、棉签、一次性护理垫、别针、橡胶手套、止血钳、弯盘、洗手液、记录单、笔	5		

表6-11（续）

项目	内容	分值	得分	备注
操作步骤	核对：携用物至老人床旁，核对床号、姓名、腕带，向老人解释更换集尿袋的目的	5		
	体位：协助老人取仰卧位，掀开下身盖被暴露会阴部，上身和下身盖好盖被保暖	2		
	检查导尿管是否引流通畅，有无受压、扭曲、打折、反流等情况；检查导尿管接触周围的皮肤情况，如有异常立即报告医生	2		
	排空尿袋内尿液： （1）养老护理师应仔细观察尿液的颜色、性状和尿量（3分） （2）打开集尿袋放尿端口，排空余尿，关闭放尿端口，夹闭集尿袋引流管上的开关（3分） （3）观察尿量时，视线应与集尿袋刻度保持在同一水平（3分）	9		
	更换集尿袋： （1）在导尿管和集尿袋连接处的下面垫一次性护理垫（3分） （2）打开集尿袋的外包装置于一次性护理垫上（3分） （3）戴手套，将弯盘放在留置导尿管开口下方，用止血钳夹住留置导尿管开口上端3~5 cm处，分离留置导尿管与集尿袋，止血钳放在弯盘内，保持留置导尿管管口向上，不可触及任何地方（5分） （4）取下集尿袋，将连接导尿管口端置于集尿袋上，卷起放入医疗垃圾桶内（3分） （5）用棉签蘸取碘伏，消毒导尿管端口及外周，棉签放入医疗垃圾桶内（3分） （6）检查并旋紧新集尿袋的放尿端口，取下新集尿袋引流管端口盖帽，将引流管端口插入导尿管内。养老护理师将引流管端口插入导尿管时，手不可触及端口及外周（5分）	22		
	检查尿液引流是否通畅： （1）松开止血钳，观察尿液引流情况（3分）； （2）检查导尿管是否通畅，是否有受压、扭曲、打折（3分）； （3）引流通畅后，夹闭集尿袋引流管上的开关，每两小时放尿一次（3分）； （4）用别针将集尿袋固定在床旁，固定集尿袋后引流管末端的高度要始终低于老人会阴部的高度，避免尿液反流（3分）； （5）将一次性护理垫及脱下的手套置于黄色垃圾袋中，按医疗垃圾处理（3分）；	15		
	协助老人取舒适体位，整理床单位	5		
	整理用物，洗手，记录	5		

表6-11(续)

项目	内容	分值	得分	备注
注意事项	严格无菌操作；定时更换集尿袋，更换集尿袋或倾倒尿液时集尿袋的位置不可高于耻骨联合，防止尿液反流从而引起感染	5		
	训练膀胱反射功能，定时夹闭和开放引流管，使膀胱功能定时充盈和排空，一般每两小时开放一次，促进膀胱功能恢复	5		
得分		100		

任务十二　为有肠造瘘老人更换造口袋

【教学目标】

知识目标

1. 掌握有肠造瘘老人的造口袋的更换方法及注意事项。
2. 熟悉有肠造瘘老人更换造口袋的意义。
3. 了解肠造瘘的概念。

能力目标

1. 能为有肠造瘘老人正确更换造口袋。
2. 能观察有肠造瘘老人造口有无红、肿、溃烂、回缩、出口及坏死等情况。

素质目标

关爱老人，对老人富有同情心，提高老人的舒适度。

【案例导入】

张爷爷，现入住某养老机构。

照护评估中的基本信息：

出生年月：1966 年 8 月。身高：172 cm。体重：60 kg。文化程度：小学。婚姻状况：离异。

经济情况：退休金 3 200 元/月。

性格特点：性格孤僻，不爱与人交流。

家庭情况：2 个女儿，均在家带孙辈。

既往病史：直肠癌 2 年。

目前状况：近期由于张爷爷直肠癌情况恶化，在医院做了直肠根治术并带有造口，为保证张爷爷造口能持续使用，并保持造口周围皮肤清洁、干燥，现需要养老护理师为张爷爷更换造口袋。

请思考：如何为张爷爷定期更换造口袋？

【知识要点】

肠造瘘一般称"人工肛门"或"肠造口"，是将肠管一端或两端引出到体表形成的一个开口。造口的末端常连接造口袋，用于收集粪便。养老护理师应为有肠造瘘的老人更换造口袋，以防止因大便侵渍皮肤而出现皮炎。

【准备】

（1）养老护理师准备：衣帽整洁，修剪指甲，洗手，戴口罩和手套。

（2）老人准备：了解更换造口袋的目的、方法、注意事项及配合要点，取舒适的操作体位。

（3）环境准备：安静整洁，光线充足，温度适宜，围帘遮挡。

（4）用物准备：造口袋、水盆（内盛38℃～40℃温水）、毛巾、卫生纸、便盆、手套、洗手液、记录单、笔。

【操作步骤】

1. 沟通、解释、评估

核对老人基本信息，向老人解释操作的目的、方法及注意事项，取得老人的配合，对老人进行综合评估。

2. 体位

协助老人取平卧位，暴露造口部位，并注意保暖。

3. 更换造口袋

（1）将卫生纸垫于造口处的身下。

（2）戴手套。

（3）打开造口袋与造口连接处的底盘扣环。

（4）取下造口袋放于便盆上。

（5）观察造口及周围皮肤，如无异常可用柔软的卫生纸擦拭干净，再用湿热毛巾清洁造口及局部皮肤并擦干。

（6）脱去手套，放入垃圾桶。

（7）将清洁的造口袋与造口底盘扣环连接，扣紧扣环后用手向下牵拉造口袋，确认造口袋固定牢固，将造口袋下口封闭。

（8）将垫在身下的卫生纸取下并放在便盆内。

4. 健康教育

讲解更换造口袋时的注意事项。

【注意事项】

（1）餐后2～3小时内不要更换造口袋，此时肠蠕动较为活跃，更换时有可能出现排便情况。

（2）注意保持造口周围的皮肤清洁、干净。

（3）在操作过程中应注意保暖，并注意保护老人的隐私。

（4）造口袋内粪便超过 1/3 时应及时取下造口袋倾倒，同时更换一个清洁的造口袋。

（5）注意观察老人排便情况，如果发现有排便困难或造口狭窄等情况，应及时通知医护人员。

为有肠造瘘老人更换造口袋操作流程及考核评分标准见表 6-12。

表 6-12　为有肠造瘘老人更换造口袋操作流程及考核评分标准

项目	内容	分值	得分	备注
评估解释	评估：老人的年龄、病情、意识、心理状态、自理能力、配合程度及造口袋内粪便的颜色、性状及量	5		
	解释：向老人及家属解释更换造口袋的目的、方法、注意事项及配合要点	5		
操作准备	养老护理师准备：衣帽整洁、剪指甲、洗手、戴口罩和手套	5		
	环境准备：宽敞，光线明亮，关闭门窗，围帘遮挡	5		
	用物准备：造口袋、水盆（内盛 38℃～40℃温水）、毛巾、卫生纸、便盆、手套、洗手液、记录单、笔	5		
操作步骤	核对：携用物至老人床旁，核对床号、姓名、腕带，向老人解释更换造口袋的目的	5		
	体位：协助老人取平卧位，暴露造口部位，并注意保暖	5		
	将卫生纸垫于造口处的身下，戴手套	5		
	打开造口袋与造口连接处的底盘扣环	5		
	取下造口袋放于便盆上	5		
	观察造口及周围皮肤，如无异常可用柔软的卫生纸擦拭干净，再用湿热毛巾清洁造口及局部皮肤并擦干	10		
	脱去手套，放入垃圾桶	5		
	将清洁的造口袋与造口底盘扣环连接，扣紧扣环后用手向下牵拉造口袋，确认造口袋固定牢固，将造口袋下口封闭	10		
	将垫在身下的卫生纸取下并放在便盆内	5		
	协助老人取舒适体位，整理床单位	5		
	整理用物，洗手，记录	5		
注意事项	餐后 2～3 小时内不要更换造口袋，此时肠蠕动较为活跃，更换时有可能出现排便情况	5		
	造口袋内粪便超过 1/3 时应及时取下造口袋倾倒，同时更换一个清洁的造口袋	5		
得分		100		

任务十三　为老人提供口腔吸痰

【教学目标】

知识目标

1. 掌握为老人进行口腔吸痰的方法及注意事项。

2. 熟悉为老人进行口腔吸痰的要求。

3. 了解口腔吸痰的概念。

能力目标

1. 能观察老人吸出物的性状、颜色、量并记录异常。

2. 能正确为老人进行口腔吸痰。

素质目标

细心、轻柔、谨慎地为老人完成口腔吸痰。

【案例导入】

王奶奶，现入住某养老机构。

照护评估中的基本信息：

出生年月：1955 年 2 月。身高：150 cm。体重：47 kg。文化程度：初中。婚姻状况：丧偶。

经济情况：退休金 2 200 元/月。

性格特点：性格外向，热情。

家庭情况：1 个女儿，在家带孙辈。

既往病史：高血压 10 年，慢性阻塞性肺疾病 10 年。

目前状况：老人活动受限，长期卧床，在帮助下能坐起，留置尿管。1 周前，老人着凉咳嗽，病情加重，意识尚清楚，口唇轻度发绀，医生听诊老人呼吸道内有大量分泌物无法咳出且痰液黏稠。遵医嘱予以吸痰。养老护理师需要在护理协助下为老人进行口腔吸痰。

请思考：如何在护理协助下为王奶奶进行口腔吸痰？

【知识要点】

吸痰法是经口腔、鼻腔或人工气道将呼吸道分泌物吸出，维持有效通气的一种方法，通常适用于因痰液黏稠，无力咳出或出现误吸且不能自主咳出的老人。养老护理师可通过为老人进行口腔吸痰，吸出呼吸道分泌物，保持呼吸道通畅，维持有效通气。

【准备】

（1）养老护理师准备：衣帽整洁，修剪指甲，洗手，戴口罩。

（2）老人准备：了解口腔吸痰目的、方法、注意事项及配合要点，意识清醒，取舒适、安全的操作体位。

（3）环境准备：安静整洁，光线充足，温度适宜。

（4）用物准备：电动吸引器、治疗盘、治疗碗（内盛无菌生理盐水）、无菌持物钳或镊子、弯盘、纱布、一次性吸痰管数根、治疗巾、棉签、必要时准备压舌板、开口器、电插板、洗手液、记录单、笔。

【操作步骤】

1. 沟通、解释、评估

核对老人基本信息，向老人解释操作的目的、方法及注意事项，取得老人的配合，对老人进行综合评估。

2. 体位

协助老人取舒适、安全卧位。

3. 检查老人口腔情况

检查老人口腔情况，取下活动性义齿，将老人头部偏向一侧，面向养老护理师。

4. 检查电动吸引器

（1）连接电源，打开开关。

（2）检查电动吸引器性能是否良好、连接是否正确。

（3）根据老人的情况及痰液黏稠调节负压至 $40 \sim 53.3$ 千帕。

（4）关上开关备用。

5. 连接吸引器

（1）打开两瓶生理盐水的瓶盖。

（2）打开吸痰管包装袋前端，取出治疗巾和手套，将无菌手套戴于右手，将治疗巾铺于老人胸前。

（3）左手拿吸痰管外包装，戴无菌手套的右手将吸痰管取出，盘绕在手中，注意保护吸痰管前端不受污染。

（4）左手取下吸引接头，将吸痰管根部与负压管连接，在预冲生理盐水瓶内试吸生理盐水，检查负压管和吸痰管是否通畅，同时润滑吸痰管前端。

6. 插管

（1）左手反折吸痰管末端，以免负压吸附黏膜引起损伤，右手持吸痰管前端。

（2）嘱咐老人张口，从口腔轻轻插管至老人出现轻咳或有阻力时回退吸痰管 1 cm。

7. 吸痰

（1）左手松开吸痰管末端，以由深部左右旋转向上提出的方法吸净口咽部分泌物。

（2）每次抽吸时间不超过 15 秒，以免引起缺氧。如痰未吸尽，休息 3~5 分钟再吸。

（3）吸不同部位时，需要更换吸痰管。

（4）在操作过程中，要观察老人的面色、心率、血氧饱和度、痰液等情况，发现不适立即停止。

（5）严格执行无菌操作，每根吸痰管只用一次，不可反复上下提插。

（6）吸痰完毕，在生理盐水瓶中冲洗吸痰管，保持导管通畅。

（7）冲洗干净后，右手将吸痰管盘绕手中，分离吸痰管与吸引接头。

（8）翻转脱下右手无菌手套，包裹吸痰管，取下老人胸前的治疗巾，包裹吸痰管和手套一并放入医疗垃圾袋内。

（9）吸引接头固定于床旁，关闭电动吸引器开关。

8. 观察

（1）若老人呼吸困难缓解、口唇转红润，停止吸痰。

（2）清洁老人口鼻及面部。

（3）安抚老人的紧张情绪。

（4）观察黏膜有无损伤，有异常情况立即报告医生。

（5）观察吸出物的性质，如果痰液黏稠，可配合进行叩背及雾化吸入。

（6）根据老人的身体情况，指导其自主咳嗽，并告知其适当饮水，利于痰液排出。

（7）储液瓶里的内容物要及时倾倒，不能超过储液瓶体积的 2/3。

（8）对于有缺氧症状的老人，吸痰前后应给予高浓度吸氧 3 分钟。

9. 健康教育

讲解口腔吸痰的注意事项。

【注意事项】

（1）严格遵守无菌操作规程，每根吸痰管只用一次，不可反复上下提插。

（2）每次吸痰时间不超过 15 秒，以免引起缺氧。

（3）对于有缺氧症状的老人，吸痰前后应给予高浓度吸氧 3 分钟。

（4）吸痰管退出后，应用生理盐水抽吸冲洗，以防痰液堵塞吸痰管。

（5）如痰液黏稠，可配合进行叩背及雾化吸入，便于痰液被吸出。

（6）随时观察老人的呼吸、面色、口唇变化，发现不适应立即停止。

（7）储液瓶里的内容物要及时倾倒，不能超过储液瓶体积的 2/3。

（8）吸痰法是一项急救技术，操作时动作应准确、轻柔、敏捷。

为老人提供口腔吸痰操作流程及考核评分标准见表 6-13。

表 6-13　为老人提供口腔吸痰操作流程及考核评分标准

项目	内容	分值	得分	备注
评估解释	评估：老人的年龄、病情、意识、心理状态、自理能力、配合程度及有无佩戴活动性义齿	5		
	解释：向老人及家属解释口腔吸痰的目的、方法、注意事项及配合要点	5		
操作准备	养老护理师准备：衣帽整洁、剪指甲、洗手、戴口罩	5		
	环境准备：安静整洁，光线充足，温度适宜	5		
	用物准备：电动吸引器、治疗盘、治疗碗（内盛无菌生理盐水）、无菌持物钳或镊子、弯盘、纱布、一次性吸痰管数根、治疗巾、棉签、必要时准备压舌板、开口器、电插板、洗手液、记录单、笔	5		
操作步骤	核对：携用物至老人床旁，核对床号、姓名、腕带，向老人解释口腔吸痰的目的	5		
	体位：协助老人取仰卧位，头偏向一侧，面向养老护理师	2		
	检查老人口腔情况，取下活动性义齿	2		
	检查电动吸引器： （1）连接电源，打开开关（1分） （2）检查电动吸引器性能是否良好、连接是否正确（1分） （3）根据老人的情况及痰液黏稠调节负压至 40~53.3 千帕（1分） （4）关上开关备用（1分）	4		
	连接吸引器： （1）打开两瓶生理盐水的瓶盖（2分） （2）打开吸痰管包装袋前端，取出治疗巾和手套，将无菌手套戴于右手，将治疗巾铺于老人胸前（2分） （3）左手拿吸痰管外包装，戴无菌手套的右手将吸痰管取出，盘绕在手中，注意保护吸痰管前端不受污染（2分） （4）左手取下吸引接头，将吸痰管根部与负压管连接，在预冲生理盐水瓶内试吸生理盐水，检查负压管和吸痰管是否通畅，同时润滑吸痰管前端（2分）	8		
	插管： （1）左手反折吸痰管末端，以免负压吸附黏膜引起损伤，右手持吸痰管前端（2分） （2）嘱咐老人张口，从口腔轻轻插管至老人出现轻咳或有阻力时回退吸痰管 1 cm（2分）	4		

表6-13(续)

项目	内容	分值	得分	备注
	吸痰: (1) 左手松开吸痰管末端,以由深部左右旋转向上提出的方法吸净口咽部分泌物(2分) (2) 每次抽吸时间不超过15秒,以免引起缺氧。如痰未吸尽,休息3~5分钟再吸(2分) (3) 吸不同部位时,需要更换吸痰管(2分) (4) 在操作过程中,要观察老人的面色、心率、血氧饱和度、痰液等情况,发现不适立即停止(2分) (5) 严格执行无菌操作,每根吸痰管只用一次,不可反复上下提插(2分) (6) 吸痰完毕,在生理盐水瓶中冲洗吸痰管,保持导管通畅(2分) (7) 冲洗干净后,右手将吸痰管盘绕手中,分离吸痰管与吸引接头(2分) (8) 翻转脱下右手无菌手套,包裹吸痰管,取下老人胸前的治疗巾,包裹吸痰管和手套一并放入医疗垃圾袋内(2分) (9) 吸引接头固定于床旁,关闭电动吸引器开关(2分)	18		
	观察: (1) 若老人呼吸困难缓解、口唇转红润,停止吸痰(1分) (2) 清洁老人口鼻及面部(1分) (3) 安抚老人的紧张情绪(1分) (4) 观察黏膜有无损伤,有异常情况立即报告医生(1分) (5) 观察吸出物的性质,如果痰液黏稠,可配合进行叩背及雾化吸入(2分) (6) 根据老人的身体情况,指导其自主咳嗽,并告知其适当饮水,利于痰液排出(2分) (7) 储液瓶里的内容物要及时倾倒,不能超过储液瓶体积的2/3(2分) (8) 对于有缺氧症状的老人,吸痰前后应给予高浓度吸氧3分钟(2分)	12		
	协助老人取舒适体位,整理床单位	5		
	整理用物,洗手,记录	5		
注意 事项	严格遵守无菌操作规程,每根吸痰管只用一次,不可反复上下提插;每次吸痰时间不超过15秒,以免引起缺氧;对于有缺氧症状的老人,吸痰前后应给予高浓度吸氧3分钟	5		
	如痰液黏稠,可配合进行叩背及雾化吸入,便于痰液被吸出;随时观察老人的呼吸、面色、口唇变化,发现不适应立即停止;储液瓶里的内容物要及时倾倒,不能超过储液瓶体积的2/3	5		
	得分	100		

任务十四　为老人测量血糖

【教学目标】

知识目标

1. 掌握为老人测血糖的方法及注意事项。
2. 熟悉为老人测血糖的目的。
3. 了解测血糖的适用人群。

能力目标

1. 能识别老人血糖异常值并记录。
2. 能正确为老人测血糖。

素质目标

关爱老人，为老人测血糖时动作轻柔、敏捷。

【案例导入】

李奶奶，现入住某养老机构。

照护评估中的基本信息：

出生年月：1944 年 4 月。身高：150 cm。体重：46 kg。文化程度：文盲。婚姻状况：离异。

经济情况：退休金 2 000 元/月。

性格特点：性格开朗、正直。

家庭情况：2 个女儿，1 个儿子，均在外地。

既往病史：冠心病 10 年，糖尿病 7 年，脑卒中 5 年。

目前状况：近期左侧肢体活动不灵敏，情绪变化也比较大，但不愿养老护理师将她的具体情况告知家属。但由于情绪低迷，常常没有胃口，不想吃饭，近期发生 2 次低血糖头晕情况，为防止出现因低血糖头晕摔倒的严重情况，养老护理师鼓励李奶奶进食同时每天做好餐前餐后的血糖测量及监测，减少低血糖出现的风险。

请思考：如何为李奶奶定时测量血糖？

【知识要点】

测量血糖是一项监测糖尿病患者或疑似糖尿病患者的血糖变化情况的基本操作技术，

通常适用于糖尿病老人血糖的监测或辅助糖尿病的诊断。通常认为，成年人空腹血糖浓度低于 2.8 mmol/L 是疑似低血糖，低于 2.5 mmol/L 则被肯定为低血糖。

【准备】

（1）养老护理师准备：衣帽整洁，修剪指甲，洗手，戴口罩。

（2）老人准备：了解测血糖的目的、方法、注意事项及配合要点，取舒适、安全的操作体位。

（3）环境准备：安静整洁，光线充足，温度适宜。

（4）用物准备：血糖检测仪、匹配的血糖监测试纸、一次性指尖采血针头、75%医用酒精、棉签、弯盘 2 个、利器盒、医嘱本、洗手液、记录单、笔。

【操作步骤】

1. 沟通、解释、评估

核对老人基本信息，向老人解释操作的目的、方法及注意事项，取得老人的配合，并确认老人是否符合空腹或餐后 2 小时血糖测定的要求。

2. 体位

协助老人取舒适、安全可操作的卧位。

3. 检查手指皮肤情况

检查穿刺手指皮肤情况，选择末梢循环好、皮肤薄的指尖采血。

4. 洗手

5. 准备采血针

取下采血笔，将采血针插入针座，推入采血针直至采血针固定在针座上，取下采血针的保护套，卡紧可调节采血笔。如使用的是可调节采血笔，可根据需要调节采血笔的扎针深度。

6. 协助老人洗手

7. 按摩指尖

养老护理师从老人手腕向指尖部按摩 2~3 次，以促进血液循环。

8. 消毒采血部位

用棉签蘸 75%医用酒精，常规消毒 2 次采血部位待干，因残留酒精可能稀释血液，影响监测结果。

9. 检查试纸有效期

从试纸瓶中取出试纸，并查看试纸表面有无潮湿、氧化变色，禁止用手触摸试纸条表面，然后盖好瓶盖。

10. 测量血糖

（1）将血糖试纸黑色面朝上插入血糖仪中，试纸推到底后血糖仪会自动开机，当血糖仪显示条码号时，核对试纸条码号并校正。

（2）当屏幕显示滴血字样时，养老护理师一手扶住老人采血手指端下部，另一手持采血针紧靠消毒部位刺入，每次选取不同的采血点，防止出现局部肿痛。采血时注意避免扎得太浅，因为扎得太浅会使血量不足，导致测量结果偏低或测不出来。

（3）挤出第一滴血，取无菌干棉签轻轻拭去第一滴，再挤出第二滴血，将第二滴血置于试纸上指定区域，测试区需完全被血充满，不可反复滴血，否则会导致测量结果不准确。

（4）采血时注意避免过分挤压，因过分挤压会使组织液混入血样中，同样会影响测量结果。

（5）指导老人用干棉签按压穿刺处 1~2 分钟。

（6）等待 5 秒后在显示屏读取测试结果，并告知老人血糖值。

11. 推动试纸弹出推杆，试纸会被弹出，100 秒后血糖仪自动关机

12. 健康教育

讲解测量血糖的注意事项。

【注意事项】

（1）严格执行无菌操作。

（2）尽量不选择腹部位作为针刺部位，宜选择手指两侧。

（3）消毒液只能选择酒精，如果使用碘伏会导致测试结果出现偏差，务必在酒精干燥后采血，以免酒精稀释血液影响测量结果。

（4）试纸放于试纸桶内保存，不可放置阴凉、潮湿的地方。

（5）采血时从掌根向指尖挤，切忌直接挤压指尖处，以防组织液挤出影响测量结果。

为老人测血糖操作流程及考核评分标准见表 6-14。

表 6-14　为老人测血糖操作流程及考核评分标准

项目	内容	分值	得分	备注
评估解释	评估：老人的年龄、病情、意识、心理状态、自理能力、配合程度及确认老人是否符合空腹或餐后 2 小时血糖测定的要求	5		
	解释：向老人及家属解释测量血糖的目的、方法、注意事项及配合要点	5		
操作准备	养老护理师准备：衣帽整洁、剪指甲、洗手、戴口罩	5		
	环境准备：安静整洁，光线充足，温度适宜	5		
	用物准备：血糖检测仪、匹配的血糖监测试纸、一次性指尖采血针头、75%医用酒精、棉签、弯盘 2 个、利器盒、医嘱本、洗手液、记录单、笔	5		

表6-14（续）

项目	内容	分值	得分	备注
操作步骤	核对：携用物至老人床旁，核对床号、姓名、腕带，向老人解释测量血糖的目的	5		
	体位：协助老人取舒适、安全的卧位	3		
	检查穿刺手指皮肤情况，选择末梢循环好、皮肤薄的指尖采血	2		
	七步洗手法洗手	5		
	准备采血针： 取下采血笔，将采血针插入针座，推入采血针直至采血针固定在针座上，取下采血针的保护套，卡紧可调节采血笔。如使用的是可调节采血笔，可根据需要调节采血笔的扎针深度	5		
	协助老人洗手，同时养老护理师从老人手腕向指尖部按摩2~3次，以促进血液循环	5		
	消毒采血部位： 用棉签蘸75%医用酒精，常规消毒2次采血部位待干，因残留酒精可能稀释血液，影响监测结果	5		
	检查试纸有效期： 从试纸瓶中取出试纸，并查看试纸表面有无潮湿、氧化变色，禁止用手触摸试纸条表面，然后盖好瓶盖	5		
	测量血糖： （1）将血糖试纸黑色面朝上插入血糖仪中，试纸推到底后血糖仪会自动开机，当血糖仪显示条码号时，核对试纸条码号并校正（3分） （2）当屏幕显示滴血字样时，养老护理师一手扶住老人采血手指端下部，另一手持采血针紧靠消毒部位刺入，每次选取不同的采血点，防止出现局部肿痛。采血时注意避免扎得太浅，因为扎得太浅会使血量不足，导致测量结果偏低或测不出来（3分） （3）挤出第一滴血，取无菌干棉签轻轻拭去第一滴，再挤出第二滴血，将第二滴血置于试纸上指定区域，测试区需完全被血充满，不可反复滴血，否则会导致测量结果不准确（3分） （4）采血时注意避免过分挤压，因过分挤压会使组织液混入血样中，同样会影响测量结果（3分） （5）指导老人用干棉签按压穿刺处1~2分钟（3分） （6）等待5秒后在显示屏读取测试结果，并告知老人血糖值（3分）	18		
	推动试纸弹出推杆，试纸会被弹出，100秒后血糖仪自动关机	2		
	协助老人取舒适体位，整理床单位	5		
	整理用物，洗手，记录	5		

表6-14(续)

项目	内容	分值	得分	备注
注意事项	严格执行无菌操作；尽量不选择腹部位为针刺部位，宜选择手指两侧	5		
	消毒液只能选择酒精，如果使用碘伏会导致测试结果出现偏差，务必在酒精干燥后采血，以免酒精稀释血液影响测量结果；采血时从掌根向指尖挤，切忌直接挤压指尖处，以防组织液挤出影响测量结果	5		
得分		100		

第七章 急救照护

任务一 心肺复苏

【教学目标】

知识目标

1. 掌握为老人进行心肺复苏的操作步骤以及注意事项。
2. 熟悉老人心搏骤停常见的表现。
3. 了解引发老人心搏骤停的原因。

能力目标

1. 能准确判断老人心搏骤停。
2. 能运用心肺复苏对老人进行救护。

素质目标

关爱老人以及具备救死扶伤的奉献精神。

【案例导入】

陈婆婆，现入住某养老机构。

照护评估中的基本信息：

出生年月：1961 年 9 月。身高：156 cm。体重：52 kg。文化程度：小学。婚姻状况：丧偶。

经济情况：退休金 3 000 元/月。

家庭情况：1 个儿子，在家异地务工。

既往病史：冠心病 30 年。

目前状况：今日参加集体活动，突然倒地，意识不清，呼喊不应。

请思考：如何为陈婆婆开展急救？

【知识要点】

心肺复苏术是一种针对骤停的心脏和呼吸采取的救命技术，是为了恢复患者自主呼吸和自主循环，为进一步抢救直至挽回心搏骤停患者的生命而赢得最宝贵的时间。

【准备】

（1）养老护理师准备：衣帽整洁，修剪指甲，洗手，戴口罩。
（2）老人准备：卧于硬板床或硬地面上，头颈躯体位于同一直线。
（3）环境准备：光线充足，安全可操作。
（4）用物准备：心肺复苏模型1个、面罩-球囊1个、治疗车1辆、治疗盘1个、弯盘1个、手电筒1个、纱布2包。

【操作步骤】

1. 评估、判断

环境：确认环境安全，老人卧于硬板床或硬地面。

评估老人：呼救，通知准备抢救，查看时间。

判断：判断呼吸以及触摸颈动脉搏动（气管外侧2~3 cm）；检查时间5~10 s。

2. 体位

去枕平卧于硬板床上（必要时垫复苏板）；解开衣领和腰带，暴露胸部，保持头、颈、躯干在同一直线上。

3. 按压

（1）按压部位：两乳头连线中点。

（2）按压手法：一只手掌根部紧贴按压部位，另一只手掌根部重叠放于此手背上；双臂伸直，肩、肘、腕成一直线，借助上身力量垂直按压。

（3）按压深度：胸骨下陷5 cm~6 cm。婴儿和儿童的按压幅度至少为胸部前后径的三分之一。

（4）按压频率：按压频率100~120次/分；按压与放松时间比为1∶1。

（5）注意迅速放松使胸骨复原，放松时手掌根部不离开胸壁。

（6）按压的同时观察老人面色。

4. 通气

（1）按压开始的同时另一人检查颈椎有无损伤、观察口腔、清除异物及分泌物，开放气道。

（2）开放气道。①仰头举颏法：操作者站在老人右侧，左手置于老人前额上用力后压；右手食指和中指放于老人下颌骨下缘，将颏部向上向前抬起。②托颌法：操作者双手将老人下颌托起，头不后仰；下颌骨前移使气道打开（用于颈椎损伤或疑有颈椎损伤者）。

（3）用"EC"手法固定简易呼吸器面罩，使面罩和口鼻部皮肤紧贴（"EC"手法：双手中指、无名指、小指呈"E"形固定下颌，拇指、食指呈"C"形固定面罩）。

（4）挤压球囊2次，每次400~600毫升，持续时间大于等于1秒，至胸廓抬起；挤压频率10~12次/分钟；挤压放松呼吸时间比1：1.5~2。

（5）观察通气是否有效，是否胸廓起伏，呼气时透明面罩内可见雾气状，面色、口唇转红润。

5. 判断复苏效果

连续5个循环结束后判断呼吸、脉搏、意识、甲床等，观察时间5~10秒。

6. 人文关怀

整理床单位，协助老人取复苏体位并安慰。

【注意事项】

（1）尽快开始心肺复苏，发现可能心脏骤停时要快速反应。

（2）注意按压体位，老人一定要平躺、仰卧在坚硬的平面上。

（3）按压部位要准确。

（4）开放气道之前先清理呼吸道，评估颈椎。

（5）辅助通气的时候，必须每次都要看到胸廓起伏，才算一次有效的人工呼吸，腹部起伏是由于气体进入了胃内。

心肺复苏操作流程及考核评分标准见表7-1。

表7-1 心肺复苏操作流程及考核评分标准

项目	内容	分值	得分	备注
操作准备	口头汇报：简述情境、老人照护问题和任务等	2		
	养老护理师准备：衣帽整洁	2		
	老人准备：状态良好，可以配合操作	2		
	环境准备：环境安全，老人卧于硬板床或硬地面	2		
	用物准备：心肺复苏模型1个、面罩-球囊1个、治疗车1辆、治疗盘1个、弯盘1个、手电筒1个、纱布2包	2		
解释评估	拍打老人双肩并双耳呼喊老人，判断意识	3		
	呼救，通知准备抢救，查看时间	2		

表7-1（续）

项目	内容	分值	得分	备注
操作步骤	心脏按压： 1. 去被，快速判断呼吸，看是否有胸廓起伏，听是否有气流声音，用面部感觉是否有气流；触摸颈动脉搏动（气管外侧 2~3 cm、胸锁乳突肌前缘凹陷处）；检查时间 5~10 秒（4分） 2. 去枕平卧于硬板床上（必要时垫复苏板）；解开衣领和腰带，暴露胸部，保持头、颈、躯干在同一轴线上（4分） 3. 站或跪于老人一侧，确定按压部位：胸骨中下 1/3 处（两乳头连线中点）（4分） 4. 按压手法：一只手掌根部紧贴按压部位，另一只手掌根部重叠放于此手背上；双臂伸直，双手重叠，十指交叉相扣，肩、肘、腕成一直线，借助上身力量垂直按压（4分） 5. 按压深度：胸骨下陷 5~6 cm。婴儿和儿童的按压幅度至少为胸部前后径的三分之一（4分） 6. 按压速率：按压频率 100~120 次/分；按压与放松时间比为 1：1（5分） 7. 迅速放松使胸骨复原，放松时手掌根部不离开胸壁（3分） 8. 按压的同时观察老人面色（4分） 通气： 1. 接到呼救后携用物至床旁，调整病床离墙面 50 cm 左右，取下床挡、连接呼吸球囊，接氧 5~10L/分钟（3分） 2. 按压开始的同时助手检查颈椎有无损伤，观察口腔、清除异物及分泌物（3分） 3. 开放气道： （1）仰头举颏法：操作者站在老人右侧，左手置于老人前额上用力后压；右手食指和中指放于老人下颌骨下缘，将颏部向上向前抬起（3分） （2）托颌法：操作者双手将老人下颌托起，头不后仰；下颌骨前移使气道打开（用于颈椎损伤或疑有颈椎损伤者）（3分） 辅助通气： 1. 用"EC"手法固定简易呼吸器面罩，使面罩和口鼻部皮肤紧贴；（EC手法：双手中指、无名指、小指呈"E"形固定下颌，拇指、食指呈"C"形固定面罩）（3分） 2. 主操作者压球囊 2 次，每次 400~600 毫升，持续时间大于等于 1 秒，见胸廓抬起；挤压频率 10~12 次/分钟；挤压放松呼吸时间比 1：1.5~2（5分） 3. 观察通气是否有效，是否有胸廓起伏，呼气时透明面罩内可见雾气状，面色、口唇转红润（3分）	55		

表7-1(续)

项目	内容	分值	得分	备注
判断复苏效果	连续5个循环结束后判断呼吸、脉搏、意识、甲床等，观察时间5～10秒，若老人发生室颤，应立即除颤	5		
	记录抢救结束时间	3		
评价照护效果	复苏成功后整理床单位，协助老人取复苏体位并安抚老人，完善抢救记录	3		
	动作熟练	3		
	手法到位、定位准确	3		
	两人配合默契，分工明确	3		
综合评价	操作过程中的安全性：操作流畅、安全、规范，避免老人害怕、疼痛等伤害，过程中未出现致老人于危险环境的操作动作或行为	3		
	职业防护：做好自身职业防护，能运用节力原则，妥善利用力的杠杆作用，调整重心，减少摩擦力，利用惯性等方法	2		
	人文关怀：能及时关注到老人各方面的变化，能针对老人的心理和情绪做出恰当的反应，给予支持，例如不可急躁等；言行举止有尊老、敬老、爱老、护老的意识	2		
	鼓励：利用语言和非语言方式鼓励老人参与照护，加强自我管理，发挥残存功能，提升自理能力	2		
	灵活性：对临场突发状况能快速应变，能根据老人及现场条件灵活机动实施照护，具有很强的解决问题的能力	1		
得分		100		

任务二 海姆立克法

【教学目标】

知识目标

1. 掌握噎食的急救措施。
2. 熟悉老人噎食的表现。
3. 了解噎食的原因。

能力目标

1. 能准确判断老人噎食。
2. 能运用海姆立克法对老人进行救护。

素质目标

关爱老人以及具备救死扶伤的奉献精神。

【案例导入】

王爷爷，现入住某养老机构。

照护评估中的基本信息：

出生年月：1954 年 7 月。身高：166 cm。体重：65 kg。文化程度：初中。婚姻状况：丧偶。

经济情况：退休金 3 500 元/月。

家庭情况：1 个女儿，在家带孙辈。

既往病史：糖尿病 20 年。

目前状况：今日参加集体聚餐，吃饭时，突然发出呜呜音，手成"V"字手势，捏住喉咙，示意被食物噎住了。

请思考：如何为王爷爷开展急救？

【知识要点】

海姆立克法是一项针对噎食的现场急救技术，是为了及时阻止窒息、昏迷、心脏骤停等危险的发生，为进一步抢救直至挽回噎食老人的生命而赢得最宝贵的时间。

【准备】

（1）养老护理师准备：衣帽整洁，修剪指甲，洗手，戴口罩。

（2）老人准备：根据意识情况摆放合适的体位。

（3）环境准备：光线明亮。

（4）用物准备：海姆立克模型1个、弯盘1个、纱布1张、手电筒1个。

【操作步骤】

1. 呼救

寻求他人的帮忙，拨打"120"急救电话。

2. 摆体位

立位或仰卧位。

3. 清楚异物

清除口鼻内肉眼可见的异物。

4. 立位

养老护理师双手环抱老人的腰部，一只手握拳，大拇指侧对其肚脐上两横指处，另一只手包裹住握拳的手，双手用力，快速向内、向上冲击，直至排除异物。

5. 卧位

养老护理师骑跨在老人髋部，一只手的掌根置于老人肚脐上两横指处，另一只手与该手重叠，借助身体的力量，快速向内、向上冲击。

6. 操作后的处理

①保持气道通畅，等待进一步的生命支持。

②安抚老人的情绪。

③洗手、记录、整理用物。

【注意事项】

（1）不宜盲目拍背。

（2）及时拨打急救电话。

（3）老人如果发生心搏骤停，立即实施心肺复苏术。

海姆立克法操作流程及考核评分标准见表7-2。

表 7-2　海姆立克法操作流程及考核评分标准

项目	内容	分值	得分	备注
评估解释	评估：老人的意识是否清醒，观察口腔有无异物，询问老人是否被异物卡住	4		
操作准备	养老护理师准备：衣帽整洁	2		
	环境准备：环境安全、光线明亮	4		
	用物准备：海姆立克模型 1 个、弯盘 1 个、纱布 1 张、手电筒 1 个	3		
操作步骤	呼救：寻求他人的帮助，拨打"120"急救电话	4		
	体位： 1. 意识清醒：立位（2 分） 2. 意识昏迷：卧位，头往后仰，保持呼吸道开放（2 分）	4		
	清除异物：对于手指可清除的异物，可用纱布包裹手指，将异物取出并置于碗盘中	4		
	施救： 1. 养老护理师双手环抱其腰部（5 分） 2. 一只手握拳（5 分） 3. 大拇指侧对其肚脐上两横指处（5 分） 4. 另一只手包裹住握拳的手（5 分） 5. 双手用力，快速向内、向上冲击，直至排除异物（5 分） 卧位： 1. 养老护理师骑跨在老人的髋部（2 分） 2. 一只手的掌根置于老人肚脐上两横指处（3 分） 3. 另一只手与该手重叠（5 分） 4. 借助身体的力量，快速向内、向上冲击（10 分）	45		
	保持气道通畅，等待进一步的生命支持	5		
	安抚老人的情绪	5		
	整理用物，洗手，记录	5		
评价	反应迅速，动作快而不乱	5		
	操作熟练，操作过程中无损伤	5		
	排出异物	5		
得分		100		

任务三　烫伤急救

【教学目标】

知识目标

1. 掌握老人烫伤的处理流程及注意事项。
2. 熟悉老人烫伤的外观及症状。
3. 了解烫伤的原因。

能力目标

1. 能准确判断老人烫伤的严重程度。
2. 能提供合理有效的急救措施。

素质目标

关爱老人，动作轻柔，做到细心、耐心。

【案例导入】

张爷爷，现入住某养老机构。

照护评估中的基本信息：

出生年月：1952 年 12 月。身高：164 cm。体重：65 kg。文化程度：小学。婚姻状况：丧偶。

经济情况：退休金 3 800 元/月。

家庭情况：1 个儿子，已成家。

既往病史：糖尿病 15 年。

目前状况：今日泡脚时，右脚不慎被热水烫伤，皮肤立即发红，随后起小水泡。

请思考：如何为张爷爷开展急救？

【知识要点】

烫伤是由高温液体、高温固体或蒸汽等所致的组织损伤。烫伤的严重程度主要根据烫伤的部位、面积大小和烫伤的深浅来判断。正确及时处理，能有效避免皮肤感染。

【准备】

（1）养老护理师准备：衣帽整洁，修剪指甲，洗手，戴口罩。

（2）老人准备：根据意识情况摆放合适的体位。

（3）环境准备：温湿度适宜、光线明亮。

（4）用物准备：护理垫 1 张、水盆 1 个、毛巾 2 条、烫伤膏 1 盒、棉签 1 包、治疗车 1 辆、冷水适量。

【操作步骤】

（1）快速在老人患手边合适位置铺好防水护理垫，在护理垫上放置盛装冷水的水盆。

（2）协助老人将患手轻轻浸泡在冷水中进行"冷却治疗"。

（3）观察老人反应，做好保暖措施。

（4）"冷却治疗"30 分钟，用毛巾擦干患手，轻轻蘸干患手手背，帮助老人坐稳。

（5）撤掉水盆和防水护理垫，放在护理车下层。

（6）协助老人回到床上休息，摇高床头，呈半卧位，整理床铺平整，支起床挡，检查床挡安全。

（7）在老人胸腹前铺干净毛巾，将老人患手手背向上摆放于干净毛巾上。

（8）打开烫伤膏盖帽，用消毒棉棒在手背烫伤处涂上烫伤膏。

（9）将烫伤膏盖好盖帽，放回治疗车上，用过的棉棒放入医疗垃圾桶。

（10）为老人取舒适体位，盖好盖被，安抚休息，将呼叫器放在健手边，嘱有需要时呼叫。

【注意事项】

（1）不盲目涂抹药膏，防止感染。

（2）冷水冲洗时，不弄破水泡。

（3）严重烫伤时及时拨打急救电话。

烫伤急救操作流程及考核评分标准见表 7-3。

表 7-3　烫伤急救操作流程及考核评分标准

项目	内容	分值	得分	备注
操作准备	口头汇报：简述情境、老人照护问题和任务等	2		
	养老护理师准备：衣帽整洁	2		
	老人准备：状态良好，可以配合操作	2		
	环境准备：温湿度适宜、光线明亮	2		
	用物准备：护理垫 1 张、水盆 1 个、毛巾 2 条、烫伤膏 1 盒、棉签 1 包、治疗车 1 辆、冷水适量。	2		
沟通、解释、评估	问好、自我介绍、友好微笑、称呼恰当、举止得体、礼貌用语，选择合适话题，自然开启话题等	2		
	采用有效方法核对照护对象基本信息	2		
	对老人进行综合评估 1. 全身情况：精神状态、饮食、二便、睡眠等（2 分） 2. 局部情况：肌力、肢体活动度、皮肤情况等（2 分） 3. 特殊情况：烫伤情况（2 分）	6		
	1. 为老人介绍照护任务、任务目的、操作时间、关键步骤（1 分） 2. 介绍需要老人注意和（或）配合的内容（1 分） 3. 询问老人对沟通解释过程是否存在疑问，是否愿意配合（1 分）	3		
	询问老人有无其他需求，环境和体位等是否舒适，是否可开始操作	2		
	1. 快速在老人患手边合适位置铺好防水护理垫，在护理垫上放置盛装冷水的水盆（4 分） 2. 协助老人将患手轻轻浸泡在冷水中进行"冷却治疗"（8 分） 3. 观察老人反应，做好老人保暖措施（6 分） 4. "冷却治疗" 30 分钟，用毛巾擦干患手，轻轻蘸干患手手背，帮助老人坐稳（5 分） 5. 撤掉水盆和防水护理垫，放在护理车下层（5 分） 6. 协助老人回到床上休息，摇高床头，呈半卧位，整理床铺平整，支起床挡，检查床挡安全（4 分） 7. 在老人胸腹前铺干净毛巾，将老人患手手背向上摆放于干净毛巾上（4 分） 8. 打开烫伤膏盖帽，用消毒棉棒在左手背烫伤处涂上烫伤膏（6 分） 9. 将烫伤膏盖好盖帽，放回治疗车上，用过的棉棒放入医疗垃圾桶（6 分） 10. 为老人取舒适体位，盖好盖被，安抚休息，将呼叫器放在健手边，嘱有需要时呼叫（2 分）	50		

表7-3（续）

项目	内容	分值	得分	备注
健康教育	针对本次照护任务，在照护过程中进行注意事项的教育： 1. 教育方式恰当，如表达准确、逻辑清晰、重点突出 2. 语言简单易懂，尽量使用生活化语言 3. 表达准确、逻辑清晰、重点突出	3		
	在照护过程中结合老人情况开展健康教育，如疾病预防和康复、健康生活方式等；要求如下： 1. 主题和数量合适（1分） 2. 表达方式突出重点，逻辑清晰（1分） 3. 结合主题提出的措施或建议：每个主题不少于3条（1分） 4. 语言简单易懂，适合老人的理解能力（1分） 5. 结合老人的具体情况（如职业、性格、爱好、家庭等）（1分）	5		
评价照护效果	询问老人有无其他需求、是否满意（反馈），整理各项物品	1		
	记录出血原因、类型、包扎时间和老人反应	2		
	遵守感染控制和管理要求，包括废弃物处理、个人防护及手卫生等	2		
综合评价	操作过程中的安全性：操作流畅、安全、规范，避免老人害怕、疼痛等伤害，过程中未出现致老人于危险环境的操作动作或行为	3		
	沟通力：顺畅自然、有效沟通，表达信息方式符合老人社会文化背景，能正确理解老人反馈的信息，避免盲目否定或其他语言暴力	2		
	创新性：能综合应用传统技艺、先进技术等为老人提供所需的照护措施，解决老人问题，促进老人的健康，提升老人的幸福感	1		
	职业防护：做好自身职业防护，能运用节力原则，妥善利用力的杠杆作用，调整重心，减少摩擦力，利用惯性等方法	1		
	人文关怀：能及时关注到老人各方面的变化，能针对老人的心理和情绪做出恰当的反应，给予支持，例如不可急躁等；言行举止有尊老、敬老、爱老、护老的意识	2		
	鼓励：利用语言和非语言方式鼓励老人参与照护，加强自我管理，发挥残存功能，提升自理能力	2		
	灵活性：对临场突发状况能快速应变，能根据老人及现场条件灵活机动实施照护，具有很强的解决问题的能力	1		
得分		100		

任务四　包扎止血

【教学目标】

知识目标

1. 掌握老人创伤救护的处理以及注意事项。
2. 熟悉老人创伤的症状。

能力目标

1. 能准确判断老人创伤的严重程度。
2. 能及时识别并提供合理有效的急救措施。

素质目标

关爱老人以及具备救死扶伤的奉献精神。

【案例导入】

孙爷爷，现入住某养老机构。

照护评估中的基本信息：

出生年月：1964 年 2 月。身高：160 cm。体重：59 kg。文化程度：初中。婚姻状况：丧偶。

经济情况：退休金 3 500 元/月。

家庭情况：2 个儿子，以各自成家。

既往病史：高血压 20 年。

目前状况：今日参加集体外出活动，不慎滑倒，头皮裂伤。

请思考：如何为孙爷爷开展急救？

【知识要点】

出血是创伤伤员急救时首先要关注的问题。止血术是急救术中非常重要的技术，其目的在于控制出血、维持有效循环血量、防止休克的发生。快速、准确、轻柔地将伤口用纱布、绷带、三角巾等材料包扎，是创伤急救的重要措施。其目的在于保护伤口、防止进一步污染。

【准备】

（1）养老护理师准备：衣帽整洁，修剪指甲，洗手，戴口罩。

（2）老人准备：根据意识情况摆放合适的体位。

（3）环境准备：温湿度适宜、光线明亮。

（4）用物准备：碘伏1瓶、棉签1包、纱布1包、胶带1卷、绷带1卷。

【操作步骤】

（1）安抚老人情绪，帮助老人站立，坐在安全舒适位置。

（2）帮助老人健肢伸直，患侧用软垫支撑，暴露伤口。

（3）取棉棒蘸碘伏轻沾伤口并由内向外擦拭消毒周围皮肤两次。

（4）取消毒纱布覆盖伤口，用胶布固定。

（5）取绷带，展开8 cm，由伤口远端自左向右，自上而下，环形包扎。

（6）用绷带对患侧关节进行"8"字形包扎。

（7）包扎完毕，用胶布在伤口对侧固定绷带。

（8）为老人取舒适体位，盖好盖被，支起床挡，检查床挡安全。

【注意事项】

（1）进行止血操作时，应戴好橡胶手套，做好自我防护。

（2）实施包扎前，不能将日常用的纸巾直接覆盖于伤口。

（3）包扎要牢固，松紧适宜。

（4）出血量较大时及时拨打急救电话。

包扎止血操作流程及考核评分标准见表7-4。

表7-4　包扎止血操作流程及考核评分标准

项目	内容	分值	得分	备注
操作准备	口头汇报：简述情境、老人照护问题和任务等	2		
	养老护理师准备：衣帽整洁	2		
	老人准备：状态良好，可以配合操作	2		
	环境准备：温湿度适宜、光线明亮	2		
	用物准备：碘伏1瓶、棉签1包、纱布1包、胶带1卷、绷带1卷	2		

表7-4(续)

项目	内容	分值	得分	备注
沟通、解释、评估	问好、自我介绍、友好微笑、称呼恰当、举止得体、礼貌用语,选择合适话题,自然开启话题等	2		
	采用有效方法核对照护对象基本信息	2		
	对老人进行综合评估 1. 全身情况:精神状态、饮食、二便、睡眠等(2分) 2. 局部情况:肌力、肢体活动度、皮肤情况等(2分) 3. 特殊情况(2分)	6		
	1. 为老人介绍照护任务、任务目的、操作时间、关键步骤(1分) 2. 介绍需要老人注意和(或)配合的内容(1分) 3. 询问老人对沟通解释过程是否存在疑问,是否愿意配合(1分)	3		
	询问老人有无其他需求,环境和体位等是否舒适,是否可开始操作	2		
	1. 安抚老人情绪,帮助老人站立,坐在安全舒适位置(4分) 2. 帮助老人健肢伸直,患侧用软垫支撑,暴露伤口(6分) 3. 取棉棒蘸碘伏轻沾伤口并由内向外擦拭消毒周围皮肤两次(8分) 4. 取消毒纱布覆盖伤口,用胶布固定(6分) 5. 取绷带,展开8 cm,由伤口远端自左向右,自上而下,环形包扎2圈并固定绷带头部(10分) 6. 用绷带对患侧关节进行"8"字形包扎(10分) 7. 包扎完毕,用胶布在伤口对侧固定绷带(4分) 8. 为老人取舒适体位,盖好盖被,支起床挡,检查床挡安全(2分)	50		
健康教育	针对本次照护任务,在照护过程中进行注意事项的教育: 1. 教育方式恰当,如表达准确、逻辑清晰、重点突出(1分) 2. 语言简单易懂,尽量使用生活化语言(1分) 3. 表达准确、逻辑清晰、重点突出(1分)	3		
	在照护过程中结合老人情况开展健康教育,如疾病预防和康复、健康生活方式等;要求如下: 1. 主题和数量合适(1分) 2. 表达方式突出重点,逻辑清晰(1分) 3. 结合主题提出的措施或建议:每个主题不少于3条(1分) 4. 语言简单易懂,适合老人的理解能力(1分) 5. 结合老人的具体情况(如职业、性格、爱好、家庭等)(1分)	5		
评价照护效果	询问老人有无其他需求、是否满意(反馈),整理各项物品	1		
	记录出血原因、类型、包扎时间和老人反应	2		
	遵守感染控制和管理要求,包括废弃物处理、个人防护及手卫生等	2		

表7-4（续）

项目	内容	分值	得分	备注
综合评价	操作过程中的安全性：操作流畅、安全、规范，避免老人害怕、疼痛等伤害，过程中未出现致老人于危险环境的操作动作或行为	3		
	沟通力：顺畅自然、有效沟通，表达信息方式符合老人社会文化背景，能正确理解老人反馈的信息，避免盲目否定或其他语言暴力	2		
	创新性：能综合应用传统技艺、先进技术等为老人提供所需的照护措施，解决老人问题，促进老人的健康，提升老人的幸福感	1		
	职业防护：做好自身职业防护，能运用节力原则，妥善利用力的杠杆作用，调整重心，减少摩擦力，利用惯性等方法	1		
	人文关怀：能及时关注到老人各方面的变化，能针对老人的心理和情绪做出恰当的反应，给予支持，例如不可急躁等；言行举止有尊老、敬老、爱老、护老的意识	2		
	鼓励：利用语言和非语言方式鼓励老人参与照护，加强自我管理，发挥残存功能，提升自理能力	2		
	灵活性：对临场突发状况能快速应变，能根据老人及现场条件灵活机动实施照护，具有很强的解决问题的能力	1		
得分		100		

第八章 康复服务

任务一 为老人摆放良肢位

【教学目标】

知识目标

1. 掌握为老人摆放良肢位的方法。

2. 熟悉为老人摆放良肢位的要求。

3. 了解良肢位的概念。

能力目标

1. 能为老人摆放良肢位。

2. 能对老人进行摆放良肢位的健康指导。

素质目标

关爱老人以及增强老人提高生活自理能力的信心。

【案例导入】

孙奶奶，现入住某养老机构。

照护评估中的基本信息：

出生年月：1952 年 3 月。身高：163 cm。体重：51 kg。文化程度：大专。婚姻状况：已婚。

经济情况：退休金 7 000 元/月，子女经济条件尚可，能给予一定的支持。

兴趣爱好：唱歌、跳舞、看电视。

饮食喜好：喜欢吃面食。

性格特点：性格内向、自卑。

工作经历：幼儿园老师。

家庭情况：1 个女儿、1 个儿子、2 个外孙、1 个孙女，均在本地。

既往病史：高血压病史 10 年、糖尿病病史 5 年、脑出血术后 3 个月。

目前状况：老人左耳听力下降，左侧肢体活动正常，右侧肢体活动不灵，长期卧床，能正常交流，但日常生活不能自理，进食、洗脸、洗手、刷牙、洗澡、大小便等均在床上。

请思考：如何为孙奶奶摆放良肢位？

【知识要点】

良肢位是指从治疗角度出发为老人躯体、四肢摆放良好的、临时性的体位。为老人摆放良肢位可以预防骨骼肌畸形，预防循环功能异常，预防压疮，增强老人对患肢的感知能力，保持良好功能，促进运动功能恢复，减少残障的发生，提高老人的生活、生命质量。

【准备】

（1）养老护理师准备：衣帽整洁，修剪指甲，洗手，戴口罩。

（2）老人准备：老人了解摆放良肢位的目的、方法、注意事项及配合要点。

（3）环境准备：安静整洁，光线充足，温湿度适宜，关闭门窗。

（4）用物准备：治疗车、治疗盘、软枕或体位垫若干、洗手液、笔、记录单、生活垃圾桶、医疗垃圾桶。

【操作步骤】

1. 沟通、解释、评估

（1）核对老人基本信息，向老人解释操作的目的、方法及注意事项，取得老人的配合。

（2）对老人进行综合评估。

2. 体位

（1）患侧卧位时，保持偏瘫侧肩胛骨前伸位，不能直接牵拉患侧上肢，避免对患侧肩关节造成损伤。

（2）健侧卧位时，手腕呈背伸位，防止手屈曲在枕头边缘，两腿之间用枕头隔开。

（3）上肢良肢位：偏瘫侧要避免肘关节的过度屈曲，偏瘫侧前臂和手用软枕支撑，以免偏瘫侧肩关节受到上肢重量向下牵拉的力量；手指自然伸展，避免过度屈曲。

（4）下肢良肢位：双腿自然下垂，在偏瘫侧下肢外侧置软垫，纠正偏瘫腿的外旋，使两侧足尖对称，避免偏瘫侧足尖外旋。

3. 整理用物，洗手，记录

略。

4. 健康宣教

（1）尽量使用生活化的语言。

（2）方式与方法得当，简单易懂。

（3）表述准确、逻辑清晰。

（4）适合老人的需要和理解能力。

（5）健康教育建议不少于 3 条。

（6）内容与方式恰当，结合老人的具体情况（如职业、性格、爱好、家庭等）。

【注意事项】

（1）尽量减少仰卧位的时间，因其受紧张性颈反射和迷路反射的影响，骶尾部、足跟和外踝等处发生压疮的危险性增加。

（2）仰卧位时应避免被子太重压迫偏瘫足，造成足尖的外旋。

（3）头部放置的软枕不宜过高。

（4）每两小时更换一次体位。

为老人摆放良肢位操作流程及考核评分标准见表 8-1。

表 8-1　为老人摆放良肢位操作流程及考核评分标准

项目	内容	分值	得分	备注
评估 解释	评估：老人的年龄、病情、意识、心理状态、自理能力、配合程度、全身情况（精神状态、饮食、二便、睡眠等）以及局部情况（肌力、肢体活动度、肌肉有无萎缩、关节有无僵硬、皮肤有无压疮等）	5		
	解释：向老人及家属解释摆放良肢位的目的、方法、注意事项及配合要点	5		
操作 准备	养老护理师准备：衣帽整洁、剪指甲、洗手、戴口罩	5		
	环境准备：安静整洁，光线充足，温湿度适宜，关闭门窗	5		
	用物准备：治疗车、治疗盘、软枕或体位垫若干、洗手液、笔、记录单、生活垃圾桶、医疗垃圾桶	5		
操作 步骤	核对：携用物至老人床旁，核对床号、姓名、腕带，向老人解释摆放良肢位的目的	5		
	1. 仰卧位 （1）打开盖被，"S"形折叠至对侧，询问老人温度是否适宜，应注意保暖（2分） （2）协助老人取仰卧位，头部垫软枕，面部朝向患侧（3分） （3）在老人患侧肩胛和上肢下垫一个长软枕，上臂旋后，肘与腕均伸直，掌心向上，手指伸展，整个上肢平放于枕上（3分） （4）在老人患侧臀下、髋部、大腿外侧下面垫软枕，防止下肢外展、外旋，膝下稍垫起（3分） （5）踝关节背屈，保持足尖向上，防止足部下垂（3分）	20		

表8-1(续)

项目	内容	分值	得分	备注
	（6）仰卧位时间尽量减少，一方面易引起压疮，另一方面易受紧张性颈反射的影响，激发异常反射活动，强化患者上肢的屈曲痉挛和下肢的伸肌痉挛（2分）			
	（7）为老人盖好盖被，询问老人被子厚薄是否合适，避免被子太重，压迫偏瘫足，造成足尖外旋（2分）			
	（8）整理床单位，拉上床挡（2分）			
	2. 健侧卧位 （1）放下床挡，打开盖被，"S"形折叠至对侧，询问老人温度是否适宜，应注意保暖（2分） （2）协助老人健侧手握住患侧手放在胸部，健侧腿屈膝，插入患侧腿下方，钩住患侧踝部；养老护理师一手扶住老人患侧肩部，另一手扶住老人患侧髋部，协助老人翻身至健侧卧位（3分） （3）将老人头部固定在枕头上（2分） （4）在老人背后放大软枕，使身体放松，让老人身体略前倾（2分） （5）将老人健侧上肢自然放置（2分） （6）将老人患侧上肢向前平伸，使患侧肩胛骨向前、向外伸，下垫长软枕，使患侧上肢和身体成 90°～130°角，肘伸直，手腕、手指伸展，掌心向下放在软枕上，避免手腕、手悬空（3分） （7）在老人患侧下肢垫软枕，下肢摆放在一步远的位置，髋膝关节自然屈曲，患侧踝关节不能内翻悬在枕头边缘，防止足内翻下垂（2分） （8）将老人健侧下肢自然伸直，膝关节自然屈曲（2分） （9）盖好盖被，拉上床挡（2分）	20		
	3. 患侧卧位 （1）放下床挡，打开盖被，"S"形折叠至对侧，询问老人温度是否适宜，应注意保暖（2分） （2）协助老人健侧手握住患侧手放在腹部，健侧脚掌撑住床面；养老护理师一手扶住老人健侧肩部，另一手扶住老人健侧膝部，协助老人翻身至患侧卧位（3分） （3）将老人头固定在枕头上（2分） （4）在老人背后放大软枕，使老人身体略后仰靠在枕头上，身体放松（2分） （5）将老人患侧上肢向前平伸放在软枕上，与身体成80°～90°角，肘关节尽量伸直，手指张开，掌心向上（3分） （6）将老人健侧上肢自然放于身上（2分） （7）老人患侧下肢髋部伸展，微屈膝放在床上（2分） （8）将老人健侧下肢摆放成踏步姿势，下垫软枕，膝关节和踝关节自然微屈（2分） （9）盖好盖被，拉上床挡（2分）	20		
	整理用物，洗手，记录	2		

表8-1(续)

项目	内容	分值	得分	备注
注意 事项	仰卧位时间尽量减少，防止骶尾部、足跟、外踝处皮肤发生压疮，避免被 子太重，压迫偏瘫足，造成足尖外旋	5		
	注意每两小时给老人翻身、变换体位	3		
得分		100		

任务二　指导老人使用拐杖行走

【教学目标】

知识目标

1. 掌握使用拐杖协助老人行走的方法。
2. 熟悉使用拐杖协助老人行走的要求。
3. 了解使用拐杖协助老人行走的意义。

能力目标

1. 能使用拐杖协助老人行走。
2. 能对老人利用拐杖行走进行健康指导。

素质目标

对于老人使用拐杖这一行为进行鼓励，让老人定时使用拐杖进行行走锻炼，发挥残余功能。

【案例导入】

李婆婆，现入住某某福利院特护科 C410 房间/1 床。

照护评估中的基本信息：

出生年月：1961 年 11 月。身高：155 cm。体重：60 kg。文化程度：文盲。婚姻状况：丧偶。

经济状况：无退休金，子女经济条件好。

兴趣爱好：缝纫、刺绣。

饮食喜好：红烧肉、回锅肉、甜点。

性格特点：性格开朗，喜欢与人交流。

工作经历：务农。

家庭情况：3 个儿子、1 个女儿，均在本地。

既往病史：糖尿病病史 20 年、左侧膝关节置换术后 1 个月。

目前状况：1 个月前，老人因左侧膝关节严重变形、疼痛，严重影响日常生活，在某三甲医院进行膝关节置换术，康复后入住养老机构休养。李婆婆生活基本能自理，可自主完成由坐到站的体位转换，在协助下可以行走，日常出行借助轮椅，正在持续康复训练中。

请思考：如何指导李婆婆使用拐杖进行行走训练？

【知识要点】

使用拐杖协助老人转移时，养老护理师要用口头语言和肢体语言疏导老人的不良情绪或鼓励、表扬老人，增强老人提高生活自理能力的信心，将沟通交流、安全照护、心理支持、人文关怀、职业安全与保护等贯穿于照护服务全过程。

【准备】

（1）养老护理师准备：衣帽整洁，修剪指甲，洗手，戴口罩。

（2）老人准备：了解拐杖使用的目的、方法、注意事项及配合要点，采取安全舒适的操作体位。

（3）环境准备：室内环境整洁、温湿度适宜、光线明亮、无障碍物、无积水。

（4）用物准备：四角拐杖、保护性腰带、毛巾、水杯、洗手液、笔、记录单。

【操作步骤】

1. 沟通、解释、评估

（1）核对老人基本信息，向老人解释操作的目的、方法及注意事项，取得老人的配合。

（2）对老人进行综合评估。

2. 检查拐杖

（1）检查拐杖把手、橡胶垫，确认调节高度和方向的按钮完好

（2）调整拐杖高度：协助老人在身体直立状态下握住拐杖，拐杖脚垫位于脚尖前方和外侧方直角距离各 15 cm 处，拐杖高度与大转子处等高，上臂的肱骨与地面垂直，肘关节屈曲成 150°角。

3. 解释

向老人讲解拐杖放置位置，使用拐杖行走过程中的注意事项，避开路线上的水渍及障碍物，行走时应目视前方而不是看地面，保持身体直立。

4. 示范

（1）三点式步行：健手持拐杖，先伸出拐杖，迈出患足，再迈出健足。

（2）两点式步行：健手持拐杖，拐杖和患足同时伸出，身体重心前移再迈出健足。

（3）上楼梯：先上健足，再上拐杖，最后上患足；如老人肢体情况好，熟练掌握后可以练习先健足和拐杖一起上，再患足跟上的方法上楼梯。

（4）下楼梯：先下拐杖，下患足，再下健足。

5. 保护练习

（1）将拐杖置于老人健侧肢体，为老人系好保护性腰带，指导老人健手拿拐杖，拐杖

放在健足外侧 15 cm 处，目视前方，保持身体直立。

（2）养老护理师站在老人患侧提供保护，一手托住老人患侧手臂，另一手从背后抓住老人的保护性腰带。

（3）指导老人三点式行走，先拐杖，再患足，最后健足，养老护理师站在老人患侧提供保护。

（4）指导老人两点式行走：先拐杖和患足同时伸出，身体重心前移，再迈出健足，养老护理师站在老人患侧提供保护。

（5）上楼梯训练：嘱咐老人健侧手持拐杖，先迈健足，再上拐杖，最后迈上患足，养老护理师站在老人患侧后方（一手轻托患侧前臂，另一手抓紧保护性腰带）提供保护。

（6）下楼梯训练：嘱咐老人健侧手持拐杖下移，再将患侧下肢下移，最后健侧下肢下移，养老护理师站在老人患侧前方（一手轻托患侧前臂，另一手抓紧腰带）提供保护。

（7）在老人行走过程中，养老护理师应观察有无障碍物，并及时清理。

（8）观察老人行走的稳定性，有无异常变现。

（9）询问老人的感受，老人感到疲劳时应立刻休息。

6. 协助老人取舒适体位

【注意事项】

（1）拐杖应放置在老人随手可及的位置。

（2）行走中避免拉、拽老人的胳膊，以免造成老人跌倒。

（3）行走中观察有无障碍物，若有则及时清理。

（4）观察老人行走的稳定性，有无异常变线。

（5）询问老人的感受，老人感到疲劳时应立刻休息。

指导老人使用拐杖行走操作流程及考核评分标准见表 8-2。

表 8-2　指导老人使用拐杖行走操作流程及考核评分标准

项目	内容	分值	得分	备注
评估解释	评估：老人的年龄、病情、意识、心理状态、自理能力、配合程度、全身情况（精神状态、饮食、二便、睡眠等）、局部情况（肌力、肢体活动度、肌肉有无萎缩、关节有无僵硬、皮肤有无压疮等情况）	5		
	解释：向老人及家属解释拐杖行走的目的、方法、注意事项及配合要点	5		
操作准备	养老护理师准备：衣帽整洁、剪指甲、洗手、戴口罩	5		
	环境准备：室内环境整洁、温湿度适宜、光线明亮、无障碍物、无积水	5		
	用物准备：四角拐杖、保护性腰带、毛巾、水杯、洗手液、笔、记录单	5		

表8-2(续)

项目	内容	分值	得分	备注
操作步骤	检查拐杖： (1) 检查拐杖把手、橡胶垫，确认调节高度和方向的按钮完好（2分） (2) 调整拐杖高度：协助老人在身体直立状态下握住拐杖，拐杖脚垫位于脚尖前方和外侧方直角距离各15 cm处，拐杖高度与大转子处等高，上臂的肱骨与地面垂直，肘关节屈曲成150°角（3分）	5		
	向老人讲解拐杖放置位置，使用拐杖行走过程中的注意事项，避开路线上的水渍及障碍物，行走时应目视前方而不是看地面，保持身体直立	5		
	示范： 三点式步行：健手持拐杖，先伸出拐杖，迈出患足，再迈出健足（2分） 两点式步行：健手持拐杖，拐杖和患足同时伸出，身体重心前移再迈出健足（2分） 上楼梯：先上健足，再上拐杖，最后上患足；如老人肢体情况好，熟练掌握后可以练习先健足和拐杖一起上，再患足跟上的方法上楼梯（2分） 下楼梯：先下拐杖，下患足，再下健足（2分）	8		
	保护练习： (1) 将拐杖置于老人健侧肢体，为老人系好保护性腰带，指导老人健手拿拐杖，拐杖放在健足外侧15 cm处，目视前方，保持身体直立（5分） (2) 养老护理师站在老人患侧提供保护，一手托住老人患侧手臂，另一手从背后抓住老人的保护性腰带（5分） (3) 指导老人三点式行走，先拐杖，再患足，最后健足，养老护理师站在老人患侧提供保护（5分） (4) 指导老人两点式行走：先拐杖和患足同时伸出，身体重心前移，再迈出健足，养老护理师站在老人患侧提供保护（5分） (5) 上楼梯训练：嘱咐老人健侧手持拐杖，先迈健足，再上拐杖，最后迈上患足，养老护理师站在老人患侧后方（一手轻托患侧前臂，另一手抓紧保护性腰带）提供保护（5分） (6) 下楼梯训练：嘱咐老人健侧手持拐杖下移，再将患侧下肢下移，最后健侧下肢下移，养老护理师站在老人患侧前方（一手轻托患侧前臂，另一手抓紧腰带）提供保护（5分） (7) 在老人行走过程中，养老护理师应观察有无障碍物，若有则及时清理（5分） (8) 观察老人行走的稳定性，有无异常变现（5分） (9) 询问老人的感受，老人感到疲劳时应立刻休息（3分）	43		
	协助老人取舒适体位	2		
	整理用物，洗手，记录	2		

表8-2(续)

项目	内容	分值	得分	备注
注意事项	拐杖应放置在老人随手可及的位置,行走中避免拉、拽老人的胳膊,以免造成老人跌倒和骨折	5		
	行走中观察有无障碍物,并及时清理,观察老人行走的稳定性,有无异常变线,询问老人的感受,老人感到疲劳时应立刻休息	5		
得分		100		

任务三 协助老人进行床上被动健侧翻身

【教学目标】

知识目标

1. 掌握协助老人进行床上被动健侧翻身的方法。

2. 熟悉协助老人进行床上被动健侧翻身的要求。

3. 了解老人进行床上被动健侧翻身的意义。

能力目标

1. 能协助老人进行床上被动健侧翻身。

2. 能对老人床上被动健侧翻身进行健康指导。

素质目标

关爱老人以及提高有效护理的责任感。

【案例导入】

郑爷爷，现入住某某福利院特护科 B205 房间/2 床。

照护评估中的基本信息：

出生年月：1937 年 6 月。身高：173 cm。体重：75 kg。文化程度：初中。婚姻状况：已婚。

经济状况：退休金 2 600 元/月，无积蓄，儿子经济条件尚可，能给予老人一定支持，女儿经济条件一般，给予老人的支持有限。

兴趣爱好：打麻将、唱歌、集邮。

饮食喜好：红烧肉、炖肘子，少食蔬菜。

性格特点：性格开朗，喜欢热闹、喜欢孩子。

工作经历：酒店管理人员。

家庭情况：2 个女儿、1 个儿子、2 个外孙女、2 个孙子。

既往病史：高血压病史 20 年、脑卒中术后半年。

目前状况：老人右侧肢体偏瘫，左侧肢体活动正常，留置导尿管，长期卧床，能正常交流，出现翻身困难，睡眠质量差，血压不稳定。老人因自己血压没控制好，担心再次发生脑卒中，有悲观厌世情绪，不愿意与人交流。

请思考：如何协助郑爷爷进行床上被动健侧翻身？

【知识要点】

长期卧床或身体虚弱无法自行翻身的老人，养老护理师需要协助老人进行床上被动健侧翻身，从而保持老人皮肤的完整，避免产生压疮，维持老人肢体功能，给老人提供舒适的体位。翻身是防止压疮和关节挛缩的重要手段。

【准备】

（1）养老护理师准备：衣帽整洁，修剪指甲，洗手，戴口罩。
（2）老人准备：了解床上被动健侧翻身的目的、方法、注意事项及配合要点。
（3）环境准备：室内环境整洁、温湿度适宜、关闭门窗。
（4）用物准备：软枕或体位垫若干、洗手液、笔、记录单。

【操作步骤】

（1）沟通、解释、评估。核对老人基本信息，向老人解释操作的目的、方法及注意事项，取得老人的配合。
（2）对老人进行综合评估。
（3）体位。养老护理师站在老人健侧床边，放下床挡，协助老人取仰卧位。
（4）打开盖被，"S"形折叠至对侧，询问老人温度是否适宜，应注意保暖。
（5）协助老人用健侧手托住患侧手肘，并放于胸前。
（6）帮助老人用健侧脚钩住患侧脚踝，双下肢屈曲。
（7）养老护理师一手扶住老人患侧肩部，另一手扶住老人患侧髋部，翻转老人身体呈健侧卧位。
（8）在翻身过程中，应注意观察老人的肢体情况，避免拖、拉、拽、推，以免挫伤皮肤或引起骨折。
（9）如有留置管道，转换身体前先将管道妥善安置固定，转换体位后注意检查管道，确保通畅。
（10）调整老人的姿势，在老人颈肩部垫小软枕、背部垫大软枕、胸前放置软枕，患侧手臂搭于软枕上，在老人患侧下肢垫软枕，下肢摆放在一步远的位置，髋膝关节自然屈曲；患侧踝关节不能内翻应悬在枕头边缘，防止足内翻下垂，使老人的体位稳定、舒适。
（11）整理老人衣服，盖好盖被，整理床单位。
（12）健康教育：结合老人的具体情况（如职业、性格、爱好、家庭等）给予建议。

【注意事项】

（1）在翻身过程中，应注意观察老人的肢体情况，避免拖、拉、拽、推，以免挫伤皮肤或引起骨折。

（2）对于留置输液管、导尿管的老人，转换体位前先将管道妥善安置固定，转换体位后注意检查管路，确保通畅。

（3）体位转换时注意保护老人的安全。

（4）全过程动作要轻稳、准确、熟练、安全，体现人文关怀。

（5）对于较重的老人，一人翻身困难者，可由两人共同完成。

协助老人进行床上被动健侧翻身操作流程及考核评分标准见表8-3。

表8-3　协助老人进行床上被动健侧翻身操作流程及考核评分标准

项目	内容	分值	得分	备注
评估解释	评估：老人的年龄、病情、意识、心理状态、自理能力、配合程度、全身情况（精神状态、饮食、二便、睡眠等）、局部情况（肌力、肢体活动度、肌肉有无萎缩、关节有无僵硬、皮肤有无压疮等情况）	5		
	解释：向老人及家属解释床上被动健侧翻身的目的、方法、注意事项及配合要点	5		
操作准备	养老护理师准备：衣帽整洁、剪指甲、洗手、戴口罩	5		
	环境准备：室内环境整洁、温湿度适宜、关闭门窗	5		
	用物准备：软枕或体位垫若干、洗手液、笔、记录单	5		
操作步骤	核对：携用物至老人床旁，核对床号、姓名、腕带，向老人解释床上被动健侧翻身的目的	5		
	站在老人健侧床边，放下床挡，协助老人取仰卧位	5		
	打开盖被，"S"形折叠至对侧，询问老人温度是否适宜，应注意保暖	5		
	将老人的头部偏向健侧	5		
	协助老人用健侧手托住患侧手肘，并放于胸前	5		
	帮助老人用健侧脚钩住患侧脚踝，双下肢屈曲	10		
	养老护理师一手扶住老人患侧肩部，另一手扶住老人患侧髋部，翻转老人身体呈健侧卧位	10		
	在翻身过程中，应注意观察老人的肢体情况，避免拖、拉、拽、推，以免挫伤皮肤或引起骨折	5		
	如有留置管道，转换身体前先将管道妥善安置固定，转换体位后注意检查管道，确保通畅	5		

表8-3（续）

项目	内容	分值	得分	备注
	调整老人的姿势，在老人颈肩部垫小软枕、背部垫大软枕、胸前放置软枕，患侧手臂搭于软枕上，在老人患侧下肢垫软枕，下肢摆放在一步远的位置，髋膝关节自然屈曲，患侧踝关节不能内翻悬在枕头边缘，防止足内翻下垂，使老人的体位稳定、舒适	5		
	整理老人衣服，盖好盖被，整理床单位	5		
注意事项	在翻身过程中，应注意观察老人的肢体情况，避免拖、拉、拽、推，以免挫伤皮肤或引起骨折；对于留置输液管、导尿管的老人，转换体位前先将管道妥善安置固定，转换体位后注意检查管路，确保通畅；体位转换时注意保护老人的安全	5		
	全过程动作要轻稳、准确、熟练、安全，体现人文关怀，对于较重的老人，一人翻身困难者，可由两人共同完成	5		
得分		100		

任务四　指导老人进行床上自主翻身训练

【教学目标】

知识目标

1. 掌握协助老人进行床上自主翻身训练的方法。

2. 熟悉协助老人进行床上自主翻身训练的要求。

3. 了解老人进行床上自主翻身训练的意义。

能力目标

1. 能协助老人进行床上自主翻身训练。

2. 能对老人床上自主翻身训练进行健康指导。

素质目标

关爱老人以及提高有效护理的责任感。

【案例导入】

李爷爷，现入住某某福利院特护科 A207 房间/3 床。

照护评估中的基本信息：

出生年月：1939 年 7 月。身高：173 cm。体重：61 kg。文化程度：中专。婚姻状况：已婚。

经济状况：退休金较高，子女有时能补贴。

兴趣爱好：喝茶、看电视、打麻将。

饮食喜好：糖包子、红烧鱼、蔬菜、花生米。

性格特点：开朗热情、幽默，喜欢与人交流。

工作经历：在某国企工作，由普通工人做至厂长。

家庭情况：2 个儿子、1 个女儿，大儿子已去世，2 个孙子、1 个外孙，配偶入住疗养院。

既往病史：认知功能障碍 5 年、帕金森病史 3 年，半年前因摔倒造成胸 12 椎压缩性骨折、尾椎骨折，经住院治疗病情稳定后入住养老机构。

目前状况：复查显示老人骨折部位恢复良好，正在持续康复训练中，但因长期卧床养病，老人出现焦虑情绪和睡眠障碍，曾使用阿普唑仑帮助睡眠。为维持和提高老人的生活自理能力及预防压疮，养老护理师在康复医生指导下协助老人进行床上自主翻身训练，老人因害怕疼痛，不太愿意配合，有抵触情绪。

请思考：如何为李爷爷进行床上自主翻身训练？

【知识要点】

协助老人进行床上自主翻身训练要遵循定时翻身和轴向翻身的原则。每两小时翻身一次，保持老人皮肤的完整，维持肢体功能，预防压疮。

【准备】

（1）养老护理师准备：衣帽整洁，修剪指甲，洗手，戴口罩。

（2）老人准备：了解床上自主翻身训练的目的、方法、注意事项及配合要点，采取安全舒适的操作体位。

（3）环境准备：室内环境整洁、温湿度适宜、关闭门窗。

（4）用物准备：软枕或体位垫若干，毛巾、水杯（内盛38℃~40℃温水）、洗手液、笔、记录单。

【操作步骤】

（1）沟通、解释、评估。①核对老人基本信息，向老人解释操作的目的、方法及注意事项，取得老人的配合。②对老人进行综合评估。

（2）自主向健侧翻身训练。

（3）自主向患侧翻身训练。

（4）询问老人自主翻身训练的掌握情况，基本掌握后再开始下次训练。

（5）老人无不适后再重复以上动作，持续训练30分钟。

（6）训练完毕，整理老人的衣服，协助老人取舒适体位，合理摆放体位垫。

（7）盖好盖被，整理床单位，拉上床挡。

（8）向老人预约下一次训练时间，根据老人的身体情况逐步增加训练时间。

（9）告知老人康复训练要在专业康复医生的指导下有计划、有规律、持之以恒地进行。

（10）健康教育：讲解进行床上自主翻身训练的注意事项。

【注意事项】

（1）无论转向患侧或健侧，整个活动都应先转头和颈，然后正确地连续转肩、上肢、躯干、腰、骨盆及下肢。

（2）养老护理师应确认床边留有足够的空间供老人翻身，以确保老人翻身后的安全和舒适。

（3）避免在进食后半小时内进行翻身训练。

协助老人进行床上自主翻身训练操作流程及考核评分标准见表8-4。

表8-4　协助老人进行床上自主翻身训练操作流程及考核评分标准

项目	内容	分值	得分	备注
评估解释	评估：老人的年龄、病情、意识、心理状态、自理能力、配合程度、全身情况（精神状态、饮食、二便、睡眠等）、局部情况（肌力、肢体活动度、肌肉有无萎缩、关节有无僵硬、皮肤有无压疮等情况）	5		
	解释：向老人及家属解释床上自主翻身训练的目的、方法、注意事项及配合要点	5		
操作准备	养老护理师准备：衣帽整洁、剪指甲、洗手、戴口罩	5		
	环境准备：室内环境整洁、温湿度适宜、关闭门窗	5		
	用物准备：软枕或体位垫若干、毛巾、水杯（内盛38℃~40℃温水）、洗手液、笔、记录单	5		
操作步骤	核对：携用物至老人床旁，核对床号、姓名、腕带，向老人解释床上自主翻身训练的目的	3		
	自主向健侧翻身训练（连续2次）： （1）养老护理师站在老人健侧保护（2分） （2）打开床挡，协助老人取仰卧位，打开盖被，"S"形折叠至对侧或床尾，询问老人温度是否适宜，应注意保暖（3分） （3）对有留置导管的老人，转换体位前先将管道妥善固定，转换体位后注意检查管道，确保通畅（5分） （4）指导老人健侧手握住患侧手放在腹部，双手叉握，患手拇指压在健侧拇指上（5分） （5）指导老人健侧腿屈膝，协助健侧脚插入患侧腿的下方钩住患侧的脚踝（5分） （6）指导老人双上肢前伸，与躯干成90°，指向天花板，嘱咐老人头部转向健侧，做左右侧方摆动2~3次，借助摆动的惯性使双上肢和躯干一起翻向健侧（4分） （7）训练时，养老护理师应把每一步具体动作加以分解，反复示范，直至老人基本掌握，再开始下一个动作（2分） （8）在训练过程中，随时观察老人的反应，及时擦干汗液，避免着凉，发现老人有进步时应及时给予鼓励（2分） （9）如发现异常，应立即停止训练，并报告医护人员（2分）	30		

表8-4（续）

项目	内容	分值	得分	备注
	自主向患侧翻身训练： （1）养老护理师站在老人患侧保护，协助老人取仰卧位（2分） （2）指导老人健侧手握住患侧手放在腹部，双手叉握，患侧手拇指压在健侧手拇指上，健侧腿屈膝，脚平放于床面（5分） （3）指导老人双上肢前伸与躯干成90°，指向天花板，头部转向患侧（5分） （4）指导老人用健侧上肢的力量带动患侧上肢做左右侧方摆动2~3次，当摆向患侧时，借助惯性使双上肢和躯干一起翻向患侧，同时健侧下肢跨向患肢前方，调整为患侧卧位（5分） （5）训练过程中应注意：随时观察老人的反应，及时擦净汗液，随时与老人沟通，发现异常立即停止，老人表现有进步时应及时给予鼓励（3分）	20		
	询问老人自主翻身训练的掌握情况，基本掌握后再开始下次训练	2		
	老人无不适后再重复以上动作，持续训练30分钟	2		
	训练完毕，整理老人的衣服，协助老人取舒适体位，合理摆放体位垫	2		
	盖好盖被，整理床单位，拉上床挡	2		
	向老人预约下一次训练时间，根据老人的身体情况逐步增加训练时间	2		
	告知老人康复训练要在专业康复医生的指导下有计划、规律、持之以恒地进行	2		
注意事项	若老人力量不够，可在训练初期协助其翻身，在训练过程中，随时观察老人的反应，及时擦净汗液，避免着凉，老人有进步表现时应及时给予鼓励	5		
	对于留置输液管、导尿管的老人，体位转换前先将管道妥善安置固定，转换体位后注意检查管道，确保通畅，体位转换时要注意保护老人的安全	5		
得分		100		

任务五　协助老人从仰卧位到床边坐起

【教学目标】

知识目标

1. 掌握协助老人从仰卧位到床边坐起的方法。
2. 熟悉老人从仰卧位到床边坐起的要求。
3. 了解老人从仰卧位到床边坐起的意义。

能力目标

具备协助老人从仰卧位到床边坐起的能力。

素质目标

尊重、关爱老人，具备适时帮助老人的责任感。

【案例导入】

周爷爷，现入住某养老机构。

照护评估中的基本信息：

出生年月：1946 年 4 月。身高：172 cm。体重：66 kg。文化程度：小学。婚姻状况：丧偶。

经济情况：退休金 6 000 元/月。

性格特点：性格优柔寡断。

家庭情况：2 个儿子。

既往病史：高血压 22 年，冠心病 12 年，脑梗 1 年。

目前状况：老人活动受限，以卧床为主，左上肢屈曲于胸前，左下肢无力，右侧肢体活动正常。老人正在持续康复训练中。

请思考：如何协助周爷爷从仰卧位到床边坐起？

【知识要点】

协助老人从仰卧位到床边坐位，养老护理师要用口头语言和肢体语言疏导老人的不良情绪或鼓励、表扬老人，增强老人提高生活自理能力的信心；将沟通交流、安全照护、心理支持、人文关怀、职业安全与保护等贯穿于照护服务全过程。

【准备】

（1）养老护理师准备：着装规范、规范洗手，并温暖双手。

（2）老人准备：老人平卧于床，可以配合操作。

（3）环境准备：室内环境整洁、温湿度适宜、关闭门窗

（4）用物准备：软枕或体位垫若干、洗手液、笔、记录单。

【操作步骤】

1. 沟通、解释、评估

核对老人基本信息，向老人解释操作的目的、方法及注意事项，取得老人的配合。

（1）对老人进行综合评估

全身情况：精神状态、饮食、二便、睡眠等。

局部情况：肌力、肢体活动度、肌肉有无萎缩、关节有无僵硬、皮肤有无压疮等情况。

特殊评估：疾病情况、生命体征是否平稳。

（2）询问老人有无其他需求（如厕等）。

（3）询问老人是否可以开始操作。

2. 老人从仰卧位到床边坐起的要求

（1）在训练过程中，养老护理师应随时观察老人的反应及感受，再进行下一步动作。

（2）及时记录老人的训练情况，发现问题及时改正，出现异常时应立即停止。

（3）对老人训练中的每一点进步，都应及时给予鼓励。

（4）养老护理师操作熟练、方法正确、动作轻柔，关心老人，及时询问老人的舒适情况。

3. 协助老人从仰卧位到床边坐起的方法

（1）充分发挥老人自身潜力，必要时两个养老护理师配合完成。

（2）养老护理师在转换体位前先向老人解释说明要进行的动作，明确动作的步骤，取得老人的配合。

（3）指导老人利用双肘的支撑抬起躯干后，逐渐改用双手支撑身体坐起，调整坐姿，使老人感到舒适。

4. 讲解在体位转换时的注意事项，避免摔倒

【注意事项】

（1）长期卧床的老人容易头晕，从卧位转换成坐位时动作要缓慢。

（2）对于留置输液管、导尿管的老人，转换体位前先将管道妥善安置固定，转换体位后注意检查管道，确保通畅。

（3）体位转换时要注意保护老人安全。

协助老人从仰卧位到床边坐起操作流程及考核评分标准见表8-5。

表8-5　协助老人从仰卧位到床边坐起操作流程及考核评分标准

项目	内容	分值	得分	备注
工作准备	简述情境、老人照护问题和任务等	2		
	操作过程中不缺用物，能满足完成整个操作 物品准备：软枕或体位垫若干、洗手液、笔、记录单	2		
	环境准备：室内环境整洁、温湿度适宜、关闭门窗	2		
	老人准备：老人平卧于床，可以配合操作	2		
	个人准备：着装规范、规范洗手，并温暖双手	2		
沟通、解释、评估	向老人问好、自我介绍、友好微笑、称呼恰当	2		
	核对照护对象基本信息：房间号、床号、姓名、性别、年龄	2		
	与照护对象及家属建立信任关系	2		
	介绍照护任务及目的：促进血液循环，预防压疮、坠积性肺炎、尿路感染、肌肉萎缩、关节变形、肢体挛缩等并发症	2		
	介绍操作时间（根据老人的具体情况而定）、关键步骤；讲解需要老人注意和（或）配合的内容；老人有任何不适，及时告知养老护理师	2		
	询问老人对操作过程是否存在疑问	2		
	征询老人对训练的环境是否满意	2		
	对老人进行综合评估： 1. 全身情况：精神状态、饮食、二便、睡眠等（2分） 2. 局部情况：肌力、肢体活动度、肌肉有无萎缩、关节有无僵硬、皮肤有无压疮等情况（4分） 3. 特殊评估：疾病情况、生命体征是否平稳（4分）	10		
	询问老人有无其他需求（如厕等）	2		
	询问老人是否可以开始操作	2		

表8-5（续）

项目	内容	分值	得分	备注
关键操作技能	1. 养老护理师站在老人将要坐起一侧的床边（2分） 2. 放下床挡，打开盖被，"S"形折叠至对侧，询问老人温度是否适宜，应注意保暖（2分） 3. 将老人的头部偏向养老护理师一侧，协助老人翻转身体呈侧卧位（健侧或患侧）（2分） 4. 协助老人用健侧手托住患侧手肘，并放于胸前（2分） 5. 帮助老人用健侧脚钩住患侧脚踝，双下肢屈曲（2分） 6. 养老护理师一手扶住老人患侧肩部，另一手扶住老人患侧髋部，翻转老人身体呈健侧卧位（4分） 7. 若老人身体条件允许，尽量让老人自主完成翻身训练，并注意提供保护（2分） 8. 在翻身过程中，注意观察老人的肢体情况，避免拖、拉、推，以免挫伤皮肤或引起骨折（2分） 9. 如有留置管道，转换体位前先将管道妥善安置固定，转换体位后注意检查管道，确保通畅（2分） 10. 协助床边坐起：养老护理师协助老人将双下肢垂放到床边，一手从老人颈肩向下插入颈后，扶住老人颈肩后向上扶起，另一手扶住老人髋部，同时叮嘱老人抬头，并用健侧上肢支撑床面，以老人髋部为轴，协助老人向上坐起，转换体位为坐位（4分） 11. 扶老人在床边坐稳，询问老人的感受，观察老人有无不适反应（2分） 12. 协助躺下：养老护理师双手扶住老人肩部，叮嘱老人用健侧手支撑床面，让老人控制身体慢慢向床上倒下，躺在床上，协助老人将双上肢移动到床上（2分） 13. 协助老人调整到舒适卧位，根据不同的卧位，合理摆放体位垫（2分） 14. 整理老人的衣服，盖好盖被，整理床单位（2分）	32		
健康教育	针对本次操作中老人的沟通和健康宣教 1. 尽量使用生活化语言（1分） 2. 方式与方法得当，简单易懂（1分） 3. 表述准确、逻辑清晰（2分） 4. 适合老人的需要和理解能力（2分） 5. 健康教育建议不少于3条（2分） 6. 内容与方式恰当，结合老人的具体情况（如职业、性格、爱好、家庭等）（2分）	10		

表8-5（续）

项目	内容	分值	得分	备注
评价照护效果	询问老人有无其他需求、是否满意（反馈）	2		
	整理各项操作物品：物品放回原位备用	2		
	规范洗手	2		
	记录：老人转移情况、老人的反应，如有异常情况及时报告	2		
注意事项	1. 长期卧床的老人容易头晕，从卧位转换成坐位时动作要缓慢（1分） 2. 对于留置输液管、导尿管的老人，转换体位前先将管道妥善安置固定，转换体位后注意检查管道，确保通畅（2分） 3. 体位转换时要注意保护老人安全（1分）	4		
综合评判	操作过程中的安全性：操作流畅、安全、规范，避免老人害怕、疼痛等伤害，过程中未出现致老人于危险环境的操作动作或行为	8		
	沟通力：顺畅自然、有效沟通，表达信息方式符合老人的社会文化背景，能正确理解老人反馈的信息，避免盲目否定或其他语言暴力			
	创新性：能综合应用传统技艺、先进技术等为老人提供所需的照护措施，解决老人的问题，促进老人的健康，提升老人的幸福感			
	职业防护：做好自身职业防护，能运用节力原则，妥善利用力的杠杆作用，调整重心，减少摩擦力，利用惯性等方法			
	人文关怀：能及时关注到老人各方面的变化，能针对老人的心理和情绪作出恰当的反应，给予支持，例如不可急躁，言行举止有尊老、敬老、爱老、护老的意识			
	鼓励：利用语言和非语言方式鼓励老人参与照护，加强自我管理，发挥残存功能，提升自理能力			
	灵活性：对临场突发状况能快速应变，能根据老人及现场条件灵活机动地实施照护，具有很强的解决问题的能力			
得分		100		

任务六 协助老人完成从坐到站、从站到坐的体位转换

【教学目标】

知识目标

1. 掌握协助老人完成从坐到站、从站到坐的体位转换的方法。
2. 熟悉协助老人完成从坐到站、从站到坐的体位转换的要求。
3. 了解老人从坐到站、从站到坐的体位转换的意义。

能力目标

具备指导老人完成从坐到站、从站到坐的体位转换的能力。

素质目标

关爱老人，具备适时帮助老人的责任感。

【案例导入】

王爷爷，现入住某养老机构。

照护评估中的基本信息：

出生年月：1949 年 8 月。身高：170 cm。体重：65 kg。文化程度：高中。婚姻状况：丧偶。

经济情况：退休金 6 000 元/月。

性格特点：性格果断，喜爱与人聊天。

家庭情况：1 个儿子 1 个女儿，女儿在家带孙辈，儿子在外地。

既往病史：高血压 20 年，脑梗 1 年半。

目前状况：老人左侧肢体活动无力，右侧肢体活动正常，在帮助下能完成从仰卧位到床边坐位的体位转换并能独自坐稳。老人正在持续康复训练中。

请思考：如何为王爷爷进行体位转换？

【知识要点】

协助老人定时体位转换可以促进卧床老人的血液循环，预防压疮、肌肉萎缩、关节变形等并发症，以保障康复训练及康复护理预期效果的实现。

【准备】

（1）养老护理师准备：着装规范，规范洗手，并温暖双手。

（2）老人准备：着合体衣裤，穿防滑鞋，坐在椅子上。

（3）环境准备：室内环境整洁、温湿度适宜、光线明亮、无障碍物

（4）用物准备：高度适宜的椅子2把、保护性腰带、洗手液、笔、记录单。

【操作步骤】

1. 沟通、解释、评估

核对老人基本信息，向老人解释操作的目的、方法及注意事项，取得老人的配合。

（1）对老人进行综合评估

全身情况：精神状态、饮食、二便、睡眠等。

局部情况：肌力、肢体活动度、肌肉有无萎缩、关节有无僵硬、皮肤有无压疮等情况。

特殊评估：疾病情况、生命体征是否平稳。

（2）询问老人有无其他需求（如厕等）。

（3）询问老人是否可以开始操作。

2. 协助老人完成从坐到站、从站到坐的体位转换的要求

（1）能提供少量帮助时尽量不要提供大量帮助。

（2）当老人有认知障碍时，不要勉强进行体位转换。

（3）注意观察老人有无痛苦表情、肌肉有无萎缩、关节有无僵硬、皮肤有无压疮，如有异常情况及时报告。

3. 协助老人完成从坐到站、从站到坐的体位转换的方法

（1）协助老人完成从坐到站：老人坐在椅子上，身体尽量挺直，两脚平放，与肩同宽，患侧脚稍偏后，双手十指相扣，患侧拇指在上，双臂向前伸出；养老护理师站在老人对面，靠近患侧，一手扶住老人健侧手臂，另一手从老人患侧身后抓住老人的保护性腰带，指引老人身体前倾，重心向患侧压，并协助老人臀部离开椅子，慢慢站起，协助老人站稳并调整重心至双脚之间。

（2）协助老人完成从站到坐：老人站在椅子前面，保持上身挺直，身体前倾，屈髋屈膝，慢慢向后、向下移动臀部，坐在椅子上；养老护理师站在老人患侧，一手拖住其患侧手臂，另一手从老人身后抓住其保护性腰带，跟随老人的节奏慢慢弯腰屈膝，协助老人坐下。

4. 讲解在体位转换时的注意事项，避免摔倒

【注意事项】

（1）长期卧床的老人容易头晕，从卧位转换成坐位时动作要缓慢。

（2）对于留置输液管、导尿管的老人，转换体位前先将管道妥善安置固定，转换体位后注意检查管道，确保通畅。

（3）体位转换时要注意保护老人安全。

协助老人完成从坐到站、从站到坐的体位转换操作流程及考核评分标准见表8-6。

表8-6 协助老人完成从坐到站、从站到坐的体位转换操作流程及考核评分标准

项目	内容	分值	得分	备注
工作准备	简述情境、老人照护问题和任务等	2		
	操作过程中不缺用物，能满足完成整个操作 物品准备：高度适宜的椅子2把、保护性腰带、洗手液、笔、记录单	2		
	环境准备：室内环境整洁、温湿度适宜、光线明亮、无障碍物	2		
	老人准备：老人着合体衣裤，穿防滑鞋，坐在椅子上	2		
	个人准备：着装规范、规范洗手，并温暖双手	2		
沟通、解释、评估	向老人问好、自我介绍、友好微笑、称呼恰当	2		
	核对照护对象基本信息：房间号、床号、姓名、性别、年龄	2		
	与照护对象及家属建立信任关系	2		
	介绍照护任务及目的：促进血液循环，预防压疮、坠积性肺炎、尿路感染、肌肉萎缩、关节变形、肢体挛缩等并发症	2		
	介绍操作时间（根据老人的具体情况而定）、关键步骤；讲解需要老人注意和（或）配合的内容；老人有任何不适，及时告知养老护理师	2		
	询问老人对操作过程是否存在疑问	2		
	征询老人对训练的环境是否满意	2		
	对老人进行综合评估： 1. 全身情况：精神状态、饮食、二便、睡眠等（2分） 2. 局部情况：肌力、肢体活动度、肌肉有无萎缩、关节有无僵硬、皮肤有无压疮等情况（4分） 3. 特殊评估：疾病情况、生命体征是否平稳（4分）	10		
	询问老人有无其他需求（如厕等）	2		
	询问老人是否可以开始操作	2		

表8-6（续）

项目	内容	分值	得分	备注
关键操作技能	1. 协助站立训练 （1）老人坐在椅子上，养老护理师搬一把椅子放在老人对面合适的位置，并坐在椅子上，向老人说明训练的动作，并示范从坐到站、从站到坐的关键步骤（4分） （2）协助老人身体尽量挺直，两脚平放于地面，与肩同宽，患侧脚在前（2分） （3）老人握手伸肘（双手十指相扣，患侧拇指在上，双臂向前伸出）（2分） （4）养老护理师靠近老人患侧，面向老人，双下肢左右或前后分开站立，屈髋屈膝，降低身体重心，一手扶住老人健侧手臂，另一手从老人患侧身后抓住老人的保护性腰带（4分） （5）引导老人躯干充分前倾，髋关节尽量屈曲，并注意引导老人将体重向患足移动，嘱咐老人伸髋伸膝，协助老人抬臂离开椅面慢慢站起；养老护理师用膝抵住老人患侧膝部，防止腿打软（4分） （6）协助老人站稳并调整重心至两脚之间（2分） （7）询问老人的感受，有无不适（2分） 2. 协助老人被动坐下 （1）协助老人站在椅子前，保持上身挺直，身体前倾，屈髋屈膝，慢慢向后、向下移动臀部，坐在椅子上（4分） （2）养老护理师站在老人患侧保护，一手托住患侧手臂，另一手从老人身后抓住其保护性腰带，跟随老人节奏慢慢弯腰屈膝，协助老人坐下（4分） （3）询问老人转移的感受，有无不适（2分） （4）告知老人训练要循序渐进、持之以恒，不可急于求成（2分）	32		
健康教育	针对本次操作中老人的沟通和健康宣教 1. 尽量使用生活化语言（2分） 2. 表述准确、逻辑清晰（2分） 3. 适合老人的需要和理解能力（2分） 4. 健康教育建议不少于3条（2分） 5. 内容与方式恰当，结合老人的具体情况（如职业、性格、爱好、家庭等）（2分）	10		
评价照护效果	询问老人有无其他需求、是否满意（反馈）	2		
	整理各项操作物品：物品放回原位备用	2		
	规范洗手	2		
	记录：老人转移情况、老人的反应，如有异常情况及时报告	2		

表8-6(续)

项目	内容	分值	得分	备注
注意事项	1. 长期卧床的老人容易头晕，从卧位转换成坐位时动作要缓慢（1分） 2. 对于留置输液管、导尿管的老人，转换体位前先将管道妥善安置固定，转换体位后注意检查管道，确保通畅（2分） 3. 体位转换时要注意保护老人安全（1分）	4		
综合评判	操作过程中的安全性：操作流畅、安全、规范，避免老人害怕、疼痛等伤害，过程中未出现致老人于危险环境的操作动作或行为（2分）	8		
	沟通力：顺畅自然、有效沟通，表达信息方式符合老人的社会文化背景，能正确理解老人反馈的信息，避免盲目否定或其他语言暴力（1分）			
	创新性：能综合应用传统技艺、先进技术等为老人提供所需的照护措施，解决老人的问题，促进老人的健康，提升老人的幸福感（1分）			
	职业防护：做好自身职业防护，能运用节力原则，妥善利用力的杠杆作用，调整重心，减少摩擦力，利用惯性等方法（1分）			
	人文关怀：能及时关注到老人各方面的变化，能针对老人的心理和情绪作出恰当的反应，给予支持，例如不可急躁，言行举止有尊老、敬老、爱老、护老的意识（1分）			
	鼓励：利用语言和非语言方式鼓励老人参与照护，加强自我管理，发挥残存功能，提升自理能力（1分）			
	灵活性：对临场突发状况能快速应变，能根据老人及现场条件灵活机动地实施照护，具有很强的解决问题的能力（1分）			
得分		100		

任务七　协助老人进行从床上至轮椅的转移

【教学目标】

知识目标

1. 掌握老人进行从床至轮椅转移的方法。
2. 熟悉老人进行从床至轮椅转移的过程。
3. 了解老人进行从床至轮椅转移的目的。

能力目标

具备协助老人进行从床转移至轮椅的能力。

素质目标

关爱老人，具备帮助老人的责任感。

【案例导入】

赵爷爷，现入住某养老机构。

照护评估中的基本信息：

出生年月：1940 年 10 月。身高：172 cm。体重：65 kg。文化程度：高中。婚姻状况：丧偶。

经济情况：退休金 6 000 元/月。

性格特点：寡言少语，不愿意与人交往。

家庭情况：2 个女儿，均在外地。

既往病史：高血压 40 年，脑梗 3 年，糖尿病 20 年。

目前状况：老人左侧偏瘫，左上肢屈曲在胸前，左下肢无力，右侧肢体能活动，长期卧床，在协助下可以坐立，能正常交流。

请思考：如何为赵爷爷进行床至轮椅转移？

【知识要点】

协助老人进行从床至轮椅的转移，养老护理师要用口头语言和肢体语言疏导老人的不良情绪或鼓励、表扬老人，增强老人提高生活自理能力的信心；将沟通交流、安全照护、心理支持、人文关怀、职业安全与保护等贯穿于照护服务全过程。

【准备】

（1）养老护理师准备：着装规范、规范洗手，并温暖双手。

（2）老人准备：意识清醒，平卧于床。

（3）环境准备：环境干净整洁、宽敞平坦、光线明亮、无障碍物、无积水

（4）用物准备：轮椅、毛毯、软枕2个、水杯、纸巾、洗手液、笔、记录单。

【操作步骤】

1. 沟通、解释、评估

核对老人基本信息，向老人解释操作的目的、方法及注意事项，取得老人的配合。

（1）对老人进行综合评估

全身情况：精神状态、饮食、二便、睡眠等。

局部情况：肌力、肢体活动度、肌肉有无萎缩、关节有无僵硬、皮肤有无压疮等情况。

特殊情况：了解老人的身体状况、疾病诊断、平衡力、能否在床边独自坐稳、以往轮椅的使用情况及进展情况等。

了解老人病情、生命体征、意识、认知、合作程度、有无导管等。

（2）询问老人有无其他需求（如厕等）。

（3）询问老人是否可以开始操作。

2. 协助老人进行从床至轮椅转移的要求

（1）老人的状态要求

①意识清醒，能够有效回答养老护理师的问题。

②肢体尚存部分功能，未出现完全失能状态，在有人协助的情况下可以配合完成部分动作。

③老人心理上不抗拒从床转移至轮椅，主观上有意愿参与转移过程。

（2）养老护理师的状态要求

养老护理师应评估自身情况，对比需要转移的老人，自身的身高、体重能够确保在转移过程中老人的人身安全，在无法确定的情况下，应寻求其他养老护理师的帮助，不得盲目贸然地单独行动，将老人置于危险境地。养老护理师应提前熟悉轮椅的性能，调试好轮椅。

3. 协助老人进行从床至轮椅转移的方法

（1）与老人进行有效沟通，向老人解释从床至轮椅转移的目的及方法，取得老人的配合。

（2）检查轮椅，调适轮椅状态。

（3）将轮椅转移至老人床旁，制动刹车。

（4）协助老人在床上调整体位，缓慢挪动至床旁，由卧位变换为坐位，双脚垂放在床边，协助老人整理好衣物、穿好鞋袜。

（5）确认老人的意识状态、有无头晕等情况，向老人解释并指导老人进行转移动作。

4. 讲解在从床至轮椅转移的注意事项，避免摔倒

【注意事项】

（1）轮椅上架腿布的使用要得当，以下两种情况下不需要使用：一是当养老护理师帮助老人转移时，因养老护理师的腿要踏在轮椅的空隙处，架腿布会碍事；二是能坐轮椅自行移动的老人，为了保证使用轮椅的安全，需要撤掉架腿布。

（2）老人每次乘坐轮椅的时间不可过长，轮椅的坐垫要舒适。每隔 30 分钟，要协助老人站立或适当变换体位，避免臀部长期受压产生压疮。

（3）天气寒冷时可用毛毯盖在老人腿上保暖。

（4）外出时间较长时要为老人准备好水杯、纸巾等物品。

协助老人进行从床至轮椅的转移操作流程及考核评分标准见表 8-7。

表 8-7　协助老人进行从床至轮椅的转移操作流程及考核评分标准

项目	内容	分值	得分	备注
工作准备	简述情境、老人照护问题和任务等	2		
	操作过程中不缺用物，能满足完成整个操作 物品准备：轮椅、毛毯、软枕 2 个、水杯、纸巾、洗手液、笔、记录单	2		
	环境准备：环境干净整洁、宽敞平坦、光线明亮、无障碍物、无积水	2		
	老人准备：老人意识清醒，平卧于床	2		
	个人准备：着装规范、规范洗手，并温暖双手	2		
沟通、解释、评估	向老人问好、自我介绍、友好微笑、称呼恰当	2		
	核对照护对象基本信息：房间号、床号、姓名、性别、年龄	2		
	与照护对象及家属建立信任关系	2		
	介绍照护任务及目的：通过借助轮椅转移，让腿不能行走或行走困难的老人扩大生活范围	2		
	介绍操作时间（根据老人的耐受情况而定）、关键步骤；讲解需要老人注意和（或）配合的内容；老人有任何不适，及时告知养老护理师	2		
	询问老人对操作过程是否存在疑问	2		
	征询老人对使用轮椅的环境是否满意	2		

表8-7(续)

项目	内容	分值	得分	备注
	对老人进行综合评估： 1. 全身情况：精神状态、饮食、二便、睡眠等（2分） 2. 局部情况：肌力、肢体活动度、肌肉有无萎缩、关节有无僵硬、皮肤有无压疮等情况（4分） 3. 特殊评估： （1）了解老人的身体状况、疾病诊断、平衡力、能否在床边独自坐稳、以往轮椅的使用情况及进展情况等 （2）了解老人的病情、生命体征、意识、认知、合作程度、有无导管等（4分）	10		
	询问老人有无其他需求（如厕等）	2		
	询问老人是否可以开始操作	2		
关键操作技能	1. 检查轮椅：选择适合老人的轮椅，各部件性能完好（1分） 2. 轮椅摆放：将轮椅推至老人床旁，轮椅与老人患侧床尾呈30°～45°角，制动刹车，抬起脚踏板（1分） 3. 协助老人由仰卧位转换至床边坐起（具体操作详见指导老人自主从仰卧位到床边坐起）（1分） 4. 协助由床转移到轮椅 （1）养老护理师两脚分开，前腿成弓步放在老人两腿之间，控制好老人患侧下肢，后腿靠近轮椅外侧轮，蹬地，双手环抱老人腰部或抓紧背侧裤腰（2分） （2）叮嘱老人健侧手搭在养老护理师肩背部，协助老人双脚踏稳地面站立，注意根据老人患侧手的功能合理摆放患侧手。协助老人站立，询问老人有无不适（2分） （3）养老护理师以自己的身体为轴将身体转向轮椅，带动老人身体移向轮椅并坐入轮椅，叮嘱老人扶好扶手（2分） （4）养老护理师手扶老人肩部绕到轮椅后方，两臂从老人背后两肋下伸入，将老人身体向椅背后移动，后背贴紧椅背坐稳（2分） （5）协助老人调整为舒适坐位，系好安全带，双脚放在脚踏板上（2分） （6）在老人后背及患侧垫好软垫，身上盖毛毯保暖（2分） 5. 转运 （1）上坡道：养老护理师手握椅背把手均匀用力，两臂保持屈曲身体前倾，平稳向上推行（2分） （2）下坡道：采用倒退下坡的方法。养老护理师叮嘱老人抓紧轮椅扶手，身体靠近椅背。养老护理师握住椅背把手，缓慢倒退走（2分） （3）上台阶：脚踩踏轮椅后侧的杠杆，抬起前轮，以两后轮为支点使前轮翘起移上台阶，再以两前轮为支点，双手抬车把带起后轮平稳地移上台阶（2分）	32		

表8-7(续)

项目	内容	分值	得分	备注
	（4）下台阶：采用倒退下台阶的方法。养老护理师叮嘱老人抓住扶手，提起车把，缓慢地将后轮移到台阶下，再以两后轮为支点，稍稍翘起前轮，轻拖轮椅至前轮移到台阶下（2分） （5）进电梯：养老护理师和老人面向电梯，轮椅在前，养老护理师在后，直行进入电梯。进入电梯后，先固定刹车再按电梯楼层按钮，尽量不要在电梯内转换方向（2分） （6）出电梯：先解除刹车制动，采用倒行的方法缓慢退出电梯（2分） 6. 由轮椅被动转移到床 （1）将轮椅推至老人床边，健侧靠近床边，与床沿成30°～45°角，固定刹车，收起脚踏板，松开安全带（1分） （2）养老护理师两脚分开，前腿成弓步放在老人两腿之间，控制好老人患侧下肢，后腿靠近床边，蹬地，叮嘱老人健侧手搭在养老护理师肩背部，注意根据老人患侧手的功能合理摆放患侧手（1分） （3）双手环抱老人腰部或抓紧背侧裤腰，将老人扶起站稳，询问老人有无不适，将身体转向床，带动老人身体移向床沿，并坐在床上（1分） （4）双手扶住老人肩部，嘱咐老人用健侧手、肘支撑床面，控制身体慢慢向床上倒下，躺在床上（1分） （5）为老人脱下鞋子，协助老人将双下肢移动到床上（1分） （6）协助老人调整到舒适卧位（1分） （7）拉上床挡，盖好盖被，整理床单位（1分）			
健康 教育	针对本次操作中老人的沟通和健康宣教： 1. 尽量使用生活化语言（1分） 2. 方式与方法得当，简单易懂（1分） 3. 表述准确、逻辑清晰（2分） 4. 适合老人的需要和理解能力（2分） 5. 健康教育建议不少于3条（2分） 6. 内容与方式恰当，结合老人的具体情况（如职业、性格、爱好、家庭等）（2分）	10		
评价 照护 效果	询问老人有无其他需求、是否满意（反馈）	2		
	整理各项操作物品：物品放回原位备用	2		
	规范洗手	2		
	记录：老人转移的感受、有无不适等情况，如有异常情况及时报告	2		

表8-7(续)

项目	内容	分值	得分	备注
注意事项	1. 轮椅上架腿布的使用要得当，以下两种情况下不需要使用：一是当养老护理师帮助老人转移时，因养老护理师的腿要踏在轮椅的空隙处，架腿布会碍事；二是能坐轮椅自行移动的老人，为了保证使用轮椅的安全，需要撤掉架腿布（1分） 2. 老人每次乘坐轮椅的时间不可过长，轮椅的坐垫要舒适。每隔30分钟，要协助老人站立或适当变换体位，避免臀部长期受压产生压疮（1分） 3. 天气寒冷时可用毛毯盖在老人腿上保暖（1分） 4. 外出时间较长时要为老人准备好水杯、纸巾等物品（1分）	4		
综合评判	操作过程中的安全性：操作流畅、安全、规范，避免老人害怕、疼痛等伤害，过程中未出现致老人于危险环境的操作动作或行为（2分）	8		
	沟通力：顺畅自然、有效沟通，表达信息方式符合老人的社会文化背景，能正确理解老人反馈的信息，避免盲目否定或其他语言暴力（1分）			
	创新性：能综合应用传统技艺、先进技术等为老人提供所需的照护措施，解决老人的问题，促进老人的健康，提升老人的幸福感（1分）			
	职业防护：做好自身职业防护，能运用节力原则，妥善利用力的杠杆作用，调整重心，减少摩擦力，利用惯性等方法（1分）			
	人文关怀：能及时关注到老人各方面的变化，能针对老人的心理和情绪作出恰当的反应，给予支持，例如不可急躁，言行举止有尊老、敬老、爱老、护老的意识（1分）			
	鼓励：利用语言和非语言方式鼓励老人参与照护，加强自我管理，发挥残存功能，提升自理能力（1分）			
	灵活性：对临场突发状况能快速应变，能根据老人及现场条件灵活机动地实施照护，具有很强的解决问题的能力（1分）			
得分		100		

任务八　指导偏瘫老人使用电动轮椅

【教学目标】

知识目标

1. 掌握指导老人使用电动轮椅的方法。
2. 熟悉电动轮椅的性能和使用方法。
3. 了解偏瘫老人使用电动轮椅的需求。

能力目标

具备指导偏瘫老人正确使用电动轮椅的能力。

素质目标

尊重、关爱老人，具备适时帮助老人的责任感。

【案例导入】

钱爷爷，现入住某养老机构。

照护评估中的基本信息：

出生年月：1945 年 2 月。身高：168 cm。体重：75 kg。文化程度：小学。婚姻状况：丧偶。

经济情况：退休金 2 000 元/月。

性格特点：开朗热情、幽默，喜欢与人交流。

家庭情况：1 个女儿 2 个儿子。

既往病史：高血压 40 年，脑梗 3 年，糖尿病 20 年。

目前状况：老人右侧肢体偏瘫，左侧肢体活动正常，留置导尿管，长期卧床，能正常交流，现翻身困难，睡眠质量差，血压不稳定。

请思考：如何指导钱爷爷使用电动轮椅？

【知识要点】

老人出现偏瘫后，活动能力下降，独立行走变得很困难，为提高老人的生活质量，方便老人外出活动参与社交等，养老护理师可以指导偏瘫老人使用电动轮椅，方便老人出行。养老护理师需要指导老人正确操作电动轮椅，保障老人在行驶过程中的安全。

【准备】

（1）养老护理师准备：着装规范、规范洗手，并温暖双手。

（2）老人准备：着合体衣裤，穿防滑鞋，坐在椅子上。

（3）环境准备：环境干净整洁、宽敞平坦、光线明亮、无障碍物、无积水

（4）用物准备：适合老人的电动轮椅、水杯、纸巾、洗手液、笔、记录单。

【操作步骤】

1. 沟通、解释、评估

核对老人基本信息，向老人解释操作的目的、方法及注意事项，取得老人的配合。

（1）对老人进行综合评估

全身情况：精神状态、饮食、二便、睡眠等。

局部情况：肌力、肢体活动度、肌肉有无萎缩、关节有无僵硬、皮肤有无压疮等情况。

特殊情况：了解老人的身体状况、疾病诊断、平衡力、能否在床边独自坐稳、以往轮椅的使用情况及进展情况等。

了解老人病情、生命体征、意识、认知、合作程度、有无导管等。

（2）询问老人有无其他需求（如厕等）。

（3）询问老人是否可以开始操作。

2. 指导偏瘫老人使用电动轮椅的要求

（1）生理方面：老人应头脑清醒、手指较为灵敏，对机械性物件的操控具备一定的控制能力。

（2）心理方面：老人能够接受这种出行方式。

3. 指导偏瘫老人使用电动轮椅的方法

（1）根据老人的身高、体重选择适合老人的轮椅。

（2）根据老人的出行情况，选择适合的轮胎。实心轮胎在平地行走时会更具优势，但路面不平的地方减震效果不佳；充气轮胎减震性能强，但容易破损；无内胎充气轮胎舒适度较好，但推动时会较为困难。

（3）手轮圈是电动轮椅的关键部位，应根据老人的情况选择易于驱动的。

（4）手轮圈表面覆盖橡胶皮以加大摩擦力。

（5）指导老人练习电动轮椅的用法，前进、后退、转弯、停下等一系列指令，对常见场景或障碍物进行有效训练。

（6）了解老人在训练后的感受、对电动轮椅的接受程度。

4. 讲解在从床至轮椅转移的注意事项，避免摔倒

【注意事项】

（1）转移时要尽量保持床面和轮椅座位在同一水平高度。

（2）体位转换时注意保护老人的安全。

偏瘫老人使用电动轮椅操作流程及考核评分标准见表8-8。

表8-8　偏瘫老人使用电动轮椅操作流程及考核评分标准

项目	内容	分值	得分	备注
工作准备	简述情境、老人照护问题和任务等	2		
	操作过程中不缺用物，能满足完成整个操作 物品准备：适合老人的电动轮椅、水杯、纸巾、洗手液、笔、记录单	2		
	环境准备：环境干净整洁、宽敞平坦、光线明亮、无障碍物、无积水	2		
	老人准备：老人着合体衣裤，穿防滑鞋，坐在椅子上	2		
	个人准备：着装规范、规范洗手，并温暖双手	2		
沟通、解释、评估	向老人问好、自我介绍、友好微笑、称呼恰当	2		
	核对照护对象基本信息：房间号、床号、姓名、性别、年龄	2		
	与照护对象及家属建立信任关系	2		
	介绍照护任务及目的：通过借助轮椅转移，让腿不能行走或行走困难的老人扩大生活范围	2		
	介绍操作时间（根据老人的耐受情况而定）、关键步骤；讲解需要老人注意和（或）配合的内容；老人有任何不适，及时告知养老护理师	2		
	询问老人对操作过程是否存在疑问	2		
	征询老人对使用轮椅的环境是否满意	2		
	对老人进行综合评估： 1. 全身情况：精神状态、饮食、二便、睡眠等（2分） 2. 局部情况：肌力、肢体活动度、肌肉有无萎缩、关节有无僵硬、皮肤有无压疮等情况（4分） 3. 特殊评估： （1）了解老人的身体状况、疾病诊断、平衡力、能否在床边独自坐稳、以往轮椅的使用情况及进展情况等（2分） （2）了解老人的病情、生命体征、意识、认知、合作程度、有无导管等（2分）	10		
	询问老人有无其他需求（如厕等）	2		
	询问老人是否可以开始操作	2		

表8-8(续)

项目	内容	分值	得分	备注
关键操作技能	1. 协助老人坐起，整理衣服，穿防滑鞋（1分） 2. 介绍轮椅功能 （1）将轮椅推至老人身旁，制动刹车，关闭电源开关（2分） （2）向老人介绍轮椅的构造及使用方法（1分） 3. 检查轮椅：使用前先教老人检查轮椅电量充足，轮胎气压充足，刹车制动良好，脚踏板翻动灵活，轮椅打开、闭合顺畅，安全带完好椅背完好，坐垫完好（2分） 4. 讲解并演示轮椅的使用方法（1分） （1）上轮椅： ①松开刹车、关闭电源、收起脚踏板，无操控杆侧靠近老人健侧身体（2分） ②叮嘱老人健侧手扶住操控杆侧扶手，健侧脚向前踏出一步，尽量靠近轮椅中间的位置。健侧手用力支撑在扶手上，健侧脚用力蹬在地面起身站立顺势将身体移向轮椅并坐入轮椅调整坐姿坐稳（2分） ③健手协助患手放在轮椅扶手内，健侧脚展开脚踏板，健脚勾住患脚脚踝，把患脚放在脚踏板上，再把健脚放在脚踏板上，系好安全带（2分） ④健侧手扶稳操控杆后再行驶（2分） （2）开动轮椅：打开电源开关、松开刹车、缓慢启动轮椅、平稳加速，目视前方，前行、转向行驶。如行驶途中遇到前方有人或障碍物，可鸣警示器请求他人帮助。到达目的后，缓慢操控转向杆，平稳停车（4分） （3）下轮椅： ①制动刹车、关闭电源开关、收起脚踏板、松开安全带，由操纵杆侧靠近床边（2分） ②叮嘱老人健侧身体向前移动，使老人侧身坐在轮椅边，老人健侧手扶床边，健侧脚向前踏出一步，靠近床的位置（2分） ③叮嘱老人健侧手掌用力支撑在床面上，健侧脚用力蹬在地面起身站立顺势将身体转移向床沿，坐在床上，调整坐姿，坐稳（2分） 5. 协助老人使用轮椅 （1）指导老人上轮椅（1分） （2）指导老人移动身体，在轮椅上坐稳（1分） （3）指导老人双手配合系好安全带（1分） （4）指导老人启动轮椅到户外，叮嘱老人启动、停止时要缓慢，加速要平稳，遇到坡道、台阶等不可盲目操作，要停下来请求他人帮助（1分） （5）指导老人练习操控电动轮椅前进和拐弯，叮嘱老人在拐弯时要注意观察，确认场地宽敞以后才可以转向，缓慢操控转向，不可急转。养老护理师应在轮椅旁边保证老人的安全（1分） （6）在训练过程中，及时与老人沟通、交流，观察老人使用电动轮椅的能力，如有不适立即停止，对于老人的良好表现及时给予鼓励）（1分）	32		

表8-8（续）

项目	内容	分值	得分	备注
健康教育	针对本次操作中老人的沟通和健康宣教： 1. 尽量使用生活化语言（1分） 2. 方式与方法得当，简单易懂（1分） 3. 表述准确、逻辑清晰（2分） 4. 适合老人的需要和理解能力（2分） 5. 健康教育建议不少于3条（2分） 6. 内容与方式恰当，结合老人的具体情况（如职业、性格、爱好、家庭等）（2分）	10		
评价照护效果	询问老人有无其他需求、是否满意（反馈）	2		
	整理各项操作物品：物品放回原位备用	2		
	规范洗手	2		
	记录：老人转移的感受、有无不适等情况，如有异常情况及时报告	2		
注意事项	1. 长期卧床的老人容易头晕，从卧位转换成坐位时动作要缓慢 2. 对于留置输液管、导尿管的老人，转换体位前先将管道妥善安置固定，转换体位后注意检查管道，确保通畅 3. 体位转换时要注意保护老人安全	4		
综合评判	操作过程中的安全性：操作流畅、安全、规范，避免老人害怕、疼痛等伤害，过程中未出现致老人于危险环境的操作动作或行为（2分）	8		
	沟通力：顺畅自然、有效沟通，表达信息方式符合老人的社会文化背景，能正确理解老人反馈的信息，避免盲目否定或其他语言暴力（1分）			
	创新性：能综合应用传统技艺、先进技术等为老人提供所需的照护措施，解决老人的问题，促进老人的健康，提升老人的幸福感（1分）			
	职业防护：做好自身职业防护，能运用节力原则，妥善利用力的杠杆作用，调整重心，减少摩擦力，利用惯性等方法（1分）			
	人文关怀：能及时关注到老人各方面的变化，能针对老人的心理和情绪作出恰当的反应，给予支持，例如不可急躁，言行举止有尊老、敬老、爱老、护老的意识（1分）			
	鼓励：利用语言和非语言方式鼓励老人参与照护，加强自我管理，发挥残存功能，提升自理能力（1分）			
	灵活性：对临场突发状况能快速应变，能根据老人及现场条件灵活机动地实施照护，具有很强的解决问题的能力（1分）			
得分		100		

任务九 指导老人进行桥式运动训练

【教学目标】

知识目标

1. 掌握桥式运动训练的方法。

2. 熟悉桥式运动训练的注意事项。

3. 了解桥式运动训练的作用。

能力目标

能够指导老人进行桥式运动训练。

素质目标

具备应用正确方法和形式，进行桥式运动的职业素养。

【案例导入】

周爷爷，现入住某养老机构。

照护评估中的基本信息：

出生年月：1950 年 10 月。身高：172 cm。体重：75 kg。文化程度：中专。婚姻状况：丧偶。

经济情况：退休金 7 000 元/月。

性格特点：为人热情，乐于助人。

家庭情况：1 个女儿 1 个儿子。

既往病史：高血压 15 年，脑卒中 1 年，白内障 10 年。

目前状况：入住机构半年，老人右侧肢体活动受限，右上肢屈曲于胸前，右下肢无力，能勉强翻身，在协助下能勉强坐立，但因腰部肌肉无力，坐不稳。老人长期卧床，能正常交流，但日常生活不能自理，进食、洗脸、洗手、刷牙、穿脱衣服、大小便等均需帮助。

请思考：如何指导周爷爷进行桥式运动训练？

【知识要点】

桥式运动训练能帮助老人提高躯干的运动能力，可以抑制下肢伸肌痉挛，并有利于提高骨盆对下肢的控制和协调能力，是成功站立和步行训练的基础。老人一旦能熟练地完成桥式运动，就可以抬起臀部而使身体处于舒适的位置，进而减少压疮的发生。老人在疾病急性期也可用此姿势放置便盆和更换衣服。该运动因姿势像"桥"而得名，并分为双桥和单桥运动形式。

【准备】

（1）养老护理师准备：着装规范、规范洗手，并温暖双手。

（2）老人准备：平卧于床，可以配合操作。

（3）环境准备：室内环境整洁、温湿度适宜、关闭门窗。

（4）用物准备：软枕、毛巾、洗手液、笔、记录单。

【操作步骤】

1. 沟通、解释、评估

核对老人基本信息，向老人解释操作的目的、方法及注意事项，取得老人的配合。

（1）对老人进行综合评估

全身情况：精神状态、饮食、二便、睡眠等。

局部情况：肌力、肢体活动度、肌肉有无萎缩、关节有无僵硬、皮肤有无压疮等情况。

特殊情况：了解老人的身体状况、疾病诊断、平衡力、能否在床边独自坐稳、以往轮椅的使用情况及进展情况等。

了解老人病情、生命体征、意识、认知、合作程度、有无导管等。

（2）询问老人有无其他需求（如厕等）。

（3）询问老人是否可以开始操作。

2. 桥式运动训练的方法

（1）老人仰卧于床面，双下肢屈曲，双足平放在床面。

（2）老人双上肢伸展，双手交叉，健手握住患手拇指在上双肩屈曲 90°。

（3）老人依靠背部及双足的支撑，将臀部抬离床面，保持稳定，完成双桥训练。

3. 讲解在从床至轮椅转移的注意事项，避免摔倒

【注意事项】

（1）老人抬起臀部时尽可能伸髋。

（2）老人双足平放于床面，足跟不能离床。

（3）老人不能完成时，养老护理师可以协助固定患侧的膝部和踝部，当老人臀部抬起

时在膝部向足端加压。

（4）老人完成动作时双膝关节尽可能并拢，防止联带运动的出现而诱发痉挛。

指导老师进行桥式运动训练操作流程及考核评分标准见表8-9。

表8-9　指导老师进行桥式运动训练操作流程及考核评分标准

项目	内容	分值	得分	备注
工作准备	简述情境、老人照护问题和任务等	2		
	操作过程中不缺用物，能满足完成整个操作 物品准备：软枕、毛巾、洗手液、笔、记录单	2		
	环境准备：室内环境整洁、温湿度适宜、关闭门窗	2		
	老人准备：老人意识清醒，平卧于床	2		
	个人准备：着装规范、规范洗手，并温暖双手	2		
沟通、解释、评估	向老人问好、自我介绍、友好微笑、称呼恰当	2		
	核对照护对象基本信息：房间号、床号、姓名、性别、年龄	2		
	与照护对象及家属建立信任关系	2		
	介绍照护任务及目的：帮助老人增加躯干的运动，可以抑制下肢伸肌痉挛，有利于提高骨盆对下肢的控制和协调能力，是成功站立和步行训练的基础；能使老人能抬起臀部，减少压疮的发生	2		
	介绍操作时间，一组练习5~10次，每天至少重复2~3组，根据情况循序渐进地进行训练；介绍关键步骤；讲解需要老人注意和（或）配合的内容；老人有任何不适，及时告知养老护理师	2		
	询问老人对操作过程是否存在疑问	2		
	征询老人对使用轮椅的环境是否满意	2		
	对老人进行综合评估： 1. 全身情况：精神状态、饮食、二便、睡眠等（2分） 2. 局部情况：肌力、肢体活动度、肌肉有无萎缩、关节有无僵硬、皮肤有无压疮等情况（4分） 3. 特殊评估： （1）了解老人的身体状况、疾病诊断、平衡力、能否在床边独自坐稳、以往轮椅的使用情况及进展情况等（2分） （2）了解老人的病情、生命体征、意识、认知、合作程度、有无导管等（2分）	10		
	询问老人有无其他需求（如厕等）	2		
	询问老人是否可以开始操作	2		

表8-9(续)

项目	内容	分值	得分	备注
关键操作技能	1. 双桥运动 （1）告知老人训练的项目（双桥运动）（1分） （2）打开床挡，掀开盖被，"S"形折叠至对侧或床尾，询问老人温度是否适宜，应注意保暖（1分） （3）协助老人去枕仰卧位，双上肢放于身体两侧，双腿屈膝，微分开与肩等宽，两脚平踏在床面上，趾充分伸展，足跟在膝关节正下方，足跟尽量靠近臀部（2分） （4）将枕头放在老人两腿之间，以增强训练效果（2分） （5）用手扶住骨盆固定，叮嘱老人伸髋抬臀离开床面使膝、股骨、髋与躯干在一条线上，并保持骨盆呈水平位（2分） （6）叮嘱老人抬起臀部后应维持一段时间，开始保持5~10秒逐渐增加至1~2分钟，间隔10秒再进行下一次（2分） （7）训练强度：以老人的耐受力为准（1分） 2. 单桥运动 （1）告知老人训练的项目（单桥运动）（1分） （2）老人去枕仰卧位，健侧上肢放于身体一侧，患侧上肢置于胸前，健侧手和肘支撑床面（2分） （3）协助老人患侧下肢屈曲，患足踏在床面（2分） （4）将枕头放在老人两腿之间，以增强训练效果（2分） （5）协助固定患侧下肢，后使患侧伸髋抬臀离开床面健侧下肢伸直抬起与患侧大腿持平并保持（2分） （6）叮嘱老人抬起臀部后应维持一段时间，开始保持5~10秒，逐渐增加至1~2分钟，间隔10秒再进行下一次（2分） （7）训练强度：以老人的耐受力为准（1分） 3. 训练过程中应注意 （1）养老护理师要以温和的语气，告诉老人每一项操作的步骤，并把每一步具体动作加以分解指导，反复示范，指导老人练习，当老人基本掌握后再开始下一步动作（1分） （2）随时观察老人的反应，及时擦净汗液，以免受凉（1分） （3）随时与老人沟通，发现异常立即停止训练，并报告医护人员（1分） （4）老人表现有进步时应及时给予鼓励（1分） 4. 训练完毕 （1）取下两腿之间的枕头，整理老人的衣服（1分） （2）协助老人取舒适体位，合理摆放体位垫（1分） （3）盖好盖被，整理床单位，拉上床挡（1分） 5. 向老人预约下一次训练时间，根据老人的身体状况逐步增加训练时间（1分） 6. 告知老人康复训练要在专业康复医生的指导下有计划性、规律性、持之以恒地进行）（1分）	32		

表8-9（续）

项目	内容	分值	得分	备注
健康教育	针对本次操作中老人的沟通和健康宣教： 1. 尽量使用生活化语言（1分） 2. 方式与方法得当，简单易懂（1分） 3. 表述准确、逻辑清晰（2分） 4. 适合老人的需要和理解能力（2分） 5. 健康教育建议不少于3条（2分） 6. 内容与方式恰当，结合老人的具体情况（如职业、性格、爱好、家庭等）（2分）	10		
评价照护效果	询问老人有无其他需求、是否满意（反馈）	2		
	整理各项操作物品：物品放回原位备用	2		
	规范洗手	2		
	记录：老人转移的感受、有无不适等情况，如有异常情况及时报告	2		
注意事项	1. 长期卧床的老人容易头晕，从卧位转换成坐位时动作要缓慢（1分） 2. 对于留置输液管、导尿管的老人，转换体位前先将管道妥善安置固定，转换体位后注意检查管道，确保通畅（1分） 3. 体位转换时要注意保护老人安全（2分）	4		
综合评判	操作过程中的安全性：操作流畅、安全、规范，避免老人害怕、疼痛等伤害，过程中未出现致老人于危险环境的操作动作或行为（2分）	8		
	沟通力：顺畅自然、有效沟通，表达信息方式符合老人的社会文化背景，能正确理解老人反馈的信息，避免盲目否定或其他语言暴力（1分）			
	创新性：能综合应用传统技艺、先进技术等为老人提供所需的照护措施，解决老人的问题，促进老人的健康，提升老人的幸福感（1分）			
	职业防护：做好自身职业防护，能运用省力原则，妥善利用力的杠杆作用，调整重心，减少摩擦力，利用惯性等方法（1分）			
	人文关怀：能及时关注到老人各方面的变化，能针对老人的心理和情绪作出恰当的反应，给予支持，例如不可急躁，言行举止有尊老、敬老、爱老、护老的意识（1分）			
	鼓励：利用语言和非语言方式鼓励老人参与照护，加强自我管理，发挥残存功能，提升自理能力（1分）			
	灵活性：对临场突发状况能快速应变，能根据老人及现场条件灵活机动地实施照护，具有很强的解决问题的能力（1分）			
得分		100		

任务十　指导老人进行压力性尿失禁功能训练

【教学目标】

知识目标

1. 掌握压力性尿失禁功能训练的方法。
2. 熟悉压力性尿失禁功能训练的要求。
3. 了解压力性尿失禁的病因。

能力目标

1. 能正确指导老年压力性尿失禁功能训练。
2. 能对压力性尿失禁老人进行相关健康教育。

素质目标

培养学生关爱老人、关注健康的人文情怀，尊老、敬老、爱老的优秀品质。

【案例导入】

章奶奶，目前在社区中心实时居家照护。

照护评估中的基本信息：

出生年月：1972年2月。身高：163 cm。体重：50 kg。文化程度：初中。婚姻状况：已婚。

经济情况：退休金3 000元/月。

性格特点：性格内向、少言寡语。

家庭情况：1个女儿。

既往病史：高血压6年、糖尿病5年。

目前状况：打喷嚏、咳嗽、大笑或运动等导致腹压增高时出现不自主的尿液自尿道口漏出，因此不愿出门，天天都在家，为了提高章奶奶的生活质量和健康状态，需进行压力性尿失禁功能训练。

请思考： 如何为章奶奶进行压力性尿失禁功能训练？

【知识要点】

压力性尿失禁指老人打喷嚏或咳嗽等使腹压增高时出现不自主的尿液自尿道外口渗漏。症状表现为咳嗽、喷嚏、大笑等腹压增加时不自主溢尿。盆底肌肉训练对于压力性尿失禁至关重要，盆底肌封闭了骨盆的出口，起到了支撑和固定盆腔内器官（如膀胱、子宫、直肠等）的作用。盆底肌的健康状态直接影响到这些器官的正常功能。

【准备】

（1）养老护理师准备：衣帽整洁，修剪指甲，洗手，戴口罩。

（2）老人准备：了解压力性尿失禁进行功能训练的目的、方法、注意事项及配合要点，取安全舒适的操作体位。

（3）环境准备：单独的房间，室内干净整洁、温湿度适宜、关闭门窗。

（4）用物准备：治疗车、治疗盘、便盆、一次性护理垫、外科医用手套、洗手液、笔、记录单、生活垃圾桶、医疗垃圾桶。

【操作步骤】

1. 沟通、解释、评估

核对老人基本信息，向老人解释操作的目的、方法及注意事项，取得老人的配合。

对老人进行综合评估。

2. 体位

打开床挡，掀开下身盖被，上身盖好盖被保暖。将裤子脱至膝盖下面，双腿屈膝，双脚支撑在床面上。叮嘱老人抬起臀部，养老护理师一手托起老人臀部，一手将护理垫垫于老人臀下。叮嘱老人再次抬起臀部，将便盆放在老人臀下，窄口朝向足后跟。协助老人将下肢放平，在老人会阴上覆盖一次性护理垫，盖好盖被保暖。

3. 检查口腔盆底肌肉训练

（1）指导老人在不收缩下肢、腹部及臀部肌肉的情况下自主收缩耻骨、尾骨周围的肌肉（会阴及肛门括约肌）。将肛门收紧向肚脐方向提，屏气3秒后缓慢放松。

（2）指导老人进行收缩—放松训练，每次收缩持续3~4秒。

（3）排空膀胱练习：收缩—咳嗽—放松—中止（重复）。

（4）在膀胱有少量尿液时练习：收缩—咳嗽—咳嗽—放松—中止（重复）。

（5）在憋尿时练习：收缩—咳嗽—咳嗽—咳嗽—放松—中止（重复）。

4. 训练结束

（1）打开盖被，取下覆盖在会阴上的一次性护理垫。用纸巾擦干会阴部皮肤，叮嘱老人抬起臀部，养老护理师一手扶住老人臀部，另一手撤下便盆，同时撤下一次性护理垫。

（2）穿好裤子，协助老人取舒适体位。

（3）盖好盖被保暖，拉上床挡，整理床单位。

5. 健康教育

针对本次操作中老人的沟通和健康宣教。

【注意事项】

（1）关好门窗、床帘，保护老人的隐私，准备好纸尿裤、集尿袋、干净衣物、床单等。

（2）根据老人的情况，向老人解释康复医生制订的训练计划。

（3）养老护理师在训练过程中应尊重老人，应根据老人的情况实时调整训练强度。养老护理师应分解动作，反复示范，指导老人进行练习。

（4）如老人出现尿失禁，养老护理师应及时为其更换干净的衣物、床单，不得指责、嘲笑老人。

（5）准确记录排尿时间及尿量。

指导老人进行压力性尿失禁功能训练操作流程及考核评分标准见表 8-10。

表 8-10　指导老人进行压力性尿失禁功能训练操作流程及考核评分标准

项目	内容	分值	得分	备注
工作准备	简述情境、老人照护问题和任务等	2		
	操作过程中不缺用物，能满足完成整个操作 物品准备：治疗车、治疗盘、便盆、一次性护理垫、外科医用手套、洗手液、笔、记录单、生活垃圾桶、医疗垃圾桶。	2		
	环境准备：单独的房间，室内干净整洁、温湿度适宜、关闭门窗，如无单独房间，可用屏风遮挡	2		
	老人准备：老人状态良好，可以配合操作	2		
	个人准备：着装规范、规范洗手	2		
沟通、解释、评估	向老人问好、自我介绍、友好微笑、称呼恰当	2		
	核对照护对象基本信息：房间号、床号、姓名、性别、年龄	2		
	与照护对象及家属建立信任关系	2		
	介绍照护任务及目的：改善老人盆底肌肉张力，强化对排尿的控制力，改善漏尿情形	2		
	介绍操作时间，每日训练 10 次，每次做收缩训练 15 下，每次收缩训练的速度相同；介绍关键步骤；介绍需要老人注意和（或）配合的内容；老人有任何不适，及时告知养老护理师	4		
	询问老人对操作过程是否存在疑问	2		
	征询老人对压力性尿失禁功能训练的环境是否满意	2		

表8-10（续）

项目	内容	分值	得分	备注
	对老人进行综合评估： 1. 全身情况：精神状态、饮食（包括每日饮水量）、二便（包括了解老人排尿的实际间隔时间）、睡眠等（3分） 2. 局部情况：肌力、肢体活动度、评估有无尿失禁及尿失禁程度（参考尿失禁评定量表）、皮肤情况等（3分） 3. 特殊情况：身体状况、疾病程度、生命体征、合作程度等（2分）	8		
	询问老人有无其他需求（如厕等）	2		
	询问老人是否可以开始操作	2		
关键操作技能	1. 摆放体位：打开床挡，掀开下身盖被，上身盖好盖被保暖。将裤子脱至膝盖下面，双腿屈膝，双脚支撑在床面上。叮嘱老人抬起臀部，养老护理师一手托起老人臀部，一手将护理垫垫于老人臀下。叮嘱老人再次抬起臀部，将便盆放在老人臀下，窄口朝向足后跟。协助老人将下肢放平，在老人会阴上覆盖一次性护理垫，盖好盖被保暖（10分） 2. 盆底肌肉训练 （1）指导老人在不收缩下肢、腹部及臀部肌肉的情况下自主收缩耻骨、尾骨周围的肌肉（会阴及肛门括约肌）。将肛门收紧向肚脐方向提，屏气3秒后缓慢放松（4分） （2）指导老人进行收缩—放松训练，每次收缩持续3~4秒。（2分） 3. 排空膀胱练习：收缩—咳嗽—放松—中止（重复）（1分） 4. 在膀胱有少量尿液时练习：收缩—咳嗽—咳嗽—放松—中止（重复）（1分） 5. 在憋尿时练习：收缩—咳嗽—咳嗽—咳嗽—放松—中止（重复）（1分） 6. 训练过程中询问老人无不适后再重复以上动作（1分）	20		
	7. 训练结束 （1）打开盖被，取下覆盖在会阴上的一次性护理垫。用纸巾擦干会阴部皮肤，叮嘱老人抬起臀部，养老护理师一手扶住老人臀部，另一手撤下便盆，同时撤下一次性护理垫（3分） （2）穿好裤子，协助老人取舒适体位（2分） （3）盖好盖被保暖，拉上床挡，整理床单位（2分）	8		

表8-10(续)

项目	内容	分值	得分	备注
健康教育	针对本次操作中老人的沟通和健康宣教 1. 尽量使用生活化语言（2分） 2. 方式与方法得当，简单易懂（2分） 3. 表述准确、逻辑清晰（2分） 4. 适合老人的需要和理解能力（2分） 5. 健康教育建议不少于3条（2分） 6. 内容与方式恰当，结合老人的具体情况（如职业、性格、爱好家庭等）（2分）	12		
评价照护效果	询问老人有无其他需求、是否满意（反馈）	2		
	整理各项操作物品：物品放回原位备用	2		
	规范洗手	2		
	记录：训练完成情况、老人的特殊行为和症状发生时间、持续长短及发生的情况，如有异常情况及时报告	2		
操作中的注意事项	1. 训练过程中要随时观察老人的反应，发现异常立即停止（2分） 2. 养老护理师应尊重、理解老人，不能训斥、嘲笑老人，以免伤害老人的自尊心（2分） 3. 根据老人的情况和康复医生的康复计划进行适当的训练，切勿过量（2分） 4. 告诉老人训练应有规律，持之以恒，在恢复控制小便后，仍要坚持不懈地练习，保持良好的状态（2分） 5. 告诉老人不能喝饮料，少吃糖、辛辣食品，减少跳跃运动或大运动量活动（2分）	10		
综合评判	操作过程中的安全性；操作流畅、安全、规范，避免老人害怕、疼痛等伤害，过程中未出现致老人于危险环境的操作动作或行为	2		
	沟通力：顺畅自然、有效沟通，表达信息方式符合老人的社会文化背景，能正确理解老人反馈的信息，避免盲目否定或其他语言暴力	2		
合计		100		

任务十一　指导偏瘫老人进行坐位平衡功能训练

【教学目标】

知识目标

1. 掌握偏瘫老人进行坐位平衡功能训练的方法。

2. 熟悉偏瘫老人进行坐位平衡功能训练的要求。

3. 了解偏瘫老人进行坐位平衡功能训练的目的。

能力目标

1. 能准确为偏瘫老人进行坐位平衡功能训练。

2. 能对偏瘫老人进行坐位平衡功能训练相关健康教育。

素质目标

培养学生同理心、关爱老人。

【案例导入】

刘爷爷，8个月前发生脑出血，经住院治疗康复后出院休养，正在进行康复训练中。

照护评估中的基本信息：

出生年月：1948年9月。身高：178 cm。体重：72 kg。文化程度：初中。婚姻状况：已婚。

经济情况：退休金2 500元/月。

性格特点：性格乐观积极。

家庭情况：1个女儿。

既往病史：高血压15年。

目前状况：老人活动受限，右侧肢体活动不灵，左侧肢体活动正常，在协助下坐在床上可以进食、洗脸、刷牙，但是在椅子上不能独立坐稳。为了提高老人的生活质量和保证刘爷爷的安全，康复医生为刘爷爷制订了康复训练计划，养老护理师需要为刘爷爷进行坐位平衡功能训练。

请思考：如何为刘爷爷进行坐位平衡功能训练？

【知识要点】

偏瘫后的老人康复期最重要的训练就是坐姿康复训练。偏瘫老人无法独立坐或者坐不稳的情况主要是因患侧肢体和躯干肌控制及平衡能力下降所致。为帮助偏瘫老人逐步恢复行动能力，坐位平衡功能训练是首要的。

【准备】

（1）养老护理师准备：衣帽整洁，修剪指甲，洗手，戴口罩。

（2）老人准备：了解坐位平衡功能训练的目的、方法、注意事项及配合要点。

（3）环境准备：室内环境整洁、温湿度适宜、地面防滑。

（4）用物准备：治疗车、治疗盘、抛接球1个、物品若干、洗手液、笔、记录单、生活垃圾桶、医疗垃圾桶。

【操作步骤】

1. 沟通、解释、评估

核对老人基本信息，向老人解释操作的目的、方法及注意事项，取得老人的配合。

对老人进行综合评估。

2. 坐位静态平衡训练

（1）协助老人端坐于床边，双下肢平稳地放于地面，双脚分开与肩同宽，同时用健侧手握住患侧手，双上肢前伸90°以保持坐位平衡。

（2）将镜子放在老人前方，使老人能通过视觉不断调整自己的体位。

（3）老人能保持坐位平衡后，在协助下将双手放于膝部，保持稳定。养老护理师在老人身旁，辅助老人保持静态平衡，并逐渐减少辅助，使老人能够独立保持静态平衡20~30分钟。

3. 自动平衡

协助老人端坐于床边，双下肢平稳地放于地面，双脚分开与肩同宽；养老护理师位于老人对面，手拿物体，让老人去取不同方向、高度的目标物或转移物品由近渐远增加困难程度，如老人感到疲乏、劳累，协助老人保持坐位静态平衡体位休息。

4. 坐位动态平衡训练

（1）在静态平衡下，养老护理师告诉老人将从前后左右各个方向给老人施加推力，打破静态平衡，让老人尽快调整到平衡状态。

（2）养老护理师站在老人左侧，左手向左推老人右肩，右手围扶老人左肩及后背，保护老人，以防摔倒；左手向后推老人胸部，右手围扶老人后背；右手向前推老人后背，左右围扶老人胸部，保护老人，以防摔倒。

（3）养老护理师站在老人右侧，右手向右推老人左肩，左手围扶老人右肩及后背，保护老人，以防摔倒。

5. 训练结束

（1）与老人沟通训练的感受。

（2）协助老人上床休息。

（3）盖好盖被，拉上床挡，整理床单位。

6. 健康教育

讲解坐位平衡功能训练的注意事项。

【注意事项】

（1）起始幅度要小，后逐渐增大训练难度。

（2）把每一步动作加以分解，反复示范，指导老人练习，得到老人的反馈后再开始下一步动作。

（3）训练过程中养老护理师应耐心、不可急躁，尊重老人。

（4）老人的表现有进步时要及时给予鼓励，并适当奖励。

（5）康复训练要有计划性、规律性，并持之以恒。

指导偏瘫老人进行坐位平衡功能训练评分标准见表8-11。

表8-11　指导偏瘫老人进行坐位平衡功能训练评分标准

项目	内容	分值	得分	备注
工作准备（10分）	简述情境、老人照护问题和任务等	2		
	操作过程中不缺用物，能满足完成整个操作 物品准备：抛接球1个、物品若干、洗手液、笔、记录单	2		
	环境准备：室内环境整洁、温湿度适宜、地面防滑	2		
	老人准备：老人衣着舒适宽松，穿防滑鞋	2		
	个人准备：着装规范、规范洗手	2		
沟通、解释、评估（24分）	向老人问好、自我介绍、友好微笑、称呼恰当	2		
	核对照护对象基本信息：房间号、床号、姓名、性别、年龄	2		
	与照护对象及家属建立信任关系	2		
	介绍照护任务及目的：通过坐位平衡功能训练，不断增强躯干肌的控制能力，提高平衡反应水平，为站立行走做好准备	2		
	介绍操作时间（30~60分钟）、关键步骤；介绍需要老人注意和（或）配合的内容；老人有任何不适，及时告知养老护理师	2		
	询问老人对操作过程是否存在疑问	2		
	征询老人对坐位平衡功能训练的环境是否满意	2		

表8-11(续)

项目	内容	分值	得分	备注
	对老人进行综合评估： 1. 全身情况：精神状态、饮食、二便、睡眠等（2分） 2. 局部情况：肌力、肢体活动度（肢体严重痉挛时不能进行平衡训练）、皮肤情况等（2分） 3. 特殊情况：身体状况、生命体征（重点）、认知、疾病程度（患有心律失常、心力衰竭、严重感染时不能进行平衡训练）（2分）	6		
	询问老人有无其他需求（如厕等）	2		
	询问老人是否可以开始操作	2		
关键操作技能（34分）	1. 坐位静态平衡训练 （1）协助老人端坐于床边，双下肢平稳地放于地面，双脚分开与肩同宽；同时用健侧手握住患侧手，双上肢前伸90°以保持坐位平衡（3分） （2）将镜子放在老人前方，使老人能通过视觉不断调整自己的体位（3分） （3）老人能保持坐位平衡后，在协助下将双手放于膝部，保持稳定。养老护理师在老人身旁，辅助老人保持静态平衡，并逐渐减少辅助，使老人能够独立保持静态平衡20~30分钟（3分） 2. 自动平衡 协助老人端坐于床边，双下肢平稳地放于地面，双脚分开与肩同宽；养老护理师位于老人对面，手拿物体，让老人去取不同方向、高度的目标物或转移物品由近渐远增加困难程度，如老人感到疲乏、劳累，协助老人保持坐位静态平衡体位休息（4分） 3. 坐位动态平衡训练 （1）在静态平衡下，养老护理师告诉老人将从前后左右各个方向给老人施加推力，打破静态平衡，让老人尽快调整到平衡状态（3分） （2）养老护理师站在老人左侧，左手向左推老人右肩，右手围扶老人左肩及后背，保护老人，以防摔倒；左手向后推老人胸部，右手围扶老人后背；右手向前推老人后背，左右围扶老人胸部，保护老人，以防摔倒（3分） （3）养老护理师站在老人右侧，右手向右推老人左肩，左手围扶老人右肩及后背，保护老人，以防摔倒（3分） 4. 观察并注意询问老人的感受，如有不适应及时停止并通知医护人员（3分） 5. 训练结束 （1）与老人沟通训练的感受（3分） （2）协助老人上床休息（3分） （3）盖好盖被，拉上床挡，整理床单位（3分）	34		

表8-11(续)

项目	内容	分值	得分	备注
健康教育（5分）	针对本次操作中老人的沟通和健康宣教： 1. 尽量使用生活化语言（1分） 2. 表述准确、逻辑清晰（1分） 3. 适合老人的需要和理解能力（1分） 4. 健康教育建议不少于3条（1分） 5. 内容与方式恰当，结合老人的具体情况（如职业、性格、爱好、家庭等）（1分）	5		
评价照护效果（8分）	询问老人有无其他需求、是否满意（反馈）	2		
	整理各项操作物品：物品放回原位备用	2		
	规范洗手	2		
	记录：训练完成情况及老人的反应，如有异常情况及时报告	2		
操作中的注意事项（5分）	1. 起始幅度要小，后逐渐增大训练难度（1分） 2. 把每一步动作加以分解，反复示范，指导老人练习，得到老人的反馈后再开始下一步动作（1分） 3. 训练过程中养老护理师应耐心、不可急躁，尊重老人（1分） 4. 老人的表现有进步时要及时给予鼓励，并适当奖励（1分） 5. 康复训练要有计划性、规律性，并持之以恒（1分）	5		
综合评判（14分）	操作过程中的安全性：操作流畅、安全、规范，避免老人害怕、疼痛等伤害，过程中未出现致老人于危险环境的操作动作或行为	2		
	沟通力：顺畅自然、有效沟通，表达信息方式符合老人的社会文化背景，能正确理解老人反馈的信息，避免盲目否定或其他语言暴力	2		
	创新性：能综合应用传统技艺、先进技术等为老人提供所需的照护措施，解决老人的问题，促进老人的健康，提升老人的幸福感	2		
	职业防护：做好自身职业防护，能运用节力原则，妥善利用力的杠杆作用，调整重心，减少摩擦力，利用惯性等方法	2		
	人文关怀：能及时关注到老人各方面的变化，能针对老人的心理和情绪作出恰当的反应，给予支持，例如不可急躁，言行举止有尊老、敬老、爱老、护老的意识	2		
	鼓励：利用语言和非语言方式鼓励老人参与照护，加强自我管理，发挥残存功能，提升自理能力	2		
	灵活性：对临场突发状况能快速应变，能根据老人及现场条件灵活机动地实施照护，具有很强的解决问题的能力	2		
合计		100		

任务十二　为老人穿、脱弹力足踝矫形器

【教学目标】

知识目标

1. 掌握为老人穿、脱弹力足踝矫形器的注意事项。
2. 熟悉使用足踝矫形器的目的及使用人群。
3. 了解足踝矫形器的工作原理。

能力目标

1. 能准确为老人穿、脱弹力足踝矫形器。
2. 能对老人使用弹力足踝矫形器进行相关健康教育。

素质目标

培养学生同理心、理解老人的行为特征。

【案例导入】

彭爷爷，曾是建筑工人，被家人发现言语不能，右侧肢体瘫痪2小时入院。

照护评估中的基本信息：

出生年月：1950年2月。身高：173 cm。体重：68 kg。文化程度：小学。婚姻状况：丧偶。

经济情况：退休金2 000元/月。

性格特点：性格乐观积极。

家庭情况：1个女儿，1个儿子。

既往病史：高血压18年。

目前状况：近期由于脑梗导致右侧肢体偏瘫，需要使用足踝矫形器，预防足下垂以及改善步态。

请思考：如何为彭爷爷穿、脱弹力足踝矫形器？

【知识要点】

弹力足踝矫形器能预防足下垂和内翻畸形，限制跖屈。其跖屈角度可调，功能为保持和最大程度地增加背屈；当患者静躺时减少跖屈位，预防足下垂；还可以代偿部分肌无力，改进步态。

【准备】

（1）养老护理师准备：衣帽整洁，修剪指甲，洗手，戴口罩。

（2）老人准备：了解穿、脱弹力足踝矫形器的目的、方法、注意事项及配合要点，取安全舒适的操作体位。

（3）环境准备：安静整洁，温湿度适宜，光线明亮，空气清新。

（4）用物准备：治疗车、治疗盘、弹力足踝矫形器、纱布、拐杖、洗手液、生活垃圾桶、医疗垃圾桶。

【操作步骤】

1. 沟通、解释、评估

（1）核对老人基本信息，向老人解释操作的目的、方法及注意事项，取得老人的配合。

（2）对老人进行综合评估。

2. 体位

协助老人取舒适坐位。

3. 穿矫形器

（1）为老人穿好右脚鞋袜。

（2）将左裤腿塞进左脚袜子里，协助双脚着地。

（3）检查矫形器完好，确认可以使用。

（4）协助老人将患足紧贴矫形器后叶，踩稳。

（5）粘贴矫形器小腿部魔术搭扣，将小腿外侧绑带穿过内侧卡环，反折粘贴加强固定。

（6）询问松紧度，必要时调整。

（7）将小腿内侧弹力绷带自足背外侧向下绕足一周，再包绕矫形器足底，从足内侧向小腿外侧牵拉。

（8）调整松紧度，穿过卡环反折粘贴固定。

（9）询问松紧度并调整舒适。

（10）协助老人的左脚穿好鞋子。

4. 协助适应矫形器

（1）协助老人站起，让老人患足平踏地面与小腿垂直。

（2）感受弹力绷带力度是否适中，必要时调整。

（3）询问足部舒适度，必要时使用纱布或棉花填塞矫形器内侧，保护足跟和足踝两侧骨隆突处免受损伤。

（4）协助老人站立，指导使用手杖、抬起患侧脚行走。

（5）行走时间以老人能够耐受为准。

（6）观察老人反应，如果感觉劳累，帮助老人坐立。

5. 脱下矫形器

（1）检查老人皮肤有无异常。

（2）检查矫形器有无异常。

（3）安排老人回到床上休息。

（4）操作及检查方法正确。

6. 健康教育

【注意事项】

（1）操作中注意动作轻柔稳妥，注意与老人沟通交流。

（2）穿、脱前应检查矫形器是否完好。

（3）使用矫形器要注意松紧适度，避免过松造成滑脱或者过紧影响血液循环。

为老人穿、脱弹力足踝矫形器评分标准见表 8-12。

表 8-12　为老人穿、脱弹力足踝矫形器评分标准

项目	内容	分值	得分	备注
工作准备（10 分）	口头汇报：简述情境、老人照护问题和任务等	2		
	以下项目在整个操作过程中予以评估，不需要口头汇报： （1）物品准备齐全：操作过程不缺用物，能满足完成整个操作，性能完好（2 分）（每遗漏一项关键物品扣 0.5 分，直至扣完） （2）操作过程中关注环境准备情况，包括温湿度适宜，光线明亮，空气清新（以检查动作指向行为或沟通交流方式进行）（2 分） （3）操作过程中老人准备：状态良好，可配合操作（以沟通交流方式进行）（2 分） （4）做好个人准备：操作过程中裁判观察着装、装饰等，符合规范（2 分）	8		
沟通、解释、评估（15 分）	问好、自我介绍、友好微笑、称呼恰当、举止得体、礼貌用语，选择合适话题，自然开启话题等	2		
	采用有效方法核对照护对象基本信息	2		
	对老人进行综合评估： 全身情况：精神状态、饮食、二便、睡眠等（2 分） 局部情况：肌力、肢体活动度、皮肤情况等（2 分） 特殊情况：针对本情境可能存在的情况（2 分）	6		
	为老人介绍照护任务、任务目的、操作时间、关键步骤（1 分） 介绍需要老人注意和（或）配合的内容（1 分） 询问老人对沟通解释过程是否存在疑问，是否愿意配合（1 分）	3		
	询问老人有无其他需求，环境和体位等是否舒适，是否可以开始操作	2		

表8-12(续)

项目	内容	分值	得分	备注
关键操作技能(50分)	1. 协助坐位： （1）放下床挡，打开盖被（1分） （2）帮助老人在床边坐稳，方法正确（安全、科学、规范、有效、节力、尊重），注意保暖（3分） （3）操作中注意节力原则（1分） （4）操作中注意应用老人自身力量（1分） （5）操作中有安全意识（1分） （6）操作中注意观察老人的反应（1分） （7）操作中注意动作轻柔稳妥，注意与老人沟通交流（1分） （8）操作中注意保护患侧肢体（1分） 2. 穿矫形器： （1）为老人穿好右脚鞋袜（1分） （2）将左裤腿塞进左脚袜子里，协助双脚着地（2分） （3）检查矫形器完好，确认可以使用（2分） （4）协助老人将患足紧贴矫形器后叶，踩稳（2分） （5）粘贴矫形器小腿部魔术搭扣，将小腿外侧绑带穿过内侧卡环，反折粘贴加强固定（2分） （6）询问松紧度，必要时调整（2分） （7）将小腿内侧弹力绷带自足背外侧向下绕足一周，再包绕矫形器足底，从足内侧向小腿外侧牵拉（2分） （8）调整松紧度，穿过卡环反折粘贴固定（1分） （9）询问松紧度并调整舒适（1分） （10）协助老人的左脚穿好鞋子（1分） （11）操作中有安全意识（2分） （12）操作中注意动作轻柔稳妥，注意与老人沟通交流（1分） 3. 协助适应矫形器： （1）协助老人站起，让老人患足平踏地面与小腿垂直（2分） （2）感受弹力绷带力度是否适中，必要时调整（2分） （3）询问足部舒适度，必要时使用纱布或棉花填塞矫形器内侧，保护足跟和足踝两侧骨隆突处免受损伤（2分） （4）协助老人站立，指导使用手杖、抬起患侧脚行走（2分） （5）行走时间以老人能够耐受为准（2分） （6）观察老人反应，如果感觉劳累，帮助老人坐立（2分） （7）操作中注意保护老人（2分） （8）操作中注意动作轻柔稳妥，注意与老人沟通交流 4. 脱下矫形器： （1）检查老人皮肤有无异常（1分） （2）检查矫形器有无异常（1分） （3）安排老人回到床上休息（1分） （4）操作及检查方法正确（1分） （5）操作中注意动作轻柔稳妥，注意与老人沟通交流（1分）	50		

表8-12(续)

项目	内容	分值	得分	备注
健康教育 (8分)	针对本次照护任务,在照护过程中进行注意事项的教育: (1) 教育方式恰当,如讲解与示范相结合(1分) (2) 语言简单易懂,尽量使用生活化语言(1分) (3) 表达准确、逻辑清晰、重点突出(1分)	3		
	(如适用) 在照护过程中结合老人情况开展健康教育,如疾病预防和康复、健康生活方式等: (1) 主题和数量合适(根据竞赛试题和比赛时长确定)(1分) (2) 表达方式突出重点,逻辑清晰(1分) (3) 结合主题提出的措施或建议:每个主题不少于3条(1分) (4) 语言简单易懂,适合老人的理解能力(1分) (5) 结合老人的具体情况(如职业、性格、爱好、家庭等)(1分)	5		
评价照护效果 (5分)	询问老人有无其他需求、是否满意(反馈);整理各项物品	1		
	记录(不漏项,包括评估阳性结果、主要措施及异常情况等)	2		
	遵守感染控制和管理要求,包括废弃物处理、个人防护及手卫生等	2		
对选手综合评判 (12分)	操作过程中的安全性:操作流畅、安全、规范,避免老人害怕、疼痛等伤害,过程中未出现致老人于危险环境的操作动作或行为	3		
	沟通力:顺畅自然、有效沟通,表达信息方式符合老人社会文化背景,能正确理解老人反馈的信息,避免盲目否定或其他语言暴力	2		
	创新性:能综合应用传统技艺、先进技术等为老人提供所需的照护措施,解决老人问题,促进老人的健康,提升老人的幸福感	1		
	职业防护:做好自身职业防护,能运用节力原则,妥善利用力的杠杆作用,调整重心,减少摩擦力,利用惯性等方法	1		
	人文关怀:能及时关注到老人各方面的变化,能针对老人的心理和情绪做出恰当的反应,给予支持,例如不可急躁等;言行举止有尊老、敬老、爱老、护老的意识	2		
	鼓励:利用语言和非语言方式鼓励老人参与照护,加强自我管理,发挥残存功能,提升自理能力	2		
	灵活性:对临场突发状况能快速应变,能根据老人及现场条件灵活机动实施照护,具有很强的解决问题的能力	1		
合计		100		

任务十三　指导老人进行语言康复训练

【教学目标】

知识目标

1. 掌握指导老人进行语言康复训练的内容。
2. 熟悉卒中后常见的言语障碍。
3. 了解引起言语障碍的原因。

能力目标

1. 能准确指导老人进行语言康复训练。
2. 能对老人进行语言康复训练的相关健康教育。

素质目标

具备高度的责任心，尊重、关心、善待老人。

【案例导入】

黄婆婆，由于脑梗死发生了运动性失语。

照护评估中的基本信息：

出生年月：1960 年 9 月。身高：154 cm。体重：45 kg。文化程度：初中。婚姻状况：已婚。

经济情况：退休金 3 000 元/月。

性格特点：少言寡语，性格内向。

家庭情况：1 个儿子。

既往病史：高血压 10 年。

目前状况：由于脑梗死发生了运动性失语，需要进行语言康复训练。

请思考： 如何为黄婆婆进行语言康复训练？

【知识要点】

语言康复训练主要是提高患者的语言理解和表达能力（包括提高听理解能力、阅读理解能力和语言表达能力、手势表达能力以及语言书写能力），最终目的是恢复患者的言语交际能力。轻度失语者能通过改善语言障碍而恢复语言功能；中度失语者可通过充分利用残存功能，促进实用交流能力的提高，从而达到日常生活自理；重度失语者应尽可能发挥残存功能，进行最简单的日常交流，以便回归家庭。

【准备】

（1）养老护理师准备：衣帽整洁，修剪指甲，洗手，戴口罩。

（2）老人准备：了解语言康复训练的目的、方法、注意事项及配合要点。

（3）环境准备：安静整洁，光线充足，温度适宜。

（4）用物准备：治疗车、治疗盘、长棉棒、吸管、水杯、白纸、笔。

【操作步骤】

1. 沟通、解释、评估

（1）核对老人基本信息，向老人解释操作的目的、方法及注意事项，取得老人的配合。

（2）对老人进行综合评估。

2. 示范

养老护理师先给老人讲解常见的语言功能康复训练项目；并把每个项目给老人进行示范。

3. 功能训练

（1）呼吸训练：合理应用不同方法，训练老人呼吸功能，增加肺活量，调整呼吸气流，改善言语功能。

（2）唇的训练：合理应用不同方法，训练老人嘴唇活动能力。

（3）舌的训练：合理应用不同方法，训练老人舌头活动能力。

（4）腭的训练：合理应用不同方法，训练老人上、下颚功能。

（5）发声训练：合理应用不同方法，训练老人发声能力。

（6）面肌功能训练：合理应用不同方法，训练老人面部肌肉活动能力，包括眉、眼、腮等的活动。

（7）听理解训练：合理应用不同方法，训练老人对听说的理解能力。

（8）口语表达训练：合理应用不同方法，训练老人口语表达的能力。

（9）书写训练：合理应用不同方法，训练老人书写能力。

（10）结合老人身体状况和接受能力，选择训练项目，合理安排训练时间训练过程中对老人良好表现，及时给予鼓励表扬，增强老人进行训练的兴趣和信心。

4. 健康教育

在照护过程中结合老人情况开展健康教育，如疾病预防和康复、健康生活方式。

【注意事项】

（1）教育方式恰当，如讲解与示范相结合，语言简单易懂，尽量使用生活化语言，表达准确、逻辑清晰、重点突出。

（2）利用语言和非语言方式鼓励老人参与照护，加强自我管理，发挥残存功能。

（3）操作过程中的安全性：操作流畅、安全、规范，避免引起老人害怕、疼痛等。

（4）如果发现老人出现异常应立即停止训练。

指导老人进行语言康复训练评分标准见表8-13。

表8-13 指导老人进行语言康复训练评分标准

项目	内容	分值	得分	备注
工作准备（10分）	口头汇报：简述情境、老人照护问题和任务等	2		
	以下项目在整个操作过程中予以评估，不需要口头汇报： （1）物品准备齐全：操作过程不缺用物，能满足完成整个操作，性能完好（2分）（每遗漏一项关键物品扣0.5分，直至扣完） （2）操作过程中关注环境准备情况，包括温湿度适宜，光线明亮，空气清新（以检查动作指向行为或沟通交流方式进行）（2分） （3）操作过程中老人准备：状态良好，可以配合操作（以沟通交流方式进行）（2分） （4）做好个人准备：操作过程中裁判观察着装、装饰等，符合规范（2分）	8		
沟通、解释、评估（15分）	问好、自我介绍、友好微笑、称呼恰当、举止得体、礼貌用语，选择合适话题，自然开启话题等	2		
	采用有效方法核对照护对象基本信息	2		
	对老人进行综合评估： 全身情况：精神状态、饮食、二便、睡眠等（2分） 局部情况：肌力、肢体活动度、测量侧皮肤情况等（2分） 特殊情况：针对本情境可能存在的情况（2分）	6		
	1. 为老人介绍照护任务、任务目的、操作时间、关键步骤（1分） 2. 介绍需要老人注意和（或）配合的内容（1分） 3. 询问老人对沟通解释过程是否存在疑问，是否愿意配合（1分）	3		
	询问老人有无其他需求，环境和体位等是否舒适，是否可以开始操作	2		

表8-13（续）

项目	内容	分值	得分	备注
关键操作技能（50分）	1. 示范：养老护理师先给老人讲解常见语言功能康复训练项目；并把每个项目给老人进行示范（5分） 2. 功能训练： （1）呼吸训练：合理应用不同方法，训练老人呼吸功能，增加肺活量，调整呼吸气流，改善言语功能（5分） （2）唇的训练：合理应用不同方法，训练老人嘴唇活动能力（4分） （3）舌的训练：合理应用不同方法，训练老人舌头活动能力（4分） （4）腭的训练：合理应用不同方法，训练老人上、下颚功能（4分） （5）发声训练：合理应用不同方法，训练老人发声能力（4分） （6）面肌功能训练：合理应用不同方法，训练老人面部肌肉活动能力，包括眉、眼、腮等的活动（4分） （7）听理解训练：合理应用不同方法，训练老人对听说的理解能力（5分） （8）口语表达训练：合理应用不同方法，训练老人口语表达的能力（5分） （9）书写训练：合理应用不同方法，训练老人书写能力（5分） 结合老人身体状况和接受能力，选择训练项目，合理安排训练时间训练过程中对老人良好表现，及时给予鼓励表扬，增强老人进行训练的兴趣和信心。（5分）	50		
健康教育（8分）	（如适用）在照护过程中结合老人情况开展健康教育，如疾病预防和康复、健康生活方式： （1）主题和数量合适（1分） （2）表达方式突出重点，逻辑清晰（1分） （3）结合主题提出的措施或建议：每个主题不少于3条（1分） （4）语言简单易懂，适合老人的理解能力（1分） （5）结合老人的具体情况（如职业、性格、爱好、家庭等）（1分）	5		
评价照护效果（5分）	询问老人有无其他需求、是否满意（反馈），整理各项物品	2		
	记录（不漏项，包括评估阳性结果、主要措施及异常情况等）	2		
	遵守感染控制和管理要求，包括废弃物处理、个人防护及手卫生等	2		
对选手综合评判（12分）	操作过程中的安全性：操作流畅、安全、规范，避免老人害怕、疼痛等伤害，过程中未出现致老人于危险环境的操作动作或行为	4		
	沟通力：顺畅自然、有效沟通，表达信息方式符合老人社会文化背景，能正确理解老人反馈的信息，避免盲目否定或其他语言暴力	2		
	创新性：能综合应用传统技艺、先进技术等为老人提供所需的照护措施，解决老人问题，促进老人的健康，提升老人的幸福感	1		
	职业防护：做好自身职业防护，能运用节力原则，妥善利用力的杠杆作用，调整重心，减少摩擦力，利用惯性等方法	1		

表8-13(续)

项目	内容	分值	得分	备注
	人文关怀:能及时关注到老人各方面的变化,能针对老人的心理和情绪做出恰当的反应,给予支持,例如不可急躁等;言行举止有尊老、敬老、爱老、护老的意识	2		
	鼓励:利用语言和非语言方式鼓励老人参与照护,加强自我管理,发挥残存功能,提升自理能力	2		
	灵活性:对临场突发状况能快速应变,能根据老人及现场条件灵活机动实施照护,具有很强的解决问题的能力	2		
合计		100		

任务十四　指导老人进行吞咽功能训练

【教学目标】

知识目标

1. 掌握吞咽功能训练的方法及注意事项。
2. 熟悉老人常见的吞咽功能问题。
3. 了解吞咽功能的评定方法。

能力目标

1. 能准确对老人进行吞咽功能训练。
2. 能对老人进行常见口腔问题的健康指导。

素质目标

关爱老人，提高安全、有效护理的责任感。

【案例导入】

张奶奶，现入住某养老机构。

照护评估中的基本信息：

出生年月：1958 年 8 月。身高：158 cm。体重：50 kg。文化程度：高中。婚姻状况：丧偶。

经济情况：退休金 4 500 元/月。

性格特点：性格雷厉风行，行事果断。

家庭情况：1 个女儿，女儿在家带孙辈。

既往病史：高血压 15 年。

目前状况：年初时因脑出血导致吞咽困难、饮水呛咳，目前处于康复阶段，现需锻炼张奶奶的吞咽功能。

请思考： 如何为张奶奶锻炼吞咽功能？

【知识要点】

吞咽障碍是食物从口腔运送到胃的过程中出现障碍的一种表现，是由于下颌双唇、舌、软腭、咽喉、食管上括约肌或食管功能受损所致的进食障碍；表现为液体或固体食物在进入口腔、吞下的过程中发生障碍或吞下时发生呛咳、哽噎，进而导致老人发生坠积性肺炎甚至窒息死亡。吞咽康复训练的目的是通过训练执行吞咽功能的相关口面部肌肉及舌肌以促进患者吞咽功能改善，避免临床中进食困难和进食后呛咳等情况的出现。

【准备】

（1）养老护理师准备：着装整齐，修剪指甲，七步法洗净擦干并温暖双手（双手无长指甲或指环）、戴好口罩，了解老人有无呛咳的既往史，既往进食情况等，掌握对老人进行吞咽康复训练的内容和方法。

（2）老人准备：协助老人取舒适仰卧位，身体状况允许，愿意配合。

（3）环境准备：环境整洁，空气清新，温湿度适宜。

（4）物品准备：治疗车、治疗盘、餐碗（内盛藕粉）、治疗碗（内盛冰棉棒 3 支）、压舌板、冰水、训练用食物、水杯、毛巾、汤勺、记录单、笔、生活垃圾桶、医疗垃圾桶。

【操作步骤】

1. 沟通、解释、评估

携用物至老人床旁；告知和提示老人进行吞咽康复训练的目的，确认老人有意愿配合学习，指导其配合方法；与老人及家属充分沟通，对老人进行综合评估：全身情况（精神状态、饮食、二便、睡眠等），局部情况：肌力、肢体活动度、测量侧皮肤情况等，特殊情况（吞咽功能）；询问老人有无其他需求，环境和体位等是否舒适，是否可以开始操作。

2. 体位

帮助摆放便于训练的体位。

3. 间接训练方法

（1）咽冷刺激训练：应用正确方法，冷刺激咽喉各个部位，动作轻柔以不引起呕吐反射为宜，每次冷刺激后做空吞咽动作。

（2）吸吮训练：应用正确方法，训练老人的吸吮能力。

（3）屏气发声训练：应用正确方法，训练声门的闭锁功能，强化软腭的肌力。

（4）其他训练：应用正确方法，对老人进行体位调节训练、反复吞咽训练、轮换吞咽训练、健侧吞咽训练、转头吞咽训练等。

（5）其他训练：应用正确方法，对老人进行点头样吞咽训练、促进吞咽反射训练、咳嗽训练等，一般训练 2 周后，待吞咽功能明显好转，再进行摄食训练。

4. 直接摄食训练

（1）卧位训练：进食时抬高床头 30°～45°，养老护理师把糊状食物推至健侧舌后方，以利于食物向咽部运送。

（2）坐位训练：老人取坐位，头稍前屈位，如果老人头部能转向瘫痪侧80度，则可以使健侧咽部扩大，便于食物进入。

（3）食物及"一口量"选择：食物选择方面，教会老人合理选择食物；一口量选择方面，正常人一口量约为20毫升。

5. 重复训练

训练过程中询问老人无不适以后，再重复以上动作，持续训练30分钟，训练过程注意观察老人反应及其感受，发现疲劳、呛咳等立即停止。老人有进步表现，及时给予鼓励，保持老人坚持训练的兴趣与信心。

6. 健康教育

讲解照护过程中的注意事项。

【注意事项】

（1）训练过程中，养老护理师要注意观察老人的反应及感受，发现疲劳、呛咳等立即停止。

（2）咽冷刺激后叮嘱老人做空吞咽动作。

（3）根据老人吞咽情况选择食物的种类及量。

（4）吞咽功能结果判定应结合老人的身体实际状况，遵从医生的指导。

（5）进行吞咽功能训练时，养老护理师应严密观察，如发现老人出现窒息应立即采取急救措施。

（6）训练过程中如果老人良好表现，养老护理师应及时给予鼓励及表扬，增强老人训练的兴趣和信心。

对老人进行吞咽功能训练操作流程及考核评分标准见表8-14。

表8-14　对老人进行吞咽功能训练操作流程及考核评分标准

项目	内容	分值	得分	备注
工作准备（10分）	口头汇报：简述情境、老人照护问题和任务等。	2		
	以下项目在整个操作过程中予以评估，不需要口头汇报： 1. 物品准备齐全：操作过程不缺用物，能满足完成整个操作，性能完好（2分）（每遗漏一项关键物品扣0.5分，直至扣完） 2. 操作过程中关注环境准备情况，包括温湿度适宜，光线明亮，空气清新（以检查动作指向行为或沟通交流方式进行）（2分） 3. 操作过程中注意老人准备：状态良好，可以配合操作（以沟通交流方式进行）（2分） 4. 做好个人准备：操作过程中裁判观察着装、装饰等，符合规范（2分）	8		

表8-14（续）

项目	内容	分值	得分	备注
沟通、解释、评估（15分）	问好、自我介绍、友好微笑、称呼恰当、举止得体、礼貌用语，选择合适话题，自然开启话题等。	2		
	采用有效方法核对照护对象基本信息。	2		
	对老人进行综合评估： 1. 全身情况：精神状态、饮食、二便、睡眠等（2分） 2. 局部情况：肌力、肢体活动度、测量侧皮肤情况等（2分） 3. 特殊情况：针对本情境可能存在的情况（2分）	6		
	1. 为老人介绍照护任务、任务目的、操作时间、关键步骤（1分） 2. 介绍需要老人注意和（或）配合的内容（1分） 3. 询问老人对沟通解释过程是否存在疑问，是否愿意配合（1分）	3		
	询问老人有无其他需求，环境和体位等是否舒适，是否可以开始操作	2		
关键操作技能（50分）	1. 帮助老人取便于训练的体位。（5分） 2. 间接训练方法： （1）咽冷刺激训练：应用正确方法，冷刺激咽喉各个部位，动作轻柔以不引起呕吐反射为宜，每次冷刺激后做空吞咽动作（5分） （2）吸吮训练：应用正确方法，训练老人的吸吮能力（5分） （3）屏气发声训练：应用正确方法，训练声门的闭锁功能，强化软腭的肌力（5分） （4）其他训练：应用正确方法，对老人进行体位调节训练、反复吞咽训练、轮换吞咽训练、健侧吞咽训练、转头吞咽训练等（5分） （5）其他训练：应用正确方法，对老人进行点头样吞咽训练、促进吞咽反射训练、咳嗽训练等，一般训练2周后，待吞咽功能明显好转，再进行摄食训练（5分） 3. 直接摄食训练： （1）卧位训练：进食时抬高床头30°~45°，养老护理师把糊状食物推至健侧舌后方，以利于食物向咽部运送（5分） （2）坐位训练：老人取坐位，头稍前屈位，如果老人头部能转向瘫痪侧80度，则可以使健侧咽部扩大，便于食物进入（5分） （3）食物及"一口量"选择：食物选择方面，教会老人合理选择食物；一口量选择方面，正常人一口量约为20毫升（5分） 4. 训练过程中询问老人无不适以后，再重复以上动作，持续训练30分钟，训练过程注意观察老人反应及其感受，发现疲劳、呛咳等立即停止。老人有进步表现，及时给予鼓励，保持老人坚持训练的兴趣与信心（5分）	50		

表8-14(续)

项目	内容	分值	得分	备注
健康教育（8分）	针对本次照护任务，在照护过程中进行注意事项的教育： 1. 教育方式恰当，如讲解与示范相结合（1分） 2. 语言简单易懂，尽量使用生活化语言（1分） 3. 表达准确、逻辑清晰、重点突出（1分）	3		
	（如适用）在照护过程中结合老人情况开展健康教育，如疾病预防和康复、健康生活方式等： 1. 主题和数量合适（1分） 2. 表达方式突出重点，逻辑清晰（1分） 3. 结合主题提出的措施或建议：每个主题不少于3条（1分） 4. 语言简单易懂，适合老人的理解能力（1分） 5. 结合老人的具体情况（如职业、性格、爱好、家庭等）（1分）	5		
评价照护效果（5分）	询问老人有无其他需求、是否满意（反馈），整理各项物品。	1		
	记录（不漏项，包括评估阳性结果、主要措施及异常情况等）。	2		
	遵守感染控制和管理要求，包括废弃物处理、个人防护及手卫生等。	2		
对选手综合评判（12分）	操作过程中的安全性：操作流畅、安全、规范，避免老人害怕、疼痛等伤害，过程中未出现致老人于危险环境的操作动作或行为。	3		
	沟通力：顺畅自然、有效沟通，表达信息方式符合老人社会文化背景，能正确理解老人反馈的信息，避免盲目否定或其他语言暴力。	2		
	创新性：能综合应用传统技艺、先进技术等为老人提供所需的照护措施，解决老人问题，促进老人的健康，提升老人的幸福感。	1		
	职业防护：做好自身职业防护，能运用节力原则，妥善利用力的杠杆作用，调整重心，减少摩擦力，利用惯性等方法。	1		
	人文关怀：能及时关注到老人各方面的变化，能针对老人的心理和情绪做出恰当的反应，给予支持，例如不可急躁等；言行举止有尊老、敬老、爱老、护老的意识。	2		
	鼓励：利用语言和非语言方式鼓励老人参与照护，加强自我管理，发挥残存功能，提升自理能力。	2		
	灵活性：对临场突发状况能快速应变，能根据老人及现场条件灵活机动实施照护，具有很强的解决问题的能力。	1		
合计		100		

第九章 失智照护

任务一 对失智老人进行认知功能评估

【教学目标】

知识目标

1. 掌握对失智老人进行认知功能评估的方法。

2. 熟悉老人认知功能障碍的表现。

3. 了解认知功能障碍的病因。

能力目标

1. 能对失智老人进行认知功能评估。

2. 在评估过程中能对老人进行正确的健康教育。

素质目标

关爱老人、具备良好的沟通协调能力。

【案例导入】

刘爷爷，现入住某养老机构。

照护评估中的基本信息：

出生年月：1940 年 8 月。身高：178 cm。体重：72 kg。文化程度：大学本科。婚姻状况：已婚。

经济情况：退休金 6 000 元/月。

性格特点：性格温和。

家庭情况：1 个儿子，平时工作较忙，主要由妻子照顾，但最近妻子患病。

既往病史：无。

目前状况：随着年龄的增长，刘爷爷的认知功能逐渐下降，平时主要靠妻子照顾，但是最近妻子患病，刘爷爷的儿子工作又很忙，所以将他送进养老院寻求更加专业的照护。

为了确定刘爷爷的照护需求，养老院需首先进行认知功能评估。

请思考： 如何为刘爷爷进行认知功能评估？

【知识要点】

认知功能评估是一种对个体的认知能力进行评估的方法，主要用于评估个体的智力水平和学习能力。通过认知功能评定，可以了解个体在思维、感知、记忆、注意力、语言等方面的能力水平，从而为个体提供相应的干预和支持。失智老人进行认知功能评估可以减少二次伤害。

【准备】

（1）养老护理师准备：衣帽整洁，修剪指甲，洗手，戴口罩。

（2）老人准备：了解任务目的、操作时间、关键步骤、配合要点，采取安全舒适的操作体位。

（3）环境准备：温湿度适宜（18℃～30℃，湿度50%～60%），光线明亮，空气清新。

（4）用物准备：治疗车、治疗盘、简易智能精神状态量表、空白纸、生活垃圾桶、医疗垃圾桶。

【操作步骤】

1. 沟通、解释、评估

（1）核对老人基本信息，向老人解释操作的目的、方法及注意事项，取得老人的配合。

（2）对老人进行综合评估。

2. 体位

协助老人取坐位。

3. 评估方法

（1）评估定向力：时间、地点。

（2）估记忆力。

（3）评估注意力和计算力。

（4）评估记忆力。

（5）评估语言能力。

（6）评估视空间能力。

（7）判断结果。

4. 在照护过程中结合老人的情绪状态进行妥善干预

（1）关注老人是否劳累，并适当休息，调整舒适体位等。

（2）关注老人是否失去兴趣，并采用有效办法吸引老人集中注意力完成评估。

（3）在老人情绪不佳时，采用有效的舒缓措施调节老人情绪，如表扬、肯定等。

（4）正确处理老人在评估过程中表现出来的不配合或不理解，不可强迫进行。

（5）评估完成后对老人表示感谢，不采用否定老人、不礼貌、不尊重的语言等。

【注意事项】

（1）评估中沟通方式恰当，适合老人认知水平。

（2）语言简单易懂，尽量使用生活化语言。

（3）表达准确、逻辑清晰、重点突出，不用复杂的长句子。

对失智老人进行认知功能评估操作流程及考核评分标准见表9-1。

表9-1 对失智老人进行认知功能评估操作流程及考核评分标准

项目	内容	分值	得分	备注
工作准备（10分）	口头汇报：简述情境、老人照护问题和任务等	2		
	以下项目在整个操作过程中予以评估，不需要口头汇报： 1. 物品准备齐全：操作过程不缺用物，包括"简易智能精神状态量表"，能满足完成整个操作，性能完好（每遗漏一项关键物品扣0.5分，直至扣完）（2分） 2. 操作过程中关注环境准备情况，包括温湿度适宜（18℃~30℃，湿度50%~60%），光线明亮，空气清新（以检查动作指向行为或沟通交流方式进行）（2分） 3. 操作过程中老人准备：状态良好，可以配合操作（以沟通交流方式进行，如需要可以在家属陪同下进行）（2分） 4. 做好个人准备：操作过程中裁判观察着装、装饰等，符合规范（2分）	8		
沟通、解释、评估（15分）	采取恰当的方式问好、自我介绍、友好微笑、称呼恰当、举止得体、礼貌用语，选择合适话题，自然开启话题等	2		
	采用有效方法核对照护对象基本信息（如老人不能配合，可采用腕带及家属协助）	2		
	通过交流和观察对老人进行综合评估： 1. 全身情况：如神志、精神状态、情绪、活动能力等（2分） 2. 局部情况：结合具体案例细化（2分） 3. 特殊情况：针对本情境可能存在的情况（2分）	6		
	1. 为老人或家属介绍照护任务、任务目的、操作时间、关键步骤（1分） 2. 介绍需要老人注意和（或）配合的内容（1分） 3. 询问老人对沟通解释过程是否存在疑问，是否愿意配合（1分）	3		
	询问老人有无其他需求，环境和体位等是否舒适，是否可以开始操作	2		

表9-1(续)

项目	内容	分值	得分	备注
关键操作技能(50分)	关键操作技能以"动作"为主,尽可能真实为老人服务。整体要求:步骤和方法正确,不违反基本原则,能够根据实际情况完成任务。 1. 正确完成以下所有19项评估,每缺一项或者错误一项,扣2分(共38分) 2. 评估结果判断正确(5分) 3. 向老人或者家属正确解释结果,根据结果建议家属带领老人请专业医生进行进一步检查,以明确诊断等(5分) 4. 评估时间安排均匀合理(2分) 具体评估方法如下: (1)评估定向力:第1~10项,分数最高,合计10分 ①时间定向:"现在是星期几?几号?几月份呢?什么季?哪一年?"答对一项得1分(结果:全部答对得5分) ②地点定向:"现在在哪个省市?哪个区或县?哪个街道或乡?现在几楼?在什么地方呢?"(结果:省市、区县未答对,得3分) (2)评估记忆力(瞬时记忆),第11项,合计3分 ①问三样东西的名称,请老人重复并要求记住这三样东西,几分钟还要再问。 ②"皮球""国旗""树木",每个答案正确得1分(结果:全部答对得3分) (3)评估注意力和计算力:第12项,合计5分 "奶奶请您算一下,100减去7等于几呢?然后问从所得的数目再减去7等于几?"如此一直地计算下去,连减5次。减对一次得1分,错了不得分。答案分别是93、86、79、72、65(结果:答对2次得2分) (4)评估记忆力(延时记忆):第13项,合计3分 ①奶奶好!现在请您说出刚才我让您记住的那三样东西好吗? ②答案是"皮球""国旗""树木"。无需按顺序,答对一个得1分(结果:答对2个得2分。) (5)评估语言能力:14~18项,合计8分 ①命名: 出示手表:这个东西叫什么呀?(结果:答对得1分) 出示铅笔:这个东西叫什么呀?(结果:答对得1分) ②复述:"奶奶现在我要说一句话,请您跟着我清楚地重复一遍好吗?""四十四只石狮子"(结果:复述正确得1分) ③理解指令: 出示卡片"请闭上您的眼睛"。老人按照卡片指令做闭上眼睛动作(结果:操作正确得1分) "奶奶我给您一张纸,请您按我说的去做好吗?"现在开始:"用右手拿起这张纸"。老人拿起来得1分。"用两只手将它对折起来"。老人能对折得1分。"放在您的大腿上"老人将对折的纸放在腿上得1分。注意不要重复说明,也不要示范,请老人按指令完成(结果:操作正确得3分)	50		

表9-1（续）

项目	内容	分值	得分	备注
	"请奶奶说一个完整的句子"，"句子必须有主语、动词、有意义"。正确得1分。（结果：回答句子完整得1分） （6）评估视空间能力（结构模仿）：第19项，计1分 ①请老人看清楚下列图形，照样画一个图。图的特点是两个五边形画在一起，中间是个四边形。 ②老人画出两个五边形的图案，交叉处有个四边形，得1分。画不出不得分（结果：画图正确得1分） （7）判断结果：将得分相加，得到合计。根据以下标准初步判断： 正常：29~30分 轻度：20~28分 中度：14~19分 中重度：5~13分 重度：0~4分			
健康教育（8分）	针对本次具体实施的照护任务，在评估过程中做到以下注意事项： 1. 评估中沟通方式恰当，适合老人认知水平（1分） 2. 语言简单易懂，尽量使用生活化语言（1分） 3. 表达准确、逻辑清晰、重点突出，不用复杂的长句子（1分）	3		
	在照护过程中结合老人的情绪状态并妥善干预： 1. 关注老人是否劳累，并适当休息，调整舒适体位等（1分） 2. 关注老人是否失去兴趣，并采用有效办法吸引老人集中注意力完成评估（1分） 3. 在老人情绪不佳时，采用有效的舒缓措施调节老人情绪，如表扬、肯定等（1分） 4. 正确处理老人在评估过程中表现出来的不配合或不理解，不可强迫进行（1分） 5. 评估完成后对老人表示感谢，不采用否定老人、不礼貌、不尊重的语言等（1分）	5		
评价照护效果（5分）	询问老人有无其他需求、是否满意（反馈），整理各项物品	1		
	记录（不漏项，包括评估阳性结果、主要措施及异常情况等）	2		
	遵守感染防控要求，包括废弃物处理、个人防护及手卫生等	2		

表9-1(续)

项目	内容	分值	得分	备注
对选手综合评判（12分）	操作过程中的安全性：操作流畅、安全、规范，避免老人害怕、疼痛等伤害，过程中未出现致老人于危险环境的操作动作或行为	3		
	沟通力：顺畅自然、有效沟通，表达信息方式符合老人认知状态和社会文化背景，能正确理解老人反馈的信息，避免盲目否定或其他语言暴力	2		
	创新性：能综合应用传统技艺、先进技术等为老人提供所需的照护措施，解决老人问题，促进老人的健康，提升老人的幸福感	1		
	职业防护：做好自身职业防护，能运用节力原则，妥善利用力的杠杆作用，调整重心，减少摩擦力，利用惯性等方法	1		
	人文关怀：能及时关注到老人各方面的变化，能针对老人的心理和情绪做出恰当的反应，给予支持，例如不可急躁等；言行举止有尊老、敬老、爱老、护老的意识	2		
	鼓励：利用语言和非语言方式鼓励老人或家属参与照护，加强自我管理，发挥残存功能，提升自理能力	2		
	灵活性：对临场突发状况能快速应变，能根据老人及现场条件灵活机动实施照护，具有很强的解决问题的能力	1		
得分		100		

任务二　指导失智老人进行记忆力训练

【教学目标】

知识目标

1. 掌握为失智老人进行记忆力训练方法及注意事项。
2. 了解记忆障碍的分类。

能力目标

能准确为失智老人进行记忆力训练。

素质目标

关爱老人以及提供安全、有效护理的责任感。

【案例导入】

刘奶奶，78岁，现入住阳光养老院102房间/6床。

照护评估中的基本信息：

出生年月：1946年5月。身高：158 cm。体重：50 kg。文化程度：小学。婚姻：丧偶。

经济状况：没有退休金，无积蓄。女儿经济条件尚可，给老人一定的经济支持；儿子经济条件一般，给予老人的经济支持有限。

性格特点：性格开朗、易急躁。

工作经历：一直打零工，因照顾家庭50岁后不再工作。

家庭情况：1个女儿，1个儿子，1个外孙女，1个孙子，均在本地。

既往病史：5年前确诊高血压病，1年前确诊阿尔茨海默病。

目前状况：刘奶奶入住机构后常常不记得照护人员的姓名，忘记按时服药和就餐，甚至忘记过去熟悉的食品，需要照护人员提醒。医嘱给予服用左旋氨氯地平，1次/日，1片/次。

请思考： 如何为刘奶奶进行记忆力训练？

【知识要点】

记忆障碍是指个人处于一种不能记住或回忆信息、技能的状态，是由于生理或外部环境的原因引起的永久性或暂时性的记忆障碍。记忆障碍通常分为瞬时记忆障碍、短时记忆障碍、长时记忆障碍。记忆力训练是认知障碍老人康复训练的重要内容，可以改善或提高老人的记忆能力，提高其生活质量。

【准备】

（1）养老护理师准备：着装整齐，修剪指甲，七步法洗净擦干并温暖双手（双手无长指甲或指环）、戴好口罩，全面了解参与训练的老人的身体情况、以往训练的情况、活动能力、活动时间等，掌握指导认知障碍老人进行记忆力训练的内容和方法。

（2）老人准备：评估老人身体情况，确保有意愿且身体状况允许。

（3）环境准备：环境整洁，空气清新，温湿度适宜，光线明亮，宽敞安全。

（4）物品准备：治疗车、治疗盘、生活垃圾桶、医疗垃圾桶、卡片、扑克牌、免洗洗手液、口罩、记录单、笔。

【操作步骤】

1. 沟通、解释、评估

与老人沟通，对老人进行综合评估：全身情况（如神志、情绪、意愿、认知功能、活动能力等），局部情况（老人认知特点、所处的认知阶段），特殊情况（老人生活经历、爱好特长、活动需求和能力），确保其能配合完成训练；向老人解释进行记忆力训练的目的和方法，以取得配合；确保老人状态良好可以配合操作；态度和蔼，语言亲切。询问老人有无其他需求，环境和体位等是否舒适，是否可以开始操作。

2. 制定训练方案

评估老人记忆力受损的程度；根据受损的程度选择适宜的训练方法；可准备多种训练方法，让老人选择其感兴趣的方法，这样能取得较好的训练效果；如果老人对于训练比较配合，可采用多种方法变换进行训练。

3. 准备工作

取出彩图如各种水果摆放在合适的位置，便于沟通并向老人展示，引导老人做好训练的心理准备。

4. 瞬间记忆训练

（1）将各种卡片反面向上，取出一张如西瓜图片让老人识别是什么水果。

（2）当老人能正确识别以后，可立刻将彩图正面向下，要求老人回忆刚才看到的是什么，以训练感觉记忆也称为瞬间记忆。

（3）重复以上步骤2~3次。

（4）如老人能顺利完成，给予鼓励和表扬。

（5）如老人注意力转移或者不耐烦，养老护理师应采取有效措施吸引其注意力，如换有兴趣的图片等。

（6）当老人识别不清时，可适当提醒，让老人复述，直至记住。

5. 短时记忆训练

（1）当老人能够对多张彩图进行识别且瞬间回忆正确时，可将刚刚识别的彩图正面向下，让老人回忆并回答刚才看到了什么，以训练短时记忆。

（2）将刚刚识别的水果彩图正面向上，让老人找出正确的图片，以加强短时记忆。

（3）密切观察老人情绪，如有烦躁，立即停止或转移注意力。

（4）对老人的良好表现及时提出表扬和鼓励，维持老人进行训练的兴趣。

6. 对训练效果进行评价及健康教育

每次训练结束后，针对老人本次训练效果进行评价。对于训练效果比较好的老人，可以持续为其进行训练，也可以结合日常生活活动针对老人的记忆力进行训练；对于训练效果不明显的老人，根据其具体情况进行分析，可改变训练方法或提高/降低训练难度。对照护过程中的注意事项进行健康教育。

7. 观察与记录

训练结束，记录老人训练的时间，训练过程中的反应、训练完成的情况以及老人的特殊行为和症状发生时间、持续长短及发生时的情景。

【注意事项】

（1）养老护理师必须尊重、理解认知障碍老人，实事求是，恪尽职守；对训练过程中老人出现的错误，不责备，不否认。

（2）养老护理师应依据老人认知障碍的程度和老人的兴趣爱好选择不同的训练项目，康复训练要有规律性和趣味性。

（3）注意训练过程中多使用表情和手势等非语言形式与老人交流；讲解训练步骤语速缓慢，态度温和，分步讲解，加以示范。

（4）如老人注意力转移或者不耐烦，养老护理师应采取有效措施吸引注意力，如换有兴趣的图片等，密切观察老人情绪，如有烦躁，立即停止或转移注意力。

（5）当老人识别不清时，可适当提醒，让老人复述，直至记住。

（6）活动过程中观察、询问老人感受。老人如有不适应及时安排休息。对良好表现及时提出表扬和鼓励，以维持老人进行活动的兴趣。

为失智老人进行记忆力训练操作流程及考核评分标准见表9-2。

表9-2　为失智老人进行记忆力训练操作流程及考核评分标准

项目	内容	分值	得分	备注
工作准备（10分）	口头汇报：简述情境、老人照护问题和任务等	2		
	以下项目在整个操作过程中予以评估，不需要口头汇报： 1. 物品准备齐全：操作过程不缺用物，能满足完成整个操作，性能完好（如水果彩图数张，笔和记录本等；每遗漏一项关键物品扣0.5分，直至扣完）（2分） 2. 操作过程中关注环境准备情况，包括温湿度适宜，光线明亮，空气清新（以检查动作指向行为或沟通交流方式进行）（2分） 3. 操作过程中老人准备：状态良好，可以配合操作（以沟通交流方式进行）（2分） 4. 做好个人准备：操作过程中裁判观察着装、装饰等，符合规范（2分）	8		
沟通、解释、评估（15分）	问好、自我介绍、友好微笑、称呼恰当、举止得体、礼貌用语，选择合适话题，自然开启话题等	2		
	采用有效方法核对照护对象基本信息	2		
	对老人进行综合评估： 1. 全身情况：神志、情绪、意愿、认知功能、活动能力等（2分） 2. 局部情况：结合案例具体情况（2分） 3. 特殊情况：针对本情境可能存在的情况（2分）	6		
	1. 为老人介绍照护任务、任务目的、操作时间、关键步骤（1分） 2. 介绍需要老人注意和（或）配合的内容（1分） 3. 询问老人对沟通解释过程是否存在疑问，是否愿意配合（1分）	3		
	询问老人有无其他需求，环境和体位等是否舒适，是否可以开始操作	2		
关键操作技能（50分）	关键操作技能以"动作"为主，尽可能真实为老人服务。整体要求：步骤和方法正确，不违反基本原则，能够根据实际情况完成任务。 1. 准备工作 包括：取出彩图如各种水果摆放在合适的位置，便于沟通并向老人展示，引导老人做好训练的心理准备（6分） 2. 瞬间记忆训练 （1）将各种卡片反面向上，取出一张如西瓜图片让老人识别是什么水果（4分） （2）当老人能正确识别以后，可立刻将彩图正面向下，要求老人回忆刚才看到的是什么，以训练感觉记忆也称为瞬间记忆（4分） （3）重复以上步骤2~3次（4分） （4）如能顺利完成，给予鼓励和表扬（4分）			

表9-2（续）

项目	内容	分值	得分	备注
	（5）如老人注意力转移或者不耐烦，养老护理师应采取有效措施吸引其注意力，如换有兴趣的图片等（4分） （6）当老人识别不清时，可适当提醒，让老人复述，直至记住（4分） 3. 短时记忆训练 （1）当老人能够对多张彩图进行识别且瞬间回忆正确时，可将刚刚识别的彩图正面向下，让老人回忆并回答刚才看到了什么，以训练短时记忆（5分） （2）将刚刚识别的水果彩图正面向上，让老人找出正确的图片，以加强短时记忆（5分） （3）密切观察老人情绪，如有烦躁，立即停止或转移注意力（5分） （4）对老人的良好表现及时提出表扬和鼓励，维持老人进行训练的兴趣（5分）	50		
健康教育（8分）	针对本次具体实施的照护任务，在照护过程中进行注意事项的教育（如训练的原则包括循序渐进、持之以恒等）： 1. 教育方式恰当，如讲解与示范相结合（1分） 2. 语言简单易懂，尽量使用生活化语言（1分） 3. 表达准确、逻辑清晰、重点突出（1分）	3		
	在照护过程中结合老人情况开展健康教育或心理支持，如怎样处理忘记带来的心理急躁焦虑： 1. 教育主题和数量合适（根据竞赛试题和比赛时长确定）（1分） 2. 表达符合老人的心理特征和理解能力（1分） 3. 结合主题提出的措施或建议：每个主题不少于3条（1分） 4. 措施或建议准确有效，符合科学和规范的要求（1分） 5. 结合老人的具体情况（如职业、性格、爱好、家庭等）（1分）	5		
评价照护效果（5分）	询问老人有无其他需求、是否满意（反馈），整理各项物品	1		
	记录（不漏项，包括训练的情况和效果，预约下一次训练的安排等）	2		
	遵守感染防控要求，包括废弃物处理、个人防护及手卫生等	2		

表9-2(续)

项目	内容	分值	得分	备注
对选手综合评判(12分)	操作过程中的安全性:操作流畅、安全、规范,避免老人害怕、疼痛等伤害,过程中未出现致老人于危险环境的操作动作或行为	3		
	沟通力:顺畅自然、有效沟通,表达信息方式符合老人社会文化背景,能正确理解老人反馈的信息,避免盲目否定或其他语言暴力	2		
	创新性:能综合应用传统技艺、先进技术等为老人提供所需的照护措施,解决老人问题,促进老人的健康,提升老人的幸福感	1		
	职业防护:做好自身职业防护,能运用节力原则,妥善利用力的杠杆作用,调整重心,减少摩擦力,利用惯性等方法	1		
	人文关怀:能及时关注到老人各方面的变化,能针对老人的心理和情绪做出恰当的反应,给予支持,例如不可急躁等;言行举止有尊老、敬老、爱老、护老的意识	2		
	鼓励:利用语言和非语言方式鼓励老人参与照护,加强自我管理,发挥残存功能,提升自理能力	2		
	灵活性:对临场突发状况能快速应变,能根据老人及现场条件灵活机动实施照护,具有很强的解决问题的能力	1		
合计		100		

任务三　指导失智老人进行计算力训练

【教学目标】

知识目标

1. 掌握为失智老人进行计算力训练的方法及注意事项。

2. 了解什么是计算力障碍。

能力目标

能准确对老人进行计算力训练。

素质目标

关爱老人，具备安全、有效护理的责任感。

【案例导入】

张爷爷，81 岁，现入住亲善养老机构 101 房间/6 床。

照护评估中的基本信息：

出生年月：1941 年 3 月。身高：163 cm。体重：60 kg。文化程度：小学。婚姻：丧偶。

经济状况：没有退休金，无积蓄。女儿经济条件尚可，给老人一定的经济支持；儿子经济条件一般，给予老人的经济支持有限。

性格特点：性格开朗、易急躁。

工作经历：一直打零工，因照顾家庭 40 岁不再工作。

家庭情况：2 个女儿，1 个儿子，2 个外孙女，1 个孙女，均在本地。

既往病史：9 年前确诊高血压病、糖尿病，一年前确诊阿尔茨海默病。

目前状况：养老护理师发现张爷爷最近常常忘记吃药，天气变化也不知道添减衣物，时常找不到自己的房间，傍晚时会漫无目的地乱走，并到处寻找家人，声称想要回家，还常怀疑养老护理师偷自己的钱，去福利院小卖部购买东西不能计算应付多少钱或找零多少。目前，老人血压平稳，四肢活动正常，为了减轻病症症状和延缓病情发展，康复医生根据老人的情况制订了康复训练计划，每个工作日下午两点需要养老护理师为他进行计算力训练。

请思考：如何为张爷爷进行计算力训练？

【知识要点】

计算力障碍指计算能力减退，以前能做的简单计算无法正确做出。失智老人会出现智力及计算能力减退的情况。轻者计算速度明显变慢，不能完成稍复杂的计算，或者经常发生极明显的错误；严重者连简单的加减计算也无法进行，甚至完全丧失"数"的概念。

计算力是认知过程中的重要环节，对失智老人来说较为重要。计算力训练与教育儿童进行计算类似，常从较为简单、基本的运算开始。如老人回答较佳，可适当增加难度，使其进行十位数、百位数的数学运算，笔算、心算可同步进行训练。复杂的计算力训练可通过计算机系统开展。训练过程中不可催促老人，应给予适当鼓励，使老人产生成就感，从而进一步提高训练的积极性。

【准备】

（1）养老护理师准备：着装整齐，修剪指甲，七步法洗净擦干并温暖双手（双手无长指甲或指环）、戴好口罩，掌握指导认知障碍老人进行计算力训练的内容和方法。

（2）老人准备：评估老人身体情况，确保有意愿且身体状况允许。

（3）环境准备：环境整洁，空气清新，温湿度适宜。

（4）物品准备：治疗车、治疗盘、生活垃圾桶、医疗垃圾桶、数字及加减乘除符号卡片、塑料球、筷子、小玩具、记录单、笔。

【操作步骤】

1. 准备工作

取出数字及加减乘除符号卡片摆放在合适的位置，便于和老人沟通及展示卡片，引导老人做好识别的心理准备，如"爷爷，现在，我们做识别数字和加减乘除游戏好吗"，并向老人说明活动内容。

2. 卡片的识别和排序

（1）要求老人先做数字识别，将所有数字按0~9的顺序排列整齐。

（2）当老人排列有误时可以提醒，并要求对识别不清的数字进行复述，直至能够记忆。

（3）当老人对数字识别正确以后，可以任意抽取一张数字卡片，要求老人回忆。

（4）老人能够识别所有数字以后，让老人取出两张数字卡片识别大小，并识别其中一个数字比另一个数字大多少或小多少。识别有误时可以提醒。

（5）让老人将数字按2位数组合，识别其中一组数字比另一组数字大多少或小多少。

识别有误时可以提醒。

3. 计算能力训练

（1）让老人取出两个数字，识别两个数字相加是多少。识别有误时可以提醒，并要求复述，直至能够记忆。

（2）让老人将数字按 2 位数组合，识别其中一组数字比另一组数字大多少、小多少、总和是多少，要求复述，直至能够记忆。识别有误时可以提醒。

（3）如果活动顺利，可以加大难度，对老人进行"乘、除"训练。

4. 更多计算能力训练

（1）如果老人对数字识别不能胜任，可以进行数字再认或练习数数。

（2）如果老人对数字训练感觉厌烦，可使用数塑料球、数筷子、数小玩具、数钱等方式；或将塑料球、筷子、小玩具、钱等分成两堆，让老人分辨每堆是多少、这一堆和另一堆相比多了多少或少了多少等，对老人进行计算力训练。在反复的练习数数的过程中，加强老人对数字的敏感性。

（3）活动过程中观察、询问老人感受。如有不适，及时安排休息。对良好表现及时提出表扬和鼓励，以维持老人进行活动的兴趣。

（4）训练结束，指导老人自己整理数字卡片，摆放整齐，放回固定位置备用，以促进老人自我训练和自我管理的能力。

5. 健康教育

讲解在照护过程中的注意事项。

【注意事项】

（1）密切观察老人的情绪，如老人感到烦躁，应立即停止或转移其注意力。

（2）对老人的良好表现及时表扬和鼓励，维持老人进行计算力训练的兴趣和信心。

为失智老人进行计算力训练操作流程及考核评分标准见表 9-3。

表9-3　为失智老人进行计算力训练操作流程及考核评分标准

项目	内容	分值	得分	备注
工作准备（10分）	口头汇报：简述情境、老人照护问题和任务等	2		
	以下项目在整个操作过程中予以评估，不需要口头汇报： 1. 物品准备齐全：操作过程不缺用物、能满足完成整个操作，性能完好（如从0到9的数字卡片，加减乘除符号卡片。必要时可以准备大小适宜、方便老人抓握，但是难以进口的塑料球或玩具、筷子、人民币等物品，以及笔和记录本。每遗漏一项关键物品扣0.5分，直至扣完）（2分） 2. 操作过程中关注环境准备情况，包括温湿度适宜，光线明亮，空气清新（以检查动作指向行为或沟通交流方式进行）（2分） 3. 操作过程中老人准备：老人状态良好，可以配合操作（以沟通交流方式进行）（2分） 4. 做好个人准备：操作过程中裁判观察着装、装饰等，符合规范（2分）	8		
沟通、解释、评估（15分）	问好、自我介绍、友好微笑、称呼恰当、举止得体、礼貌用语，选择合适话题，自然开启话题等	2		
	采用有效方法核对照护对象基本信息	2		
	对老人进行综合评估： 1. 全身情况：神志、情绪、意愿、认知功能、活动能力等（2分） 2. 局部情况：结合案例具体情况（2分） 3. 特殊情况：针对本情境可能存在的情况（2分）	6		
	1. 为老人介绍照护任务、任务目的、操作时间、关键步骤（1分） 2. 介绍需要老人注意和（或）配合的内容（1分） 3. 询问老人对沟通解释过程是否存在疑问，是否愿意配合（1分）	3		
	询问老人有无其他需求，环境和体位等是否舒适，是否可以开始操作	2		
关键操作技能（50分）	关键操作技能以"动作"为主，尽可能真实为老人服务。整体要求：步骤和方法正确，不违反基本原则，能够根据实际情况完成任务。 1. 准备工作 取出数字及加减乘除符号卡片摆放在合适的位置，便于和老人沟通及展示卡片，引导老人做好识别的心理准备，如"爷爷，现在，我们做识别数字和加减乘除游戏好吗"，并向老人说明活动内容（5分） 2. 卡片的识别和排序 （1）要求老人先做数字识别，将所有数字按0~9的顺序排列整齐（4分） （2）当老人排列有误时可以提醒，并要求对识别不清的数字进行复述，直至能够记忆（4分） （3）当老人对数字识别正确以后，可以任意抽取一张数字卡片，要求老人回忆（4分） （4）老人能够识别所有数字以后，让老人取出两张数字卡片识别大小，并识别其中一个数字比另一个数字大多少或小多少。识别有误时可以提醒（4分）	50		

表9-3(续)

项目	内容	分值	得分	备注
	(5) 让老人将数字按 2 位数组合,识别其中一组数字比另一组数字大多少或小多少。识别有误时可以提醒(4 分)			
	3. 计算能力训练			
	(1) 让老人取出两个数字,识别两个数字相加是多少。识别有误时可以提醒,并要求复述,直至能够记忆(3 分)			
	(2) 让老人将数字按 2 位数组合,识别其中一组数字比另一组数字大多少、小多少、总和是多少,要求复述,直至能够记忆。识别有误时可以提醒(3 分)			
	(3) 如果活动顺利,可以加大难度,对老人进行"乘、除"训练(3 分)			
	4. 更多计算能力训练			
	(1) 如果老人对数字识别不能胜任,可以进行数字再认或练习数数(4 分)			
	(2) 如果老人对数字训练感觉厌烦,可使用数塑料球、数筷子、数小玩具、数钱等方式;或将塑料球、筷子、小玩具、钱等分成两堆,让老人分辨每堆是多少、这一堆和另一堆相比多了多少或少了多少,对老人进行计算力训练。在反复的练习数数的过程中,加强老人对数字的敏感性(4 分)			
	(3) 活动过程中观察、询问老人感受。如有不适,及时安排休息。对良好表现及时提出表扬和鼓励,以维持老人进行活动的兴趣(4 分)			
	(4) 训练结束,指导老人自己整理数字卡片,摆放整齐,放回固定位置备用,以促进老人自我训练和自我管理的能力(4 分)			
健康教育(8 分)	针对本次具体实施的照护任务,在照护过程中进行注意事项的教育 1. 教育方式恰当,如讲解与示范相结合(1 分) 2. 语言简单易懂,尽量使用生活化语言(1 分) 3. 表达准确、逻辑清晰、重点突出(1 分)	3		
	在照护过程中结合老人情况开展健康教育或心理支持,如疾病预防和康复、健康生活方式或不良情绪的处理等: 1. 主题和数量合适(根据竞赛试题和比赛时长确定)(1 分) 2. 表达符合老人的心理特征和理解能力(1 分) 3. 结合主题提出的措施或建议:每个主题不少于 3 条(1 分) 4. 措施或建议准确有效,符合科学和规范的要求(1 分) 5. 结合老人的具体情况(如职业、性格、爱好、家庭等)(1 分)	5		
评价照护效果(5 分)	询问老人有无其他需求、是否满意(反馈),整理各项物品	1		
	记录(不漏项,包括训练的情况和效果,预约下一次训练的安排等)	2		
	遵守感染防控要求,包括废弃物处理、个人防护及手卫生等	2		

表9-3(续)

项目	内容	分值	得分	备注
对选手综合评判（12分）	操作过程中的安全性：操作流畅、安全、规范，避免老人害怕、疼痛等伤害，过程中未出现致老人于危险环境的操作动作或行为	3		
	沟通力：顺畅自然、有效沟通，表达信息方式符合老人社会文化背景，能正确理解老人反馈的信息，避免盲目否定或其他语言暴力	2		
	创新性：能综合应用传统技艺、先进技术等为老人提供所需的照护措施，解决老人问题，促进老人的健康，提升老人的幸福感	1		
	职业防护：做好自身职业防护，能运用节力原则，妥善利用力的杠杆作用，调整重心，减少摩擦力，利用惯性等方法	1		
	人文关怀：能及时关注到老人各方面的变化，能针对老人的心理和情绪做出恰当的反应，给予支持，例如不可急躁等；言行举止有尊老、敬老、爱老、护老的意识	2		
	鼓励：利用语言和非语言方式鼓励老人参与照护，加强自我管理，发挥残存功能，提升自理能力	2		
	灵活性：对临场突发状况能快速应变，能根据老人及现场条件灵活机动实施照护，具有很强的解决问题的能力	1		
合计		100		

任务四　指导失智老人进行思维能力训练

【教学目标】

知识目标

1. 掌握为失智老人进行思维能力训练的技巧。

2. 熟悉思维能力训练的方法。

3. 了解什么是思维能力下降。

能力目标

能准确对老人进行思维能力训练。

素质目标

关爱老人以及具备安全、有效护理的责任感。

【案例导入】

张爷爷，83岁，现入住某养老机构103房间。

照护评估中的基本信息：

出生年月：1941年8月。身高：163 cm。体重：60 kg。文化程度：小学。婚姻：丧偶。

经济状况：没有退休金，无积蓄。女儿经济条件尚可，给老人一定的经济支持；儿子经济条件一般，给予老人的经济支持有限。

性格特点：性格开朗、易急躁。

工作经历：一直打零工，因照顾家庭40岁不再工作。

家庭情况：2个女儿，1个儿子，2个外孙女，1个孙女，均在本地。

既往病史：10年前确诊高血压病，糖尿病，一年前确诊阿尔茨海默病。

目前状况：老人入住机构后常常不记得照护人员的姓名，忘记按时服药和就餐，甚至忘记过去熟悉的食品，生活中的物品经常指东说西，词不达意，不知年月日，不认识自己房间号，需要照护人员提醒。

请思考：如何为张爷爷进行思维能力训练？

【知识要点】

思维能力下降主要表现为对周围的事物不能正确理解，直接影响对事物的推理和判断，分不清主要的和次要的、本质的和非本质的，不能正确地处理问题。思维能力训练可以帮助失智老人促进记忆功能的改善，而记忆功能改善有利于失智老人思维能力的恢复。思维能力训练是失智老人康复训练非常重要的部分，对治疗阿尔茨海默病有重要作用。

【准备】

（1）养老护理师准备：着装整齐，修剪指甲，七步法洗净擦干并温暖双手（双手无长指甲或指环）、戴好口罩，掌握对老人进行思维能力训练的内容和方法；

（2）老人准备：评估老人身体情况，确保有意愿且身体状况允许；

（3）环境准备：环境整洁，空气清新，温湿度适宜；

（4）物品准备：治疗车、治疗盘、生活垃圾桶、医疗垃圾桶、数字卡片、小动物卡片、蔬菜卡片、水果卡片、文具卡片、人物卡片，以及笔和记录本。

【操作步骤】

1. 准备工作

取出卡片，按照类别摆放在合适的位置，便于沟通和向老人展示，引导老人做好物品识别的心理准备，如"爷爷，现在，我们做识别数字游戏好吗?"，并向老人说明活动内容。

2. 识别和记忆训练

（1）先打开其中一盒卡片，指导老人将其中一类物品进行识别，例如，对文具卡片中的钢笔、铅笔、橡皮、尺子等进行分别识别。

（2）当老人识别有误时，及时提醒，并要求复述，直至能够全部记忆；然后再任意抽取其中一张卡片让老人识别、复述、记忆。

（3）再为老人打开另一盒卡片，指导识别另一类物品，例如，对动物卡片中的小猫、小狗、青蛙、蝴蝶、蜻蜓等进行识别。

（4）当老人识别有误时，及时提醒，并要求复述，直至能够全部记忆，然后再任意抽取其中一张卡片，让老人识别、复述、记忆。

（5）指导老人依次对其他物品卡片进行识别并记忆。

3. 思维能力训练

（1）老人能够顺利识别所有物品卡片以后，将卡片打乱，指导老人对卡片上所示的物品进行分类。例如按文具类、水果类、动物类、蔬菜类进行分类整理。识别、分类有误时及时给予提醒，并要求复述，直至能够全部记忆。

（2）训练活动要根据老人的认知能力逐渐增加需要识别和分类物品的种类和个数，要循序渐进，慢慢进行，避免急于求成。

（3）如难度增加，引起老人情绪急躁，兴趣降低，养老护理师应及时调整方案，并鼓励和安抚老人。

（4）活动过程中观察、询问老人感受，必要时帮助其喝水或大小便，如老人有不适，立即停止并安排休息。

（5）对老人的良好表现及时提出表扬和鼓励，以维持老人进行训练的兴趣。

（6）征求老人是否继续的意见，按照意愿停止或继续训练。

（7）训练结束，指导老人自己分类整理卡片，摆放整齐，放回固定位置备用，以促进老人自我训练和自我管理的能力

4. 健康教育

讲解在照护过程中进行注意事项。

【注意事项】

（1）养老护理师必须尊重、理解认知障碍老人，实事求是，恪尽职守；对训练过程中老人出现的错误，不责备，不否认。

（2）养老护理师应密切观察老人的情绪，如老人感到烦躁，应立即停止或转移其注意力。

（3）对老人的良好表现及时表扬和鼓励，维持老人进行思维能力训练的兴趣和信心。

为失智老人进行思维能力训练操作流程及考核评分标准见表9-4。

表9-4　为失智老人进行思维能力训练操作流程及考核评分标准

项目	内容	分值	得分	备注
工作准备（10分）	口头汇报：简述情境、老人照护问题和任务等	2		
	以下项目在整个操作过程中予以评估，不需要口头汇报： 1. 物品准备齐全：操作过程不缺用物，能满足完成整个操作，性能完好（如数字卡片、小动物卡片、蔬菜卡片、水果卡片、文具卡片、人物卡片，以及笔和记录本（2分） 注：每遗漏一项关键物品扣0.5分，直至扣完 2. 操作过程中关注环境准备情况，包括温湿度适宜，光线明亮，空气清新（以检查动作指向行为或沟通交流方式进行）（2分） 3. 操作过程老人准备：状态良好，可以配合操作（以沟通交流方式进行）（2分） 4. 做好个人准备：操作过程中裁判观察着装、装饰等，符合规范（2分）	8		

表9-4(续)

项目	内容	分值	得分	备注
沟通、解释、评估（15分）	问好、自我介绍、友好微笑、称呼恰当、举止得体、礼貌用语，选择合适话题，自然开启话题等	2		
	采用有效方法核对照护对象基本信息	2		
	对老人进行综合评估（评估项目将结合具体竞赛试题进行具体化和明确化）： 1. 全身情况（如神志、情绪、意愿、认知功能、活动能力等）（2分） 2. 局部情况（结合案例具体情况）（2分） 3. 特殊情况：针对本情境可能存在的情况（2分）	6		
	1. 为老人介绍照护任务、任务目的、操作时间、关键步骤（1分） 2. 介绍需要老人注意和（或）配合的内容（1分） 3. 询问老人对沟通解释过程是否存在疑问，是否愿意配合（1分）	3		
	询问老人有无其他需求，环境和体位等是否舒适，是否可以开始操作	2		
关键操作技能（50分）	关键操作技能以"动作"为主，尽可能真实为老人服务；整体要求：步骤和方法正确，不违反基本原则，能够根据实际情况完成任务。 1. 准备工作 取出卡片，按照类别摆放在合适的位置，便于沟通和向老人展示，引导老人做好物品识别的心理准备（4分） 2. 识别和记忆训练 （1）先打开其中一盒卡片，指导老人将其中一类物品进行识别，例如，对文具卡片中的钢笔、铅笔、橡皮、尺子等进行分别识别（5分） （2）当老人识别有误时，及时提醒，并要求复述，直至能够全部记忆；然后再任意抽取其中一张卡片让老人识别、复述、记忆（5分） （3）再为老人打开另一盒卡片，指导识别另一类物品，例如，对动物卡片中的小猫、小狗、青蛙、蝴蝶、蜻蜓等进行识别（5分） （4）当老人识别有误时，及时提醒并要求复述，直至能够全部记忆。然后再任意抽取其中一张卡片，让老人识别、复述、记忆（5分） （5）指导老人依次对其他物品卡片进行识别并记忆（5分） 3. 思维能力训练 （1）老人能够顺利识别所有物品卡片以后，将卡片打乱，指导老人对卡片上所示的物品进行分类。例如按文具类、水果类、动物类、蔬菜类进行分类整理。识别、分类有误时及时给予提醒，并要求复述，直至能够全部记忆（3分） （2）训练活动要根据老人的认知能力逐渐增加需要识别和分类物品的种类和个数，要循序渐进，慢慢进行，避免急于求成（3分） （3）如难度增加，引起老人情绪急躁，兴趣降低，养老护理师应及时调整方案，并鼓励和安抚老人（3分） （4）活动过程观察、询问老人感受，必要时帮助其喝水或大小便，如老人有不适，立即停止并安排休息（3分） （5）对老人的良好表现及时提出表扬和鼓励，以维持老人进行训练的兴趣（3分） （6）征求老人是否继续的意见，按照意愿停止或继续训练（3分） （7）训练结束，指导老人自己分类整理卡片，摆放整齐，放回固定位置备用，以促进老人自我训练和自我管理的能力（3分）	50		

表9-4(续)

项目	内容	分值	得分	备注
健康教育(8分)	针对本次具体实施的照护任务,在照护过程中进行注意事项的教育(如避免急躁情绪,循序渐进原则等): 1. 教育方式恰当,如讲解与示范相结合(1分) 2. 语言简单易懂,尽量使用生活化语言(1分) 3. 表达准确、逻辑清晰、重点突出(1分)	3		
	在照护过程中结合老人情况开展健康教育或心理支持(如怎样合理安排训练方案,如何应对急躁情绪等): 1. 主题和数量合适(根据竞赛试题和比赛时长确定)(1分) 2. 表达符合老人的心理特征和理解能力(1分) 3. 结合主题提出的措施或建议:每个主题不少于3条(1分) 4. 措施或建议准确有效,符合科学和规范的要求(1分) 5. 结合老人的具体情况(如职业、性格、爱好、家庭等)(1分)	5		
评价照护效果(5分)	询问老人有无其他需求、是否满意(反馈),整理各项物品	1		
	记录(不漏项,包括训练的情况和效果,预约下一次训练的安排等)	2		
	遵守感染防控要求,包括废弃物处理、个人防护及手卫生等	2		
对选手综合评判(12分)	操作过程中的安全性:操作流畅、安全、规范,避免老人害怕、疼痛等伤害,过程中未出现致老人于危险环境的操作动作或行为	3		
	沟通力:顺畅自然、有效沟通,表达信息方式符合老人社会文化背景,能正确理解老人反馈的信息,避免盲目否定或其他语言暴力	2		
	创新性:能综合应用传统技艺、先进技术等为老人提供所需的照护措施,解决老人问题,促进老人的健康,提升老人的幸福感	1		
	职业防护:做好自身职业防护,能运用节力原则,妥善利用力的杠杆作用,调整重心,减少摩擦力,利用惯性等方法	1		
	人文关怀:能及时关注到老人各方面的变化,能针对老人的心理和情绪做出恰当的反应,给予支持,例如不可急躁等;言行举止有尊老、敬老、爱老、护老的意识	2		
	鼓励:利用语言和非语言方式鼓励老人参与照护,加强自我管理,发挥残存功能,提升自理能力	2		
	灵活性:对临场突发状况能快速应变,能根据老人及现场条件灵活机动实施照护,具有很强的解决问题的能力	1		
合计		100		

任务五　指导失智老人进行家务劳动训练

【教学目标】

知识目标

1. 掌握为失智老人进行家务劳动训练的方法。
2. 熟悉家务劳动训练的注意事项。
3. 了解家务劳动训练的目的。

能力目标

能独立为失智老人进行家务劳动训练。

素质目标

关爱老人以及具备有效护理的责任感。

【案例导入】

张奶奶，71 岁，现入住某养老机构 101 房间。

照护评估中的基本信息：

出生年月：1953 年 3 月。身高：153 cm。体重：50 kg。文化程度：小学。婚姻：丧偶。

经济状况：没有退休金，无积蓄。女儿经济条件尚可，给老人一定的经济支持；儿子经济条件一般，给予老人的经济支持有限。

性格特点：性格内向、不爱说话。

工作经历：在村里的工厂干临时工，因照顾家庭 40 岁后不再工作。

家族谱：3 个女儿，2 个儿子，4 个外孙女，1 个孙女，2 个孙子，除一个儿子在广东做生意外，其余均在本地。

既往病史：10 年前确诊高血压病，6 个月前确诊阿尔茨海默病。

目前状况：老人入住机构后常常不记得照护人员的姓名，拿的东西随手就忘，还经常埋怨别人拿走他的东西，在照护人员收拾房间卫生时，到处跟着帮忙，但干不好，心情沮丧。

请思考： 如何为张奶奶进行家务劳动训练？

【知识要点】

家务劳动训练旨在树立老人的自我康复意识，充分发挥老人的主观能动性，提高老人重建生活的信心；维持老人的基本日常生活活动，调动并挖掘其潜力，减少或降低对他人的依赖，进一步改善老人的躯体功能，包括关节的灵活性、机体的协调性与平衡能力，帮助其适应回归家庭、重返社会的需要。

【准备】

（1）养老护理师准备：着装整齐，修剪指甲，七步法洗净擦干并温暖双手（双手无长指甲或指环）、戴好口罩。

（2）老人准备：评估老人身体情况，老人状态良好，可以配合操作。

（3）环境准备：温湿度适宜，光线明亮，空气清新。

（4）物品准备：治疗车、治疗盘、生活垃圾桶、医疗垃圾桶、床刷、刷套、脸盆以及笔和记录本。

【操作步骤】

1. 家务活动训练（以叠被子为例）

（1）陪同老人来到卧室，如适用，引导老人到居室窗前，指导开窗通风。

（2）戴好口罩等个人防护用品，在床侧合适位置站稳。

（3）向老人分步骤进行叠被子示范，让老人记住一个步骤以后，再进行下一个步骤，以利于老人记忆和模仿。

（4）步骤指导和示范应仔细详尽，适合老人的训练。例如，指导老人分别将一条被子纵向分成三等份，将两边分别向内对折两折；再横向分成四等份，分别从两端向内对折，将被子叠成四边形；叠好以后摆放在床尾椅子上。

（5）让老人自行训练，如自行叠被子，如需要给予指导。

2. 家务活动训练（以扫床为例）

（1）检查床单位是否清洁，如适合，可进行扫床活动。

（2）与老人交流并对老人分步骤进行示范。例如，指导老人将半干的刷套套在床刷上，站在床的中间位置，两腿分开同肩宽，双腿紧靠床边，俯身先从床头到床尾清扫对侧床面，再从内向外清扫，每扫一刷重叠上一刷1/3；最后将床尾的渣屑扫到右侧床尾，再扫在脸盆里；将床刷套取下放入脸盆；脸盆暂时放在床尾部地面上。

3. 家务活动训练（清理床单位）

（1）整理整个床单位，如将叠好的被子分别摆放于床头位置，将枕头拍平，分别放在两条叠好的被子上面，将床单铺平。

（2）对老人的良好表现给予表扬和鼓励。

（3）如老人感到劳累，或不耐烦、不配合训练，养老护理师可以采取相应的方式，如暂停、休息、疏导情绪等予以缓解。

（4）指导老人将床刷、脸盆等物品进行处理后归还原位，放在固定的位置，便于自行训练和提升自理能力。

4. 健康教育

讲解在照护过程中进行注意事项。

【注意事项】

（1）操作过程中密切观察老人的情绪，如老人感到烦躁，立即停止或转移其沟通注意力。

（2）对老人的良好表现及时表扬和鼓励，维持老人对进行家务劳动训练的兴趣和信心。

（3）与老人一起讨论家务劳动训练的计划、安排及家务劳动训练中的安全问题。指导老人从事家务劳动训练时正确地分配和保存体力，注意劳逸结合。

为失智老人进行家务劳动训练操作流程及考核评分标准见表9-5。

表9-5　为失智老人进行家务劳动训练操作流程及考核评分标准

项目	内容	分值	得分	备注
工作准备（10分）	口头汇报：简述情境、老人照护问题和任务等	2		
	以下项目在整个操作过程中予以评估，不需要口头汇报： 1. 物品准备齐全：操作过程不缺用物，能满足完成整个操作，性能完好（2分）（如床刷、刷套、脸盆等，每遗漏一项关键物品扣0.5分，直至扣完） 2. 操作过程中关注环境准备情况，包括温湿度适宜，光线明亮，空气清新（以检查动作指向行为或沟通交流方式进行）（2分） 3. 操作过程中老人准备：状态良好，可以配合操作（以沟通交流方式进行）（2分） 4. 做好个人准备：操作过程中裁判观察着装、装饰等，符合规范（2分）	8		

表9-5(续)

项目	内容	分值	得分	备注
沟通、解释、评估（15分）	问好、自我介绍、友好微笑、称呼恰当、举止得体、礼貌用语，选择合适话题，自然开启话题等	2		
	采用有效方法核对照护对象基本信息	2		
	对老人进行综合评估（评估项目将结合具体竞赛试题进行具体化和明确化）： 1. 全身情况：神志、情绪、意愿、认知功能、活动能力等（2分） 2. 局部情况：结合案例具体情况（2分） 3. 特殊情况：针对本情境可能存在的情况（2分）	6		
	1. 为老人介绍照护任务、任务目的、操作时间、关键步骤（1分） 2. 介绍需要老人注意和（或）配合的内容（1分） 3. 询问老人对沟通解释过程是否存在疑问，是否愿意配合（1分）	3		
	询问老人有无其他需求，环境和体位等是否舒适，是否可以开始操作	2		
关键操作技能（50分）	关键操作技能以"动作"为主，尽可能真实为老人服务。整体要求：步骤和方法正确，不违反基本原则，能够根据实际情况完成任务。 1. 家务活动训练（以叠被子为例） （1）陪同老人来到卧室，如适用，引导老人到居室窗前，指导开窗通风（4分） （2）戴好口罩等个人防护用品，在床侧合适位置站稳（4分） （3）向老人分步骤进行叠被子示范，让老人记住一个步骤以后，再进行下一个步骤，以利于老人记忆和模仿（4分） （4）步骤指导和示范应仔细详尽，适合老人的训练。例如，指导老人分别将一条被子纵向分成三等份，将两边分别向内对折两折；再横向分成四等份，分别从两端向内对折，将被子叠成四边形；叠好以后摆放在床尾椅子上（4分） （5）让老人自行训练，如自行叠被子，如需要给予指导（4分） 2. 家务活动训练（以扫床为例） （1）检查床单位是否清洁，如适合，可进行扫床活动（5分） （2）与老人交流并对老人分步骤进行示范（5分） 例如，指导老人将半干的刷套套在床刷上，站在床的中间位置，两腿分开同肩宽，双腿紧靠床边，俯身先从床头到床尾清扫对侧床面，再从内向外清扫，每扫一刷重叠上一刷1/3；最后将床尾的渣屑扫到右侧床尾，再扫在脸盆里；将床刷套取下放入脸盆；脸盆暂时放在床尾部地面上 3. 家务活动训练（清理床单位） （1）整理整个床单位，如将叠好的被子分别摆放于床头位置，将枕头拍平，分别放在两条叠好的被子上面，将床单铺平等（5分） （2）对老人的良好表现给予表扬和鼓励（5分） （3）如老人感到劳累，或不耐烦、不配合训练，可以采取相应的方式，如暂停、休息、疏导情绪等予以缓解（5分） （4）指导老人将床刷、脸盆等物品进行处理后归还原位，放在固定的位置，便于自行训练和自理能力的提升（5分）	50		

表9-5（续）

项目	内容	分值	得分	备注
健康教育（8分）	针对本次具体实施的照护任务，在照护过程中进行注意事项的教育（如家务劳动中自我保护的动作和体位等） 1. 教育方式恰当，如讲解与示范相结合（1分） 2. 语言简单易懂，尽量使用生活化语言（1分） 3. 表达准确、逻辑清晰、重点突出（1分）	3		
	在照护过程中结合老人情况开展健康教育或心理支持，如疾病预防和康复、健康生活方式或不良情绪的处理等（如保持自理能力的意义，整洁居家环境的安全性和必要性等）： 1. 主题和数量合适（根据竞赛试题和比赛时长确定）（1分） 2. 表达符合老人的心理特征和理解能力（1分） 3. 结合主题提出的措施或建议：每个主题不少于3条.（1分） 4. 措施或建议准确有效，符合科学和规范的要求（1分） 5. 结合老人的具体情况（如职业、性格、爱好、家庭等）（1分）	5		
评价照护效果（5分）	询问老人有无其他需求、是否满意（反馈），整理各项物品	1		
	记录（不漏项，包括评估阳性结果、主要措施及异常情况等）	2		
	遵守感染防控要求，包括废弃物处理、个人防护及手卫生等	2		
对选手综合评判（12分）	操作过程中的安全性：操作流畅、安全、规范，避免老人害怕、疼痛等伤害，过程中未出现致老人于危险环境的操作动作或行为	3		
	沟通力：顺畅自然、有效沟通，表达信息方式符合老人社会文化背景，能正确理解老人反馈的信息，避免盲目否定或其他语言暴力	2		
	创新性：能综合应用传统技艺、先进技术等为老人提供所需的照护措施，解决老人问题，促进老人的健康，提升老人的幸福感	1		
	职业防护：做好自身职业防护，能运用节力原则，妥善利用力的杠杆作用，调整重心，减少摩擦力，利用惯性等方法	1		
	人文关怀：能及时关注到老人各方面的变化，能针对老人的心理和情绪做出恰当的反应，给予支持，例如不可急躁等；言行举止有尊老、敬老、爱老、护老的意识	2		
	鼓励：利用语言和非语言方式鼓励老人参与照护，加强自我管理，发挥残存功能，提升自理能力	2		
	灵活性：对临场突发状况能快速应变，能根据老人及现场条件灵活机动实施照护，具有很强的解决问题的能力	1		
合计		100		

第十章 感染防控

任务一 养老护理师手部清洁

【教学目标】

知识目标

1. 掌握手部清洁的指征。

2. 熟悉手部清洁的定义。

3. 了解洗手的目的。

能力目标

能准确进行七步洗手。

素质目标

有及时进行手部清洁，避免老人感染的责任意识。

【案例导入】

一天，养老护理师小赵正在为李奶奶进行日常护理。李奶奶由于年事已高，免疫力较弱，因此小赵在护理过程中特别注意手部卫生。然而，就在小赵为李奶奶更换完床单后，另一位养老护理师小王急匆匆地走进房间，准备为李奶奶进行护理。小王似乎忘记了洗手，就直接开始整理李奶奶的床铺。不久后，李奶奶的皮肤出现了红疹，经过检查发现是细菌感染。

请思考：这个案例给我们带来了什么启示？

【知识要点】

手部清洁是指养老护理师涂抹肥皂/皂液，在流动水下洗手，去除手部皮肤污垢、碎屑和部分致病菌的过程；必要时也可用速干手消毒剂揉搓双手，以减少手部暂居菌。

手部清洁的指征如下：

（1）直接接触老人前后。

（2）从同一老人的污染部位移动到清洁部位时。

（3）接触老人的血液、体液、分泌物、排泄物、伤口敷料等之后。

（4）接触老人周围的环境及物品后。

（5）穿脱隔离衣前后，脱手套之后。

（6）接触清洁、无菌物品之前。

（7）处理药物或配餐前。

【准备】

（1）养老护理师准备：衣帽整洁，修剪指甲，取下饰物，卷袖过肘。

（2）环境准备：清洁、宽敞。

（3）用物准备：流动水洗手设施、清洁剂、干手设施，必要时备护手液或直接备速干手消毒液。

【操作步骤】

1. 湿手

打开水龙头，调节合适的水流和水温，在流动水下，使双手充分淋湿。

2. 涂剂

关上水龙头并取适量清洁剂均匀涂抹至整个手掌、手背、手指和指缝。

3. 揉搓

使用七步洗手法认真揉搓双手至少15秒，具体揉搓步骤如下：

（1）掌心相对，手指并拢，相互揉搓。

（2）掌心对手背，沿指缝相互揉搓，交换进行。

（3）掌心相对，双手交叉指缝，相互揉搓。

（4）弯曲手指关节，在另一掌心旋转揉搓，交换进行。

（5）一手握住另一手大拇指，旋转进行揉搓，交换进行。

（6）五个手指尖并拢在另一掌心中旋转揉搓，交换进行。

（7）握住手腕，回旋摩擦，交换进行。

4. 冲净

打开水龙头，在流动水下彻底冲净双手。

5. 干手

关闭水龙头，以擦手纸或毛巾擦干双手或在干手机下烘干双手；必要时护肤。

【注意事项】

（1）肥皂应保持清洁、干燥。

（2）洗手时不可溅湿工作服，不可污染周围环境。

（3）擦手毛巾应保持清洁、干燥，每日消毒。

（4）当手部有血液或其他体液等肉眼可见污染时，应用清洁剂和流动水洗手；当手部没有肉眼可见污染时，可用速干洗手消毒液消毒双手代替洗手，揉搓方法同洗手方法。

手部清洁操作流程及考核评分标准见表10-1。

表10-1　手部清洁操作流程及考核评分标准

项目	内容	分值	得分	备注
情景 说明	任务说明：根据手部清洁要求，老人的感染情况及类别，进行流动水洗手和手消洗手，洗手时间至少20秒（10分） 口头汇报：简述情境和任务等（5分）	15		
解释 评估	（1）介绍任务目的、操作时间、关键步骤（5分） （2）介绍注意事项（5分） （3）采用有效方法核对、评估物品（5分）	15		
操作 准备	以下项目在整个操作过程中予以评估，不需要口头汇报： （1）物品准备齐全：操作过程不缺用物、能满足完成整个操作，性能完好（5分）（每遗漏一项关键物品扣0.5分，直至扣完） （2）操作过程中关注环境准备情况（2分）（以检查或动作指向行为）（每遗漏一项关键物品扣0.5分，直至扣完） （3）做好个人准备：着装、手指甲、装饰等，符合规范（3分）（每项准备不符合扣0.5分）	10		
操作 步骤	（1）洗手掌。 以适宜方式打开水龙头，流水冲洗双手以正确方法取适量皂液于手掌，涂抹皂液（5分） 掌心相对，手指并拢相互揉搓（2分） （2）洗背侧指缝。 手心对手背沿指缝相互揉搓，双手交替进行（5分） （3）洗掌侧指缝。 掌心相对，双手交叉沿指缝相互揉搓（5分） （4）洗指背。 弯曲各手指关节，半握拳把指背放在另一手掌心揉搓，双手交替进行（5分）			

表10-1（续）

项目	内容	分值	得分	备注
	（5）洗拇指。 一手握另一手大拇指旋转揉搓，双手交替进行（5分） （6）洗指尖。 弯曲各手指关节，把指尖合拢在另一手掌心旋转揉搓，双手交替进行（5分） （7）洗手腕。 揉搓手腕，双手交替进行（5分） （8）冲洗双手。 以适宜方式打开水龙头，流水洗净双手关闭水龙头，擦干双手（5分） 正确处理污纸（2分） （9）正确方法戴口罩。 检查口罩——平展口罩，判断里外层——推向面部，捏紧鼻夹使口罩紧贴面部——将口罩护绳拉至双耳根部——调整上下拉口边沿，完全遮盖口鼻（6分）	50		
注意事项	（1）操作过程中的安全性：操作流畅、安全、规范，过程中未出危险的操作动作或行为（5分） （2）对临场突发状况能快速应变，根据现场条件灵活机动实施操作，具有很强的解决问题的能力（5分）	10		

任务二 养老护理师穿、脱隔离衣

【教学目标】

知识目标

1. 掌握隔离衣的概念和指征。
2. 熟悉穿、脱隔离衣的目的。
3. 了解隔离衣的分类。

能力目标

能准确进行隔离衣的穿、脱。

素质目标

有及时穿、脱隔离衣，保护自己和避免老人感染的意识。

【案例导入】

在晨曦养老院，李护士是一位经验丰富的养老护理师，她深知穿、脱隔离衣的重要性。一天，养老院来了一位患有呼吸道疾病的老人，李护士迅速穿上隔离衣，确保自己在为老人提供服务时不会造成交叉感染。她熟练地完成了穿隔离衣，为老人提供了周到的服务。

请思考：为什么李护士在接触患有呼吸道疾病的老人时需要穿隔离衣？这体现了养老护理中的哪项重要原则？

【知识要点】

隔离衣是用于保护养老护理师避免受到血液、体液和其他感染性物质污染，或用于保护老人避免感染的防护用品，分为一次性隔离衣和布制隔衣。养老护理师通常根据老人的情况、隔离种类和隔离措施确定是否穿隔离衣。

穿隔离衣的指征如下：

（1）接触经接触传播的感染性疾病老人，如传染病老人、多重耐药感染老人等时。

（2）对老人实行保护性隔离时，如大面积烧伤老人。

（3）可能受到老人血液、体液、分泌物、排泄物喷溅时。

【准备】

（1）养老护理师准备：衣帽整洁，修剪指甲，取下饰物，卷袖过肘洗手、戴口罩。

（2）环境准备：清洁、宽敞。

（3）用物准备：隔离衣一件，挂衣架，手消毒用物。

【操作步骤】

1. 穿隔离衣

（1）评估老人的病情，隔离的种类及措施，穿隔离衣的环境。

（2）检查隔离衣，取衣后手持衣领，衣领两端向外折齐，对齐肩缝。

（3）一手持衣领，另一手伸入一侧袖内，持衣领的手向上拉衣领，将衣袖穿好。换手持衣领，依上法穿好另一袖。

（4）两手持衣领由领子中央顺着边缘由前向后系好衣领。

（5）扣好袖带或系上袖带。

（6）系腰带。

2. 脱隔离衣

（1）解腰带。

（2）解袖口。

（3）消毒双手。

（4）解衣领。

（5）脱衣袖。

（6）处理。

【注意事项】

（1）隔离衣只能在规定区域内穿、脱，穿之前应进行隔离衣检查。

（2）隔离衣每日更换，但如有潮湿或污染应及时更换。

（3）穿、脱隔离衣过程中避免污染衣领，面部，帽子和清洁面，始终保持衣领清洁。

（4）消毒时不能沾湿隔离衣，隔离衣也不可触及其他物品。

穿、脱隔离衣操作流程及考核评分标准见表10-2。

表10-2　穿、脱隔离衣操作流程及考核评分标准

项目	内容	分值	得分	备注
情景说明	任务说明：根据老人的感染情况及类别，选择防护的级别（2分） 本次重点考核穿、脱隔离衣（10分） 口头汇报：简述情境和任务等（3分）	15		

表10-2（续）

项目	内容	分值	得分	备注
解释评估	（1）介绍任务目的、操作时间、关键步骤（5分） （2）介绍注意事项（5分） （3）采用有效方法核对、评估物品（5分）	15		
操作准备	以下项目在整个操作过程中予以评估，不需要口头汇报： （1）物品准备齐全：操作过程不缺用物，能满足完成整个操作，性能完好（5分）（每遗漏一项关键物品扣0.5分，直至扣完） （2）操作过程中关注环境准备情况（2分）（以检查或动作指向行为）（每遗漏一项关键物品扣0.5分，直至扣完） （3）做好个人准备：着装、帽子、口罩、手指甲、装饰等，符合规范（3分）（每项准备不符合扣0.5分）	10		
操作步骤	1. 穿、脱隔离衣（一次性）： （1）检查隔离衣的完好性、型号是否合适（1分） （2）检查个人用品、头发等是否合规（2分） （3）执行手卫生/手消毒（3分） （4）穿鞋套，确保防护到位（2分） （5）戴内部手套（2分） （6）再次检查隔离衣（1分） （7）打开隔离衣，一手持衣领，对齐肩缝露出袖笼内口，一手伸入袖内上举（5分） （8）同法穿另一手，系领扣、袖扣，对齐衣边，腰带背后交叉，回到前面系活结（5分） （9）戴外部手套（2分） （10）请助手检查防护完整性（2分） 2. 脱隔离衣 （1）在半污染区域（黄色区域），消毒外部手套，脱鞋套（3分） （2）消毒外部手套，脱外部手套，合规弃于医疗垃圾桶（3分） （3）检查、消毒内部手套（2分） （4）解开腰带，解开袖扣、领扣，脱隔离衣，合规弃于医疗垃圾桶（6分） （5）消毒内部手套 摘口罩，合规弃于医疗垃圾桶（3分） （6）消毒内部手套，消毒内部鞋子（3分） （7）消毒内部手套，脱内部手套，合规弃于医疗垃圾桶（3分） （8）手卫生（2分）	50		
注意事项	（1）操作过程中的安全性：操作流畅、安全、规范，过程中未出现危险的操作动作或行为（5分） （2）对临场突发状况能快速应变，根据现场条件灵活机动实施操作，具有很强的解决问题的能力（5分）	10		

任务三　对老人生活环境及物品进行清洁消毒

【教学目标】

知识目标

1. 掌握环境及物品清洁、消毒的基本方法。
2. 熟悉垃圾分类的方法和原则。
3. 了解环境及物品清洁、消毒的概念。

能力目标

能正确配置消毒液，进行环境及物品的清洁、消毒。

素质目标

有及时进行环境及物品清洁、消毒，避免老人感染的责任意识。

【案例导入】

周奶奶，女，81岁，入住养老院已三年。某日15：30，周奶奶突感腹痛、腹泻，随后被紧急送往医院，经医生诊断为细菌性痢疾。细菌性痢疾是一种通过消化道传播的疾病，主要症状包括腹泻、腹痛、发热等。为了保障周奶奶的健康和其他老人的安全，养老院须立即采取消毒隔离措施，并对周奶奶居住的环境及使用的物品进行彻底的清洁与消毒。

请思考： 如何对老人居住的环境及使用的物品进行清洁与消毒？

【知识要点】

1. 清洁、消毒概述

（1）清洁、消毒的基本概念。

①清洁。清洁是指用流动水及清洁剂清洗物体表面附着的污垢、尘埃及有机生物，如油脂、血迹、灰尘等。

②消毒。消毒是指杀死病原微生物但不一定杀死细菌芽孢的方法。人们通常用化学的方法来达到消毒的作用。用于消毒的化学药物叫作消毒剂。

（2）清洁、消毒的意义。

老人的机体防御能力和抵抗力会随着年龄的增长而下降，容易受到外界环境的影响而患病。如果老人生活及活动的环境有某些微生物或病毒存在，那么老人被感染疾病的可能性会大大增加。所以，清洁、消毒工作是养老护理师的一项重要工作。

2. 常用的清洁、消毒方法

（1）双手及身体：采用清洗法。养老护理师应指导老人在外出归来、饭前、便后用肥皂水或洗手液将双手各个部位充分清洗，必要时可采用六步洗手法，并在流动水下冲洗干净。

（2）毛巾、抹布、衣服、被单、床单、枕套等布类：采用日光暴晒法和煮沸、微波消毒法。用肥皂或洗衣液将物品清洗过水后，拿到阳光下直接暴晒6～8小时，一般每隔2小时翻动一次，使物品的各个面都能直接与日光接触，暴晒后把物品放在通风干燥处备用，需要时也可将衣服和被单等进行煮沸消毒。

（3）床垫、褥子、毛毯、棉被、枕头等：采用紫外线消毒法。紫外线照射消毒是通过紫外线灯管的照射来杀灭病菌的方法，紫外线灯管与照射物品间的有效距离不超过2米，照射时间为30～60分钟。注意在使用过程中不可直接照射眼睛和皮肤，对同室老人应及时告知，并可用纱布或毛巾遮盖老人的眼睛、皮肤，以免引起眼膜炎或皮肤红斑。被消毒物品直接暴露于紫外线灯下，不应有其他物品遮盖。定期用95%的乙醇清洁紫外线灯管，并做记录。照射时间要足够；关灯后不应立即开灯，待灯管冷却3～4分钟再开，以免影响灯管的寿命；定期进行紫外线强度的测量，对不符合要求的灯管及时更换，确保紫外线消毒有效。

（4）餐具：通常采用煮沸法。用洗涤剂清洗或刷洗物品后，将物品完全浸没在凉开水中，水量需足够，大小相同的物品如碗、盘、盆等不可重叠，需分开放置。盖紧锅盖，水沸后计时5～10分钟，中途不要加入其他物品，时间需按照最后加入物品的煮沸时间算起。消毒后的物品及时从锅中取出，放置于清洁的橱柜中。

（5）盆具、痰杯、便器：采用浸泡消毒法。将痰杯、便器、便池的污物倒掉、冲净，用去污粉或稀盐酸刷洗、冲水后，使用漂白粉澄清液或含氯消毒液对其进行浸泡消毒。消毒时必须将痰杯和便器的盖子打开，物品要完全浸没在消毒液中，一般浸泡消毒30分钟。

（6）床铺、桌椅、轮椅、地面等物品：采用擦拭法消毒。用被250～500 mg/L有效氯消毒液浸湿的抹布对老人使用过的桌椅、轮椅和日常用物进行擦拭，抹布用后消毒；地面用250～500 mg/L有效氯消毒液擦拭或喷洒。

3. 常用消毒液的配置

（1）含氯消毒液。

①适用范围。

含氯消毒液适用于餐（茶）具、家具、环境等的消毒，有腐蚀及漂白作用，不宜用于金属制品、有色织物及油漆家具的消毒。

②浓度及配置方法。

物品消毒：浓度为0.05%。配置方法：1 000毫升自来水+1片含氯消毒片（每片含

500 毫克有效氯）。

排泄物消毒：浓度为 0.1%。配置方法：1 000 毫升自来水+2 片含氯消毒片（每片含 500 毫克有效氯）。

隔离消毒：浓度为 0.2%。配置方法：1 000 毫升自来水+ 4 片含氯消毒片（每片含 500 毫克有效氯）。

（2）过氧乙酸消毒液。

①适用范围。

适用于耐腐蚀物品、环境等的消毒灭菌。

②浓度及配置方法。

浸泡物品：0.2%～1%。配置方法：1 000 毫升自来水+33 毫升浓度为 16% 的过氧乙酸原液＝浓度为 0.5% 的溶液，1 000 毫升自来水+13 毫升浓度为 16% 的过氧乙酸原液＝浓度为 0.2% 的溶液。

环境喷洒：0.2%～2%。配置方法：1 000 毫升自来水+66 毫升浓度为 16% 的过氧乙酸原液＝浓度为 1% 的溶液，1 000 毫升自来水+143 毫升浓度为 16% 的过氧乙酸原液＝浓度为 2% 的溶液。

4. 垃圾分类

护理老人的过程中会产生两大类垃圾，即医疗垃圾与生活垃圾。医疗垃圾主要是 在老人的保健及其他活动中产生的具有感染性、毒性及其他危害性的垃圾，这些废物含 有大量的细菌性病毒，而且有一定的空间污染、急性病毒传染和潜伏性传染的特征，如不加强管理，随意丢弃，任其混入生活垃圾、流散到人们生活环境中，就会污染大气、水源、土地以及动植物，造成疾病传播，严重危害人的身心健康。所以医疗垃圾与生活垃圾绝对不可以混放。

（1）老年机构常见的医疗垃圾。

①被病人血液、体液、排泄物污染的物品，主要有棉球、棉签、引流棉条、纱布及其他各种敷料，使用后的一次性使用卫生用品、一次性使用医疗用品及一次性医疗器械，废弃的被服，其他被病人血液、体液、排泄物污染的物品。

②过期、淘汰、变质或被污染的废弃的药品，如抗生素、非处方类药物等。

③养老机构收治的隔离传染病病人或疑似传染病病人产生的生活垃圾。

（2）生活垃圾分类及处理。

①可回收垃圾。可回收垃圾指生活垃圾中未污染的、具有一定经济价值的、适宜回收和资源利用的垃圾，如废纸、塑料、玻璃和金属布类等。

②厨余垃圾。厨余垃圾指居民日常家庭生活中产生的有机易腐垃圾，具有含水量高、易被生物降解、产生臭味、产生渗沥液等特点，主要包括废弃和剩余的食品、蔬菜、瓜果皮核、茶叶渣、废弃食用油等。经生物技术就地处理堆肥，每吨可生产 0.6～0.7 吨。

③有害垃圾。有害垃圾是指含有对人体健康有害的重金属、有毒物质，对环境造成现实危害或潜在危害的废弃物，包括电池、荧光灯管、灯泡、水银温度计、油漆桶、部分家电、过期药品及其容器、过期化妆品等。这些垃圾一般进行单独回收或填埋处理。

④其他垃圾。其他垃圾包括除上述几类垃圾之外的砖瓦陶瓷、渣土、卫生间废纸、纸巾等难以回收的废弃物及尘土、食品袋（盒）。采取卫生填埋可有效减少其对地下水、地表水、土壤及空气的污染。大棒骨因为"难腐蚀"被列入"其他垃圾"。玉米核、坚果壳、果核、鸡骨等则是餐厨垃圾

进行垃圾分类可以减少垃圾处理量和处理设备的使用，降低处理成本，减少土地资源的消耗，具有社会、经济、生态等几方面的效益。垃圾分类是处理垃圾公害的最佳方法和最佳出路。进行垃圾分类已经成为一个国家发展的必然路径。垃圾分类能够使民众学会节约资源、利用资源，养成良好的生活习惯，提高个人的素质素养。一个人能够养成良好的垃圾分类习惯，那么他也就会关注环境保护问题，在生活中珍惜资源，养成节约资源的习惯。

【准备】

（1）养老护理师准备：衣帽整洁，修剪指甲，取下饰物，卷袖过肘。
（2）环境准备：清洁、宽敞。
（3）用物准备：消毒剂、浸泡桶，手套、毛巾、拖把等。

【操作步骤】

1. 关闭门窗
在清洁消毒前，先关闭老人的房间门窗，减少尘埃飞扬。
2. 物品消毒
（1）用消毒机或84消毒液为老人的用物、床铺进行消毒。
（2）将水杯、餐具等物品浸泡在配置好的消毒液中，按照产品说明书的要求进行消毒。
3. 环境清洁
（1）用吸尘器或扫帚清除地面上的灰尘和杂物。
（2）用湿布蘸取消毒液对家具、墙面、窗台进行擦拭，确保表面干净无污渍。
（3）用拖布蘸取消毒液拖地，确保地面干净无死角。
4. 开窗通风
清洁消毒完成后，开窗通风30分钟以上，确保室内空气流通。
5. 整理用物
将浸泡的物品取出，用清水冲洗干净后晾干。将剩余消毒液倒入水池，清洗工具并归位。

【注意事项】

（1）选择合适的消毒剂：根据老人的身体状况和过敏史，选择合适的消毒剂，避免使用刺激性强的产品。

（2）正确配置消毒液：按照产品说明书的要求，正确配置消毒液，确保消毒效果。

（3）注意个人防护：在清洁消毒过程中，养老护理师需佩戴好口罩和手套，避免直接接触消毒剂或污染物。

（4）保持室内通风：在清洁消毒过程中和完成后，都要保持室内通风，减少消毒剂残留和异味。

（5）注意老人安全：在清洁消毒过程中，要确保老人的安全，避免他们因滑倒或摔倒而受伤。

为老人环境及物品进行清洁消毒操作流程及考核评分标准见表 10-3。

表 10-3　为老人环境及物品进行清洁消毒操作流程及考核评分标准

项目	内容	分值	得分	备注
情景说明	口头汇报：简述情境、老人照护问题和任务等（3分）	3		
解释评估	（1）介绍任务目的、操作时间、关键步骤（3分） （2）介绍注意事项（2分） （3）采用有效方法核对、评估物品（2分）	7		
操作准备	以下项目在整个操作过程中予以评估，不需要口头汇报： （1）物品准备齐全：操作过程不缺用物，能满足完成整个操作，性能完好（3分）（每遗漏一项关键物品扣0.5分，直至扣完） （2）操作过程中关注环境准备情况（2分）（以检查或动作指向行为）（每遗漏一项关键物品扣0.5分，直至扣完） （3）操作过程中老人准备：状态良好，可以配合操作（3分）（以沟通交流方式进行）（每项内容不全扣0.5分） （4）做好个人准备：操作过程中裁判观察着装、装饰等，符合规范（2分）（每项准备不符合扣0.5分）	10		
操作步骤	1. 问候老人： 问好、自我介绍、友好微笑、称呼恰当、举止得体、礼貌用语，选择合适话题，自然开启话题等（5分） 2. 核对信息： 采用有效方法核对照护对象基本信息（5分）	70		

表10-3（续）

项目	内容	分值	得分	备注
	3. 评估老人： （1）全身情况：精神状态、饮食、二便、睡眠等（3分） （2）局部情况：肌力、肢体活动度、皮肤情况等（4分） （3）特殊情况：针对本情境可能存在的情况（3分） 4. 解释说明： （1）为老人介绍照护任务、任务目的、操作时间、关键步骤（2分） （2）介绍需要老人注意和（或）配合的内容（1分） （3）询问老人对沟通解释过程是否存在疑问，并且愿意配合（1分） （4）询问老人有无其他需求，环境和体位等是否舒适，询问老人是否可开始操作（1分） 5. 浸泡餐具： （1）将5片500毫克/片"84"药片放入装有5 000毫升自来水的水桶内，用搅拌棒搅拌均匀为0.05%的含氯消毒液（4分） （2）将水杯、餐具放入沥水筐；将沥水筐放入水盆；用长柄水勺从水桶内向水盆内倒入配好的消毒液，浸泡30分钟（6分） 6. 擦拭家具： （1）向另一个水盆倒入消毒液，将抹布在水盆内浸湿、绞干（4分） （2）分别擦拭窗台、桌面、柜面、床头、床尾、房门及卫生间把手。再次将抹布放入水盆清洗、绞干，放回护理车上（6分） 7. 消毒地面： （1）将水桶内消毒液倒入拖把桶内，将拖把在拖把桶内浸湿、绞干（4分） （2）用消毒拖把从居室内侧向居室外侧拖地，直到门口。妥善放置拖把，开窗通风30分钟（6分） 8. 清洗餐具： （1）浸泡物品30分钟后，将沥水筐从消毒液水盆中取出，将水杯、餐具在沥水筐内用清水刷洗干净，放回原处备用（6分） （2）将水盆内用过的消毒液倒入拖把桶，将拖把桶放入护理车下层，水盆放在拖把桶上。其他所用物品也分别摆放于护理车上（4分） 9. 整理用物： 脱手套放在护理车上备用。用免洗洗手液洗净双手，帮助老人摘下口罩按医疗垃圾处理，安抚老人休息；观察房间干净整齐，推护理车离开居室（5分）			
注意事项	（1）操作过程中的安全性：操作流畅、安全、规范，过程中未出现危险的操作动作或行为（5分） （2）对临场突发状况能快速应变，根据现场条件灵活机动实施操作，具有很强的解决问题的能力（5分）	10		

任务四　针对感染老人进行床旁消毒隔离

【教学目标】

知识目标

1. 掌握床旁消毒隔离的标准操作程序。
2. 熟悉床旁消毒的方法及隔离措施。
3. 了解消毒隔离的基本概念。

能力目标

能正确选择消毒剂，对老人进行床旁消毒隔离。

素质目标

有及时进行床旁消毒隔离，避免老人感染的责任意识。

【案例导入】

在某养老院，一位 80 岁高龄的老人因肺部感染被紧急送往医院。鉴于肺部感染的严重性和传染性，特别是考虑到养老院老人群体免疫力较低，医院决定立即对老人进行床旁消毒隔离。医护人员迅速行动起来，确保隔离措施有效实施，以最大限度减少感染扩散的风险。

请思考：如何对老人实施床旁消毒隔离措施？

【知识要点】

（1）床旁消毒隔离的概念。

床旁消毒隔离是指对感染老人所在的病床及其周围环境进行彻底清洁和消毒，以减少或消除病原微生物，防止感染扩散。

（2）消毒剂的选择和配置。

根据感染老人的感染类型，选择合适的消毒剂。常用消毒剂包括含氯消毒剂、过氧乙酸等，按照消毒剂说明书或医疗机构的规范，正确配比消毒剂。

（3）消毒方法。

消毒方法包括擦拭法、喷洒法、浸泡法等。不同物品和表面应采用不同的消毒方法。

（4）隔离措施。

隔离措施包括设立隔离标识、限制人员流动、提供个人防护用品等。

【准备】

（1）养老护理师准备：衣帽整洁，修剪指甲，取下饰物，卷袖过肘。
（2）环境准备：清洁、宽敞。
（3）用物准备：消毒剂、浸泡桶、手套、口罩、护目镜、毛巾、喷壶、拖把等。

【操作步骤】

（1）设立隔离标识牌，提醒他人注意。
（2）穿戴个人防护用品，确保自身安全。
（3）使用合适的消毒剂及浓度配比器，按照规范配比消毒剂。
（4）进行床旁清洁和消毒。

【注意事项】

（1）严格按照消毒剂说明书或医疗机构规范操作，避免误用或滥用消毒剂。
（2）隔离期间，限制人员流动，减少感染扩散的风险。
（3）注意个人防护，避免在操作过程中受到感染。
（4）在操作过程中保持环境通风良好，避免消毒剂残留对老人造成不良影响。
（5）定期检查消毒剂的浓度和有效期，确保消毒剂的有效性。

对感染老人进行床旁消毒隔离操作流程及考核评分标准见表10-4。

表10-4 对感染老人进行床旁消毒隔离操作流程及考核评分标准

项目	内容	分值	得分	备注
情景说明	口头汇报：简述情境、老人照护问题和任务等（3分）	3		
解释评估	（1）介绍任务目的、操作时间、关键步骤（3分） （2）介绍注意事项（2分） （3）采用有效方法核对、评估物品（2分）	7		
操作准备	以下项目在整个操作过程中予以评估，不需要口头汇报： （1）物品准备齐全：操作过程不缺用物，能满足完成整个操作，性能完好（3分）（每遗漏一项关键物品扣0.5分，直至扣完） （2）操作过程中关注环境准备情况（2分）（以检查或动作指向行为）（每遗漏一项关键物品扣0.5分，直至扣完） （3）操作过程中老人准备：状态良好，可以配合操作（3分）（以沟通交流方式进行）（每项内容不全扣0.5分） （4）做好个人准备：操作过程中裁判观察着装、装饰等，符合规范（2分）（每项准备不符合扣0.5分）	10		

表10-4(续)

项目	内容	分值	得分	备注
操作步骤	1. 问候老人： 问好、自我介绍、友好微笑、称呼恰当、举止得体、礼貌用语，选择合适话题，自然开启话题等（5分） 2. 核对信息： 采用有效方法核对照护对象基本信息（3分） 3. 评估老人： 全身情况：精神状态、饮食、二便、睡眠等（3分） 局部情况：肌力、肢体活动度、皮肤情况等（4分） 特殊情况：针对本情境可能存在的情况（3分） 4. 解释说明： （1）为老人介绍照护任务、任务目的、操作时间、关键步骤（2分） （2）介绍需要老人注意和（或）配合的内容（1分） （3）询问老人对沟通解释过程是否存在疑问，并且愿意配合（1分） （4）询问老人有无其他需求，环境和体位等是否舒适，是否可开始操作（1分） 5. 调整环境： 根据老人感染的病源级别让老人独居一室，或将老人的床单位安置在房间的一角，床间距离大于1.5米（5分） 6. 做好标识： （1）在房门和老人床头卡处挂隔离标识，提醒无关人员勿入（3分） （2）诊疗类用物（如体温计、血压计、听诊器等）放在房间指定地点，专人专用，并在用物上做好标识（3分） （3）生活类用物（如水杯、餐具、毛巾、水盆、指甲剪、便器、生活垃圾桶等）放在房间指定地点，专人专用，并在用物上做好标识（3分） （4）休闲娱乐类用物（如手机、书报、笔、棋盘等）放在房间指定地点，专人专用，并在用物上做好标识（3分）。 7. 备好床旁消毒设施： 准备好床旁洗手液、含氯消毒剂、消毒专用抹布、水盆等消毒用品（5分） 8. 心理支持： （1）密切关注老人的心理状态，及时给予心理支持（3分） （2）向老人讲解隔离的要求，耐心回答老人的疑问（3分） （3）可通过视频聊天等方式让老人保持与家属亲友的联系（4分） 9. 实施照护： （1）为老人进行照护时应穿隔离衣，戴手套（5分） （2）照护完毕后，应脱去隔离衣和手套后消毒双手更换口罩（5分） 10. 结束操作 向老人说明情况，整理用物，记录（5分）	70		

表10-4(续)

项目	内容	分值	得分	备注
注意事项	（1）操作过程中的安全性：操作流畅、安全、规范，过程中未出现危险的操作动作或行为（5分） （2）对临场突发状况能快速应变，根据现场条件灵活机动实施操作，具有很强的解决问题的能力（5分）	10		

参考文献

［1］曾光霞. 中国人口老龄化新特点及影响［J］. 重庆大学学报（社会科学版），2014，20（2）：136-139.

［2］于民善. 老年人心理特点与心理保健的建议分析［J］. 心理月刊，2021，16（3）：202-203.

［3］李德明，陈天勇，吴振云. 中国高龄老人的心理状况及其影响因素［J］. 中国心理卫生杂志，2007（9）：614-617.

［4］刘晓燕，任慕兰. 围绝经期女性的心理保健［J］. 实用妇产科杂志，2020，36（9）：650-652.

［5］陶莉. 老年人心理特点与心理保健的建议分析［J］. 中国医药指南，2018，16（25）：67-68.

［6］田相中，陈开功，刘楠，等. 军队干休所高龄老人心理保健探索与思考［J］. 中华保健医学杂志，2017，19（3）：270-271

［7］侯赛宁，杨晓梅，王晓君，等. 老年患者护理沟通服务评价和需求、影响因素及其对策研究［J］. 现代临床护理，2024，23（3）：16-23.

［8］陈灵杉，沈翠珍，朱倩寅，等. 养老机构失能老年人尊严照护体验及需求的质性研究［J］. 中华护理杂志，2023，58（24）：3004-3011.

［9］张丽娟. 安宁疗护在癌性疼痛患者中的应用效果［J］. 中国民康医学，2024，36（14）：173-175.

［10］李志豪. 安宁疗护工作者死亡教育框架设计与探讨：基于存在主义视角的分析［J］. 医学与哲学，2024，45（14）：32-36，40.

［11］柳佳鑫，苏艳，霍苗，等. 辽宁省医养结合机构医护人员安宁疗护知信行现状及影响因素研究［J］. 沈阳医学院学报，2024，26（4）：341-345，350.

［12］张小莉，杨鑫玉，刘春燕，等. 临终健康素养在安宁疗护中的研究进展［J］. 医学与哲学，2024，45（13）：6-10.

［13］覃郓原，王向荣，卢俊芳，等. 养老院护士安宁疗护课程的构建与培训实践［J］. 护理学杂志，2024，39（11）：85-89.

［14］施敏，蔡余琴，徐增进. 安宁疗护对癌症生命终末期患者的不适症状及生活质量的影响［J］. 实用癌症杂志，2024，39（6）：1042-1044.

［15］王静蓉，荆丽梅，张惠文，等. 我国安宁疗护按床日付费政策进展与发展建议［J］. 卫生经济研究，2024，41（6）：27-30.

［16］刘继同，徐硕. 中国安宁疗护服务体系历史发展、制度化困境与国家政策框架［J］. 社会建设，2024，11（3）：3-22.

［17］孙也龙. 论老年人的安宁疗护权及其法律保障原则［J］. 南京中医药大学学报（社会科学版），2024，25（3）：172-178.

［18］侯赛宁，杨晓梅，王晓君，等. 老年患者护理沟通服务评价和需求、影响因素及其对策研究［J］. 现代临床护理，2024，23（3）：16-23.

［19］陈灵杉，沈翠珍，朱倩寅，等. 养老机构失能老年人尊严照护体验及需求的质性研究［J］. 中华护理杂志，2023，58（24）：3004-3011.

［20］谌永毅，杨辉. 安宁疗护［M］. 北京：人民卫生出版社，2023.